NEW WCDP 新文京開發出版股份有限公司
新世紀・新視野・新文京－精選教科書・考試用書・專業參考書

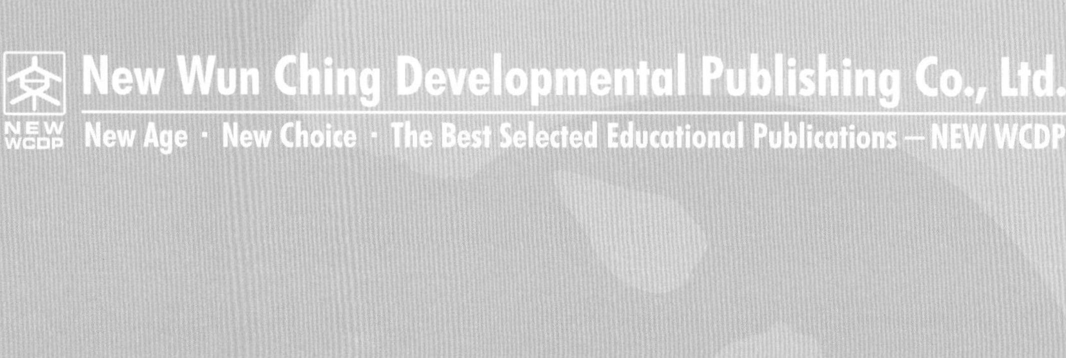
New Wun Ching Developmental Publishing Co., Ltd.
NEW WCDP
New Age · New Choice · The Best Selected Educational Publications — NEW WCDP

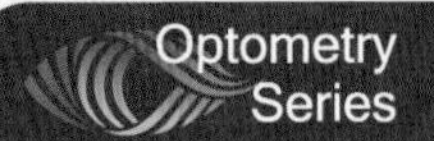

第 3 版

眼睛解剖生理及常見疾病概論

蘇俊峰｜編著

Third Edition

INTRODUCTION TO
OCULAR ANATOMY PHYSIOLOGY
AND COMMON OPHTHALMIC DISEASES

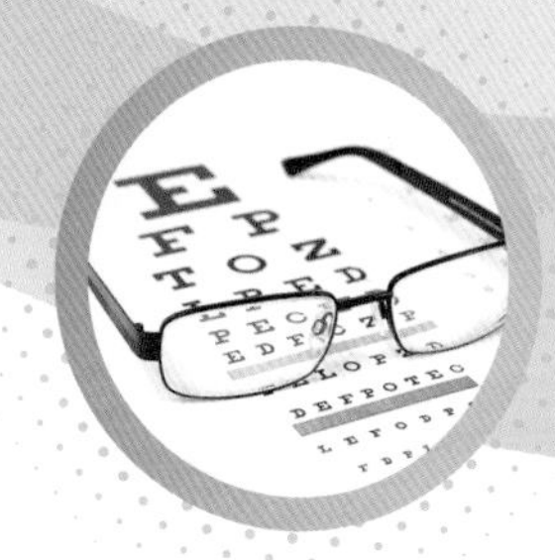

序言
PREFACE

學習視光的人都知道眼科學是視光學的基礎，同時也是視光學的應用，所以學習視光學首先必須要具備眼科基礎醫學的相關知識。

筆者醫學系畢業服完義務役後，即從事眼科臨床醫學工作至今將近三十年未曾間斷，近數年來更有幸擔任多校視光系專業教師，在忙碌的醫療工作之餘兼顧教學工作。多年來的臨床及教學經驗讓筆者深深體會到，醫學知識之浩瀚讓學習者很難在有限的時間內吸收，而眼科醫學的書籍雖然汗牛充棟，但要找出一本難易適中適合學生研讀的卻是相當困難。

如何讓學習視光的學生能在有限的時間內，建立正確且完整的眼科學基礎知識，尤其驗光人員法的通過及隨之而來舉辦的驗光人員國家考試，讓此一問題更顯急迫性。有鑑於此，筆者不揣自陋整理歷年教學資料，針對國內視光系學習眼科學所須具備之相關知識編寫本書，特別適合視光和醫學相關科系學生及眼鏡業界從業人員研讀。

筆者相信本書能幫助醫學相關科系學生及眼鏡業界從業人員自我提升專業知識，並衷心期盼莘莘學子能因本書順利通過國家考試取得證照。此次改版增添許多臨床照片和圖片，對多數章節也有大幅度修正力求盡善盡美。然因筆者才疏學淺，錯誤之處在所難免，還望先進不吝指正。

教育部部定教師

台南大學眼科院長

蘇俊峰 謹識

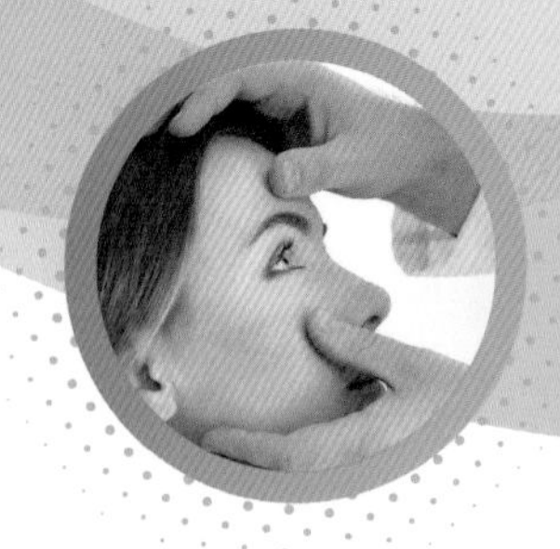

編者簡介
AUTHOR

蘇 俊 峰

學 歷

高雄醫學大學醫學系畢業

經 歷

台南大學眼科院長

台大醫院眼科總醫師

中華民國眼科醫學會會員

證 照

中華民國西醫師

中華民國眼科專科醫師

中華民國中醫師

中華民國針灸專科醫師

目 錄

CONTENTS

01 Chapter

眼系統的整體結構與胚胎發育

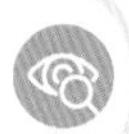

02 Chapter

眼球壁

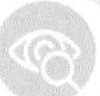

03 Chapter

眼球內容物

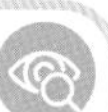

04 Chapter

眼附屬器官

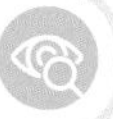

05 Chapter

眼睛的神經

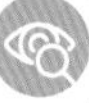

06 Chapter

眼睛的血管供給和淋巴系統

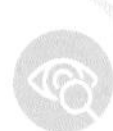

07 Chapter

眼睛常見疾病（一）

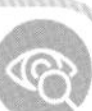

08 Chapter

眼睛常見疾病（二）

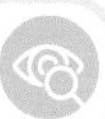

CHAPTER

01

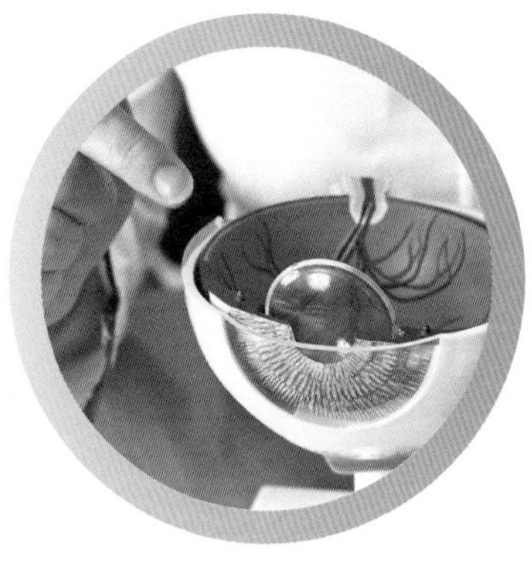

眼系統的整體結構與胚胎發育

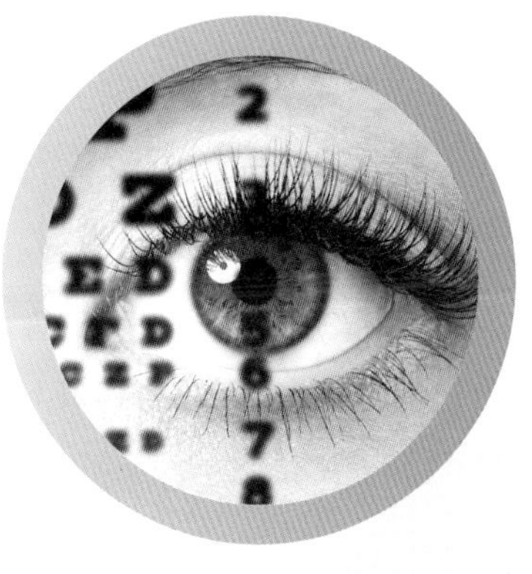

本章大綱

前言 FOREWORD

眼睛是人類最寶貴的感覺器官，人類的眼睛隨著億萬年的漫長歲月演化至今，已經進化成為具有無與倫比精巧複雜的視覺功能。我們日常每天的生活、工作、學習等所有活動，幾乎無時無刻都離不開眼睛。人類的五種感覺器官眼、耳、鼻、舌、身，對外界所吸收資訊的比率中，以視覺為最重佔83%，其次才是聽覺佔11%，嗅覺佔3.5%，膚覺佔1.5%，而味覺只佔1%。因此若眼睛機能出了問題，則生活、工作、學習等所有的活動都將變得困難重重。

1-1 眼睛的整體結構

人類的眼睛複雜而精密，整個眼系統的解剖構造以眼球(eyeball)為主，加上眼附屬器官及神經視路，構成完整的眼球組織系統。

眼球和照相機兩者在基本的結構、功能及成像原理上頗為相似。鞏膜(sclera)相當於照相機的外殼，具有支持、保護眼球和避免不必要的光線進入眼球內部干擾視網膜感光的作用。脈絡膜(choroid)位於鞏膜與視網膜之間且富含血管與色素，血管負責營養供給，色素則能吸收離散光線與減少光線的反射。角膜(cornea)如同相機的鏡頭，瞳孔(pupil)如同相機的光圈，虹膜(iris)如同光圈的葉片，水晶體(lens)具調焦功能如同自動變焦鏡頭。視網膜(retina)在眼球最內層，具有接受光線刺激並將之轉換成電性神經衝動的生理功能，就如同相機的底片。

眼附屬器官為眼球的周邊組織結構，主要作用是支持和保護眼球。眼的神經系統經由視路(visual pathway)連結到大腦，甚至可以說眼睛基本上就是大腦往前延伸的一部分，所以稱之為靈魂之窗。

眼睛的組織結構見下圖及圖2-1：

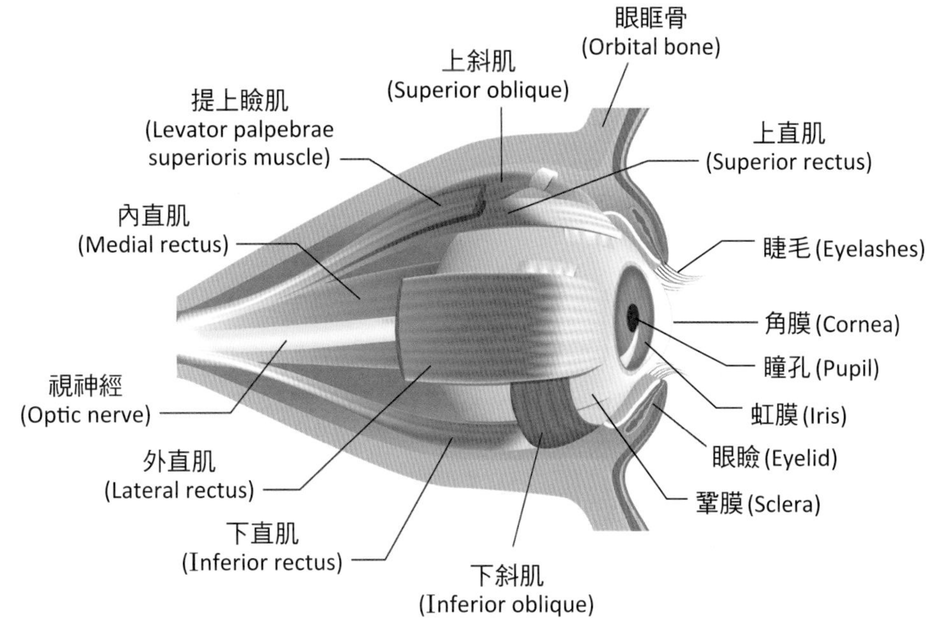

圖1-1 眼睛的結構

然而，這麼龐大而複雜的眼組織系統卻是由單一個受精卵發育而來。

1-2 眼睛的胚胎發育

人體的發育是從母體卵子受精後開始，人類的受精現象是男性的精子與女性的卵子在母體的輸卵管結合，之後便開始進行特殊的有絲分裂稱為卵裂，卵裂產生的子細胞稱為卵裂球。受精後第3天，卵裂球形成一個實心胚稱為桑椹胚。大約第5天，卵裂球細胞間形成囊泡狀胚稱為囊胚。約第5~6天，囊胚開始植入子宮內膜（圖1-2）。

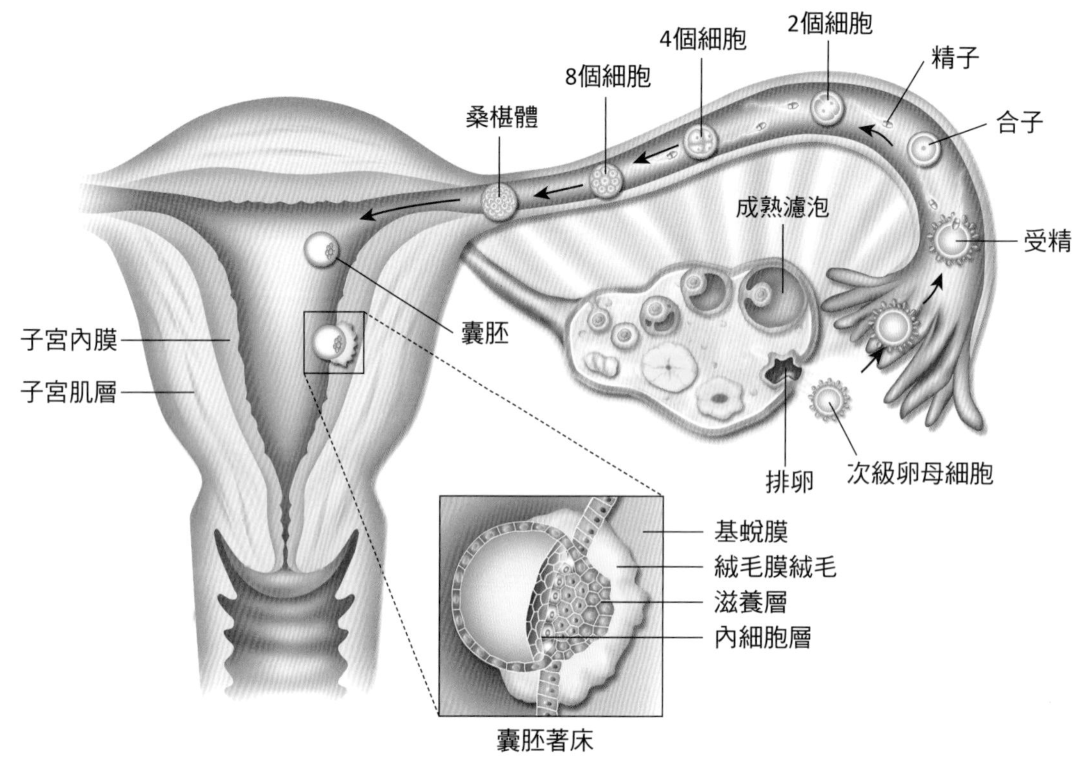

圖1-2 受精、卵裂及著床過程

一、三層基本胚芽層

約在第7天，分化形成上下兩層細胞，下方的一層稱為內胚層，隨後形成一封閉的囊，稱為卵黃囊；上方的一層稱為外胚層，增殖分化形成的囊腔，稱為羊膜腔。外胚層與其下方的內胚層緊密相貼形似盤狀，為胚胎發育的基礎稱為胚板。

隨後在內、外胚層之間，形成一新的細胞層，稱為中胚層，從而形成了三層基本胚芽層胚盤：外胚層(ectoderm)、中胚層(mesoderm)和內胚層(endoderm)（圖1-3）。

眼睛在懷孕第二週起靠著中央神經系統的分化開始成長，胚胎第18~19天，位於中線兩側的外胚層增厚，形成了一個頭端寬大、尾端狹小的細胞層，稱為神經板。神經板的左、右側緣隆起形成神經皺襞，而其中央凹陷形成神經溝。至22天左右，神經溝逐漸開始閉合形成了神經管，至27天左右完全閉合。神經管是中樞神經系統的起源，分化為腦和脊髓（圖1-4）。

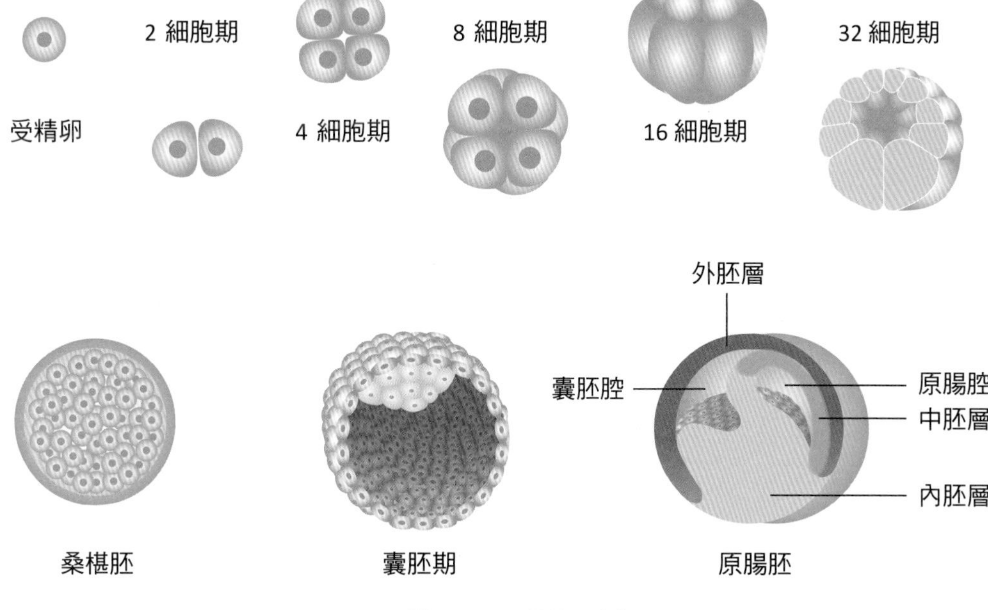

圖1-3 胚層的形成

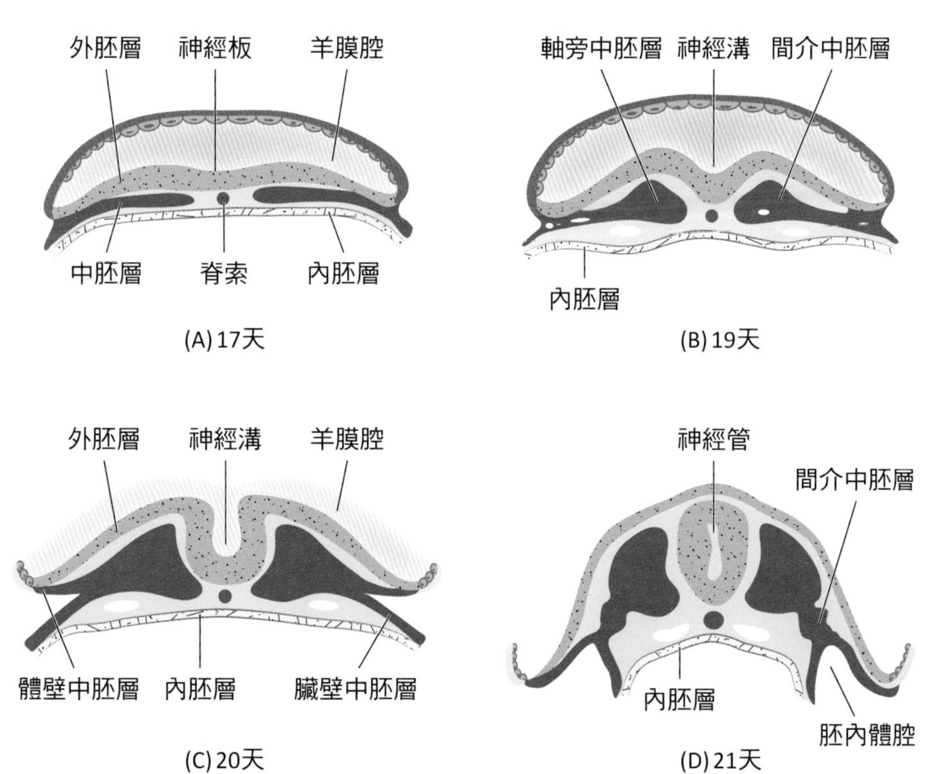

圖1-4 胚層的分化

1. 人類神經系統胚胎發育主要來源組織

(1) 神經管(neural tube)：分化為中樞神經（腦、脊髓）。神經管的神經上皮(neuroectoderm)先分化出神經母細胞(neuroblasts)，接著分化出膠質母細胞(glioblasts)，最後分化出室管膜細胞(ependymal cells)。

(2) 神經嵴(neural crest)：在形成神經管過程中，神經溝(neural groove)外緣形成神經嵴細胞(neural crest cells)，神經嵴細胞會脫離神經管，移出進入中胚層內轉形為中胚層間葉組織，形成大部分周邊神經、自律神經，構成腦神經、脊神經、自主神經節，並分化出神經以外的組織，例如視神經的硬膜(dura)、軟硬骨、牙齒、腺體。

2. 胚眼的發生和形成

大約在胚胎形成第22~25天，眼睛開始發育。胚胎第3週，神經管頭端未閉合前，其兩側出現弧形凹痕稱為視溝，之後進一步發育形成視窩。胚胎第4週末，神經管頭端逐漸擴大形成三個連續的膨大體，即前、中、後原始腦泡（圖1-5）。

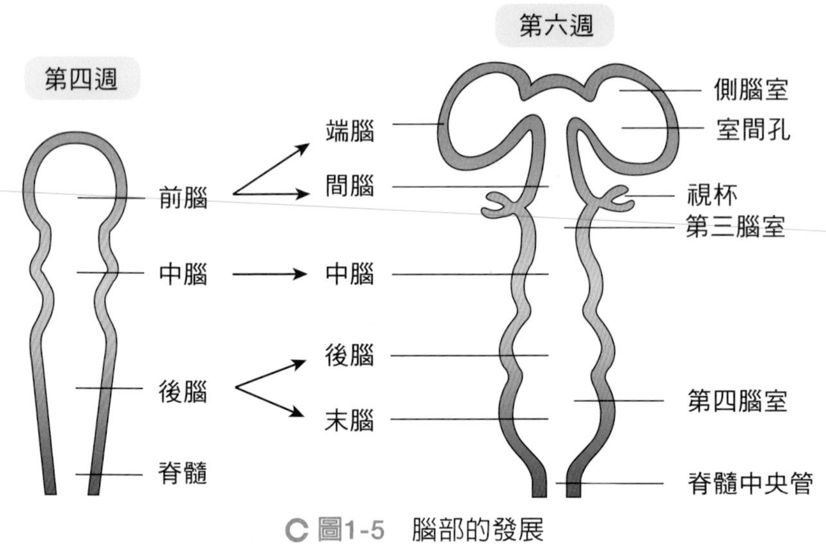

圖1-5 腦部的發展

3. 眼胞的發生

第4週，神經管前端閉合成前腦時，間腦(diencephalon)兩側向外部膨出形成左右對稱的囊泡稱為眼胞或視泡囊(optic vesicle)。眼胞腔與腦室相通，眼胞近腦端逐漸變細稱為視莖，即視神經原基。這些眼睛的原胚隨著胚胎發育漸漸由兩側往胎兒臉部中間移動，在13週之後到達臉的中央位置。

4. 視杯的發生

眼胞遠端也進一步突出膨大而貼近表面外胚層，眼胞遠端偏下方向內凹陷，形成雙層細胞的杯狀結構，稱為視杯(optic cup)（圖1-6）。

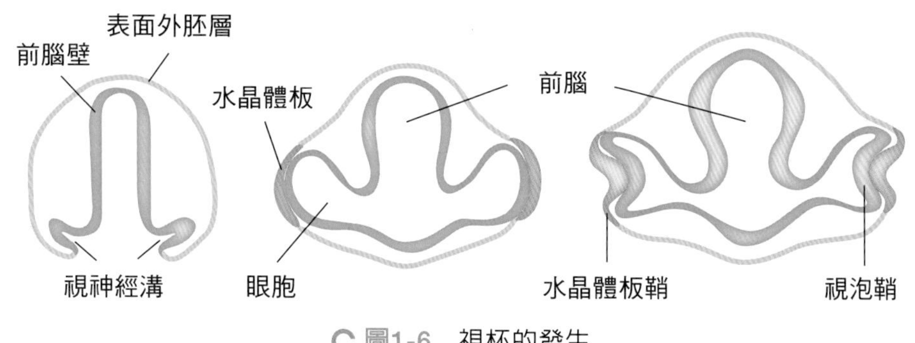

圖1-6　視杯的發生

視杯外層主要發育成視網膜最外層的色素上皮細胞；內層則與神經發育有關，逐漸形成視網膜九層結構的感覺視網膜層。同時該處表面外胚層在眼胞或稱視泡的誘導下增厚，形成水晶體板(lens placode)。隨後水晶體板向視杯內陷入，形成水晶體凹(lens pit)並且逐漸加深，之後漸與表面外胚層脫離而形成水晶體胞(lens vesicle)（圖1-7）。

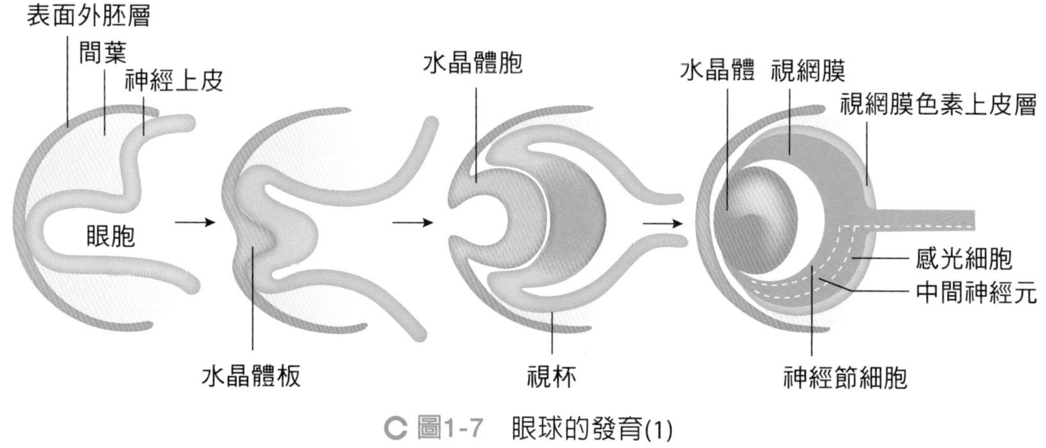

圖1-7　眼球的發育(1)

眼胞逐漸凹陷包圍水晶體的上方和兩側，在視杯和視莖下方內陷形成一條縱溝稱為脈絡膜裂。圍繞視杯的中胚層發出玻璃樣血管，經脈絡膜裂進入視杯內。此時，脈絡膜裂內含有間充質及玻璃體動、靜脈，為玻璃體發育提供營養，另有分枝營養視網膜（圖1-8）。

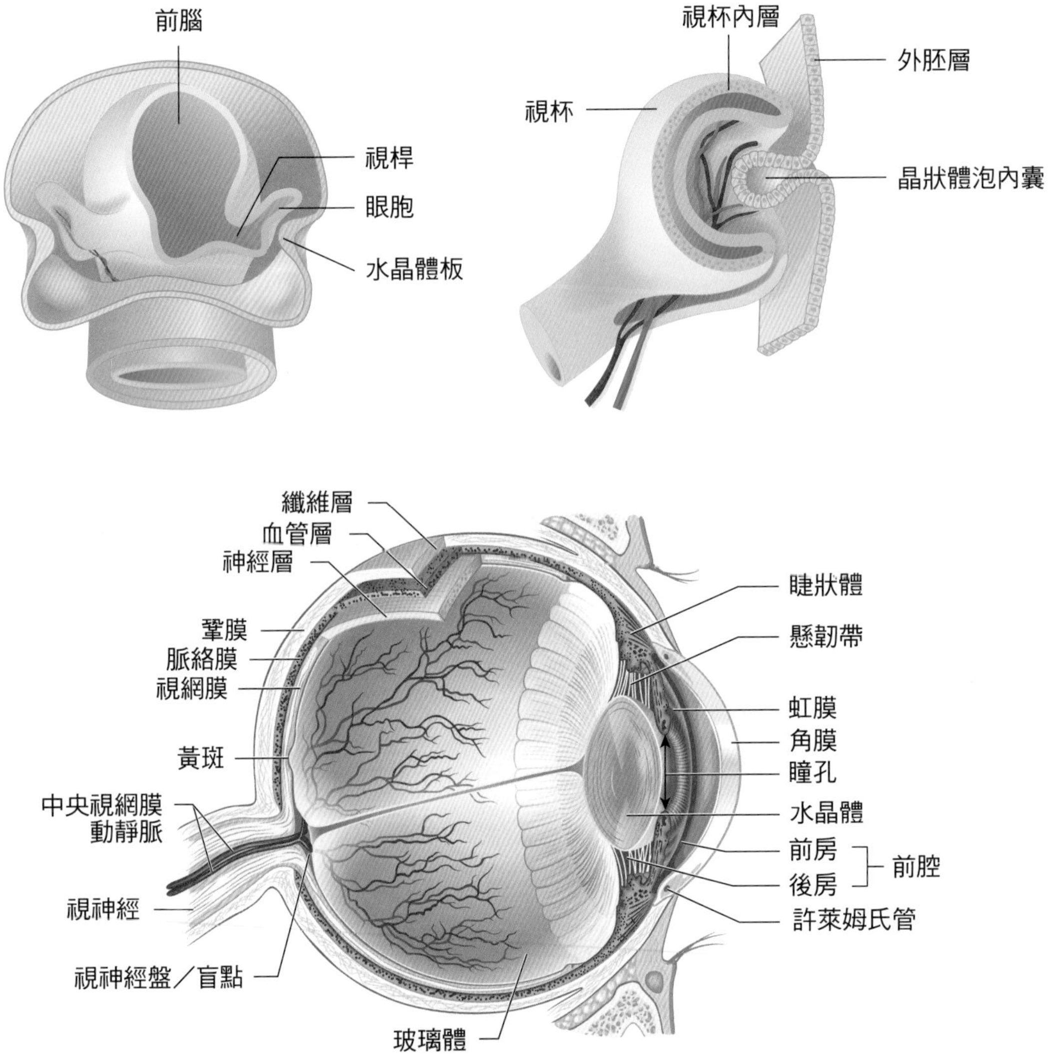

圖1-8 眼球的發育(2)

胚胎第5~6週時，脈絡膜裂開始閉合，由中部向前後延伸。胚胎第7週時，脈絡膜裂除視莖下面部分外其餘完全閉合。玻璃體動、靜脈穿經玻璃體的一段退化，並遺留一殘跡稱為玻璃體管，其近段則分化為視網膜中央動、靜脈。

眼睛各部分結構是由視杯、視莖、水晶體胞及它們周圍的細胞間質分化發育形成，其形成的過程非常精細而複雜。圍繞視杯和水晶體胞的中胚層形成脈絡膜和鞏膜的起源。因此，當脈絡膜裂閉合完成時已發育為具有眼的各組織雛形，即形成胚眼。

眼睛大部分組織細胞都由外胚層發育而來，隨著發育分化的複雜，外胚層再細分成：表面外胚層、神經脊和神經外胚層三個部分。

表面外胚層是水晶體、角膜上皮細胞、淚腺、眼瞼表皮、結膜和各種附屬腺體上皮細胞的來源。

神經嵴藉由胚芽結締組織的間葉細胞，提供眼睛纖維和結締組織成長所需要的元素及構造，如懸韌帶、小樑網、角膜鞏膜及虹膜的基質、睫狀體平滑肌、脈絡膜及玻璃體細胞(hyalocyte)等。

神經外胚層則對於視網膜色素上皮細胞、視神經細胞、軸突及軸突間的神經膠質細胞(glial cells)、視神經纖維的成長及虹膜肌肉有密切相關。

三層基本胚芽層
- 一、外胚層
  - 表面外胚層：水晶體，角膜上皮細胞，淚腺，眼瞼上皮層，結膜上皮層，各種附屬腺體的上皮細胞
  - 神經脊：角膜內皮細胞，小樑網，角膜、鞏膜和虹膜的基質，睫狀肌，脈絡膜，玻璃體及視神經膜，鞏膜的纖維母細胞
  - 神經外胚層：視網膜色素上皮細胞，視網膜視神經纖維及神經膠質，虹膜擴張肌及括約肌，睫狀體上皮的色素及非色素層
- 二、中胚層：眼外肌、眼眶及眼睛血管的內皮細胞
- 三、內胚層：無參與眼球成長

中胚層主要是負責眼外肌的發育，此外還與血管的內皮細胞發育有關。視神經中的視網膜中心動脈與視網膜中心靜脈，是在視莖(optic stalk)聚合時所包入，屬於中胚層。

二、眼球各部分結構的胚胎發育

(一) 眼球壁

1. 角膜(cornea)：大約33天左右開始發育。胎兒正在發育的角膜因為高度水合作用的關係是半透明的，直到組織成熟水的含量降低，角膜才會變得清澈透明。在出生時

角膜上皮細胞只有4層，出生後4~5個月增至5~6層。角膜的基質和內皮細胞都是由神經脊細胞演化成間質細胞移入而來。角膜五層細胞的發育順序是先由上皮細胞(epithelium cells)開始，接著形成內皮層(endothelium layer)，之後在這兩層細胞之間長成基質層(stroma)，第三個月左右形成德斯密氏膜(Descemet's membrane)，最後才形成鮑曼氏膜(Bowman's membrane)。

2. 鞏膜(sclera)：在第7週左右從間葉邊緣開始發育，間葉細胞緻密化形成鞏膜並包覆視神經，更連結至大腦的硬腦膜。

3. 葡萄膜(uvea)：包括虹膜、睫狀體和脈絡膜(choroid)。虹膜起始於視杯邊緣的神經上皮細胞，移入角膜與水晶體之間，瞳孔括約肌(sphincter pupillae)的發育早於瞳孔擴張肌(dilator pupillae)，兩者均發育自前虹膜色素上皮細胞(anterior iris pigment epithelial cells)。睫狀上皮同樣來自視杯的向前延伸，但只有外層變成色素層，睫狀肌及血管則分化自間葉。胚胎第3個月形成脈絡膜大血管層(Haller's layer)，中型及大型靜脈管發育完成後導入渦靜脈(vortex vein)而出眼球。脈絡膜上板層(suprachoroid lamina)最後才發育完成。

4. 視網膜(retina)：視網膜在胚胎時期較早發育，由視杯內、外兩層共同分化而成。視杯外層分化為色素上皮層，內層則增厚並高度分化，形成視網膜神經上皮層。視網膜的發育一開始是從視杯中心向周邊擴展，在第7~8週左右形成由一種暫時性纖維層隔開的內、外兩層神經母細胞層(neuroblastic layer)。內神經母細胞層逐漸發育出視網膜的神經節細胞層、內網狀層、無軸突細胞(amacrine cells)、雙極細胞層及穆勒細胞(Müller cells)。外神經母細胞層則發育出感光細胞層、外網狀層及水平細胞(horizontal cells)。自第6週起，先後依次分化出節細胞、視錐細胞、無長突細胞、水平細胞、視桿細胞和雙極細胞。視錐細胞出現在胚胎第4~6個月之間，視桿細胞出現在第7個月。胚胎第8個月時，視網膜各層已基本形成。黃斑部的發育較為特殊，胚胎第3個月時黃斑開始出現但發育較遲緩。胚胎第7~8個月時，黃斑區的視網膜開始迅速發育。

(二) 眼內容物

1. 水晶體(lens)：水晶體的出現最早可以在第27天被檢測出來，與角膜相同來源於表面外胚層(surface ectoderm)，在第33天左右從視杯分離出來成為單一的實體。在胚胎期，其營養來源主要為經脈絡膜裂進入視杯內的玻璃樣血管。

2. 玻璃體(vitreous body)：發育分為初級、次級和三級三個階段。若胚胎發育過程中眼球內的玻璃體和玻璃體血管系統(hyaloid vessel system)發育異常則會形成殘遺增殖性原發性玻璃體症(persistent hyperplastic primary vitreous)，患側眼的眼球體積通常比較小且可能伴隨有白內障。

   (1) 初級玻璃體(primary vitreous)：胚胎第3~6週，是由間葉細胞、眼杯邊緣衍生的纖維母細胞、少部分的胚胎晶狀體和眼泡的內層所共同組成的玻璃體細纖維(fibrils)。正常狀況下，初級玻璃體與玻璃體血管大約在胚胎形成第四週時開始消失。

   (2) 次級玻璃體(secondary vitreous)：大約胚胎第5~12週開始發育，玻璃樣血管逐漸萎縮退化，並且開始有原始玻璃體細胞(primitive hyalocyte)。

   (3) 三級玻璃體：胚胎3~4個月間，由次級玻璃體的膠原纖維濃縮，延伸至水晶體赤道部構成三級玻璃體，即水晶體懸韌帶。

（三）視神經系統

胚胎第6週時，視網膜的視神經纖維逐漸從脈絡膜裂進入視莖，由其腹面進入腦部。在胚胎第7週時，視神經纖維全部填滿視莖，此時眼胞腔不再與前腦相通。同時脈絡膜裂除在遠端玻璃體動脈穿入處外，其餘部分完全閉合。視神經不斷地變粗，視神經纖維不斷地增加。視神經纖維逐漸向腦內方向生長，在腦下垂體前到達前腦下方，部分纖維交叉到對側形成視交叉。胚胎第10週時，視索即已形成。胚胎第7個月時視神經髓鞘從視交叉處開始，沿神經纖維向眼部生長，出生後進入視網膜，則形成視網膜有髓神經纖維。

（四）血管系統

眼部血管系統是由中胚層發育而來的，發育過程複雜，在胚胎早期第3週血管即開始出現。眼部血管系統主要來自眼動脈，逐漸發育為眼內和眼外的兩個系統。視網膜血管發展始於妊娠期(gestation age)第4個月，大約在第8個月後到達視網膜最鼻側，第9個月後或出生後一個月內到達視網膜最顳側。

三、眼附屬器官的發育

1. 眼眶：胚胎第4週時，眼眶由圍繞視杯周圍中胚層組織發育而成。
2. 眼瞼和結膜：眼瞼在第2個月開始的時候就可檢測出來，至第7個月時才完全分開。在眼瞼融合期間逐漸發育出結膜、瞼板、眼輪匝肌、毛囊、皮脂腺和睫毛等。
3. 淚器：淚器所有組織均由體表外胚層發育而來。在胚胎第3個月，細胞索中央出現空腔，形成由腺泡和導管構成的淚腺。胚胎第7個月時，上下淚點開通，第8個月時鼻淚管下口開放，至出生前淚管完全通暢。
4. 眼外肌：眼外肌來源於中胚層。胚胎第3週，眼胞周圍的中胚層組織緻密成圓錐形為原始眼外肌。第5週時，可以分辨出4條直肌和2條斜肌，到第6週時各眼外肌完全分開。第10週以後上瞼提肌從上直肌分化出來，所以上瞼提肌和上直肌可能同時發育異常。

以下整理胚胎發育過程中的主要階段：囊胚→外胚層憩室(ectodermal diverticulum)→胚板→神經板→視溝→視泡囊(optic vesicle)→視杯(optic cup)→神經或脈絡膜裂縫(optic or choroidal fissure)→視神經管(optic canal)。

1. 4週：眼泡的凹陷，水晶體開始形成，初步的玻璃體出現。
2. 5週：眼窩的形成，網膜層開始分化，水晶體泡的分離獨立。
3. 6週：眼杯裂的閉鎖，眼杯緣的輪狀血管形成。
4. 7週：鞏膜、角膜、外眼肌的分化。
5. 8週：眼莖內腔的閉塞。
6. 10週：視索完成，網膜及睫狀體、虹膜發育。
7. 12週：黃斑部開始出現，玻璃體動脈萎縮開始，瞳孔括約肌的形成，第三期的玻璃體出現。
8. 4個月：睫狀肌開始形成，懸韌帶開始形成，許萊姆氏管形成，玻璃體完整形成。
9. 5個月：瞳孔膜消失，鮑曼氏膜消失，角膜神經末梢出現，黃斑部開始分化，虹膜括約肌形成，眼瞼開始分開。
10. 6個月：虹膜擴張肌形成，視網膜層發育完成，房水開始形成。

11. 7個月：眼瞼完全分開，睫毛出現。

12. 8個月：玻璃體動脈退化，瞳孔膜萎縮，視網膜各層基本形成。

四、出生後眼睛之發育

眼睛之發育較全身其他組織更早完成，在出生後的前幾年眼球成長非常快速，之後緩慢下來，到青春期時又再一次快速成長。一般正常新生兒出生時的眼球前後徑約為17~18 mm，約占成人正視眼(emmetropic eye)眼軸24 mm的75%，故多為遠視眼。嬰兒角膜較成人來得平，直徑在出生時為8~9 mm，2歲時即可達到與成人差不多大小約10~11 mm。瞳孔較小，不能完全散大；前房淺，房角窄小；睫狀體平坦部較短。水晶體在出生時較成人略圓呈球形且彈性較佳，屈光物質的屈光力強，因此調節(accommodation)比成年人強許多。此時因眼球前後徑短所造成的遠視剛好被嬰兒近似球形的水晶體修正彌補，隨著成長眼軸逐漸拉長水晶體也逐漸變得較扁平，眼軸和水晶體兩者所造成的屈光不正剛好又彼此修正。

視網膜的中央窩在嬰兒剛出生時，仍存有神經節細胞(ganglion cells)。黃斑部在出生時發育仍不夠完全，要到6個月大時才完成，而視力更遲至大約5歲左右才會達1.0。其發育過程是由視網膜周圍區域開始發育，再往內發育出黃斑部及中央小凹。中央小凹區域在發育過程中會伴隨視網膜神經節細胞減少及感光細胞的內、外節開始變長。

人類視神經的發育在6歲以後幾乎就百分之百完成，大腦視覺區則大約在6~10歲間發育完成。若視覺發展過程中大腦未受到適當的刺激，造成視力進展受阻撓便可能出現弱視的現象，故2~6歲間一般為弱視預防治療的黃金時期。

鼻淚管一般在懷孕第8個月至出生這一段時期即能發育完全成為一個開通的管道，而睫狀體要等到7歲左右才有完整的形態。

眼球運動方面，一般要等到出生2個月後才會追視人或手勢，3個月大會追視移動的筆，4個月會看自己的手。直到3歲時視運動反射逐漸發展，8歲時視運動反射才能發育完全。

五、眼發育異常與先天性畸形

眼睛發育過程中，若視泡沒發育會導致無眼畸形(anophthalmos)；若視泡無法內陷會造成先天性囊樣眼睛(congenital cystic eye)，視杯兩層未能貼附甚至停滯在視泡階段，眼胞腔中因充滿液體呈大小不一的囊狀；若因視裂(optic fissure)閉合不全會造成包括虹膜、視網膜及脈絡膜等多項眼組織裂開缺損(coloboma)的疾病。

先天性無眼球或小眼球是由於視杯沒有發生，或雖然發生但未能繼續發育所導致，常伴有嚴重的腦部異常。

先天性白內障是水晶體的發育異常，有內源性、外源性兩種。內源性為先天遺傳性染色體基因的異常；外源性為母體或胎兒的全身性病變，尤其是可以穿過胎盤微細血管的濾過性病毒對水晶體的發育造成損害，例如妊娠期受到德國麻疹病毒的感染。

瞳孔膜殘留是因為瞳孔膜在發育過程中未能完全退化消失，部分殘留至出生後所導致，可呈現細絲狀或膜狀物遮蓋在水晶體前面。輕度殘留通常不影響視力和瞳孔活動，如影響視力可採用手術或雷射治療。

先天性無虹膜症屬於體染色體顯性遺傳性異常，可能與PAX6基因變異有關，多為雙眼發病。以隅角鏡檢查，部分病人仍可見發育不全的虹膜組織。

發育性青光眼是眼球前房隅角組織發育異常所引起，發病率約為萬分之一。

先天性瞼裂狹窄症候群是一種體染色體顯性遺傳病，又稱先天性小瞼裂。表現為上瞼下垂、逆向內眥贅皮、內眥距離過遠、下瞼外翻、瞼裂窄小、鼻梁低平及上眶緣發育不良等。

先天性色覺異常(congenital color blindness)屬於性染色體隱性遺傳異常。

獨眼是胚胎早期左、右側視溝在正中線融合而形成位於顏面正中的單眼（圖1-9）。

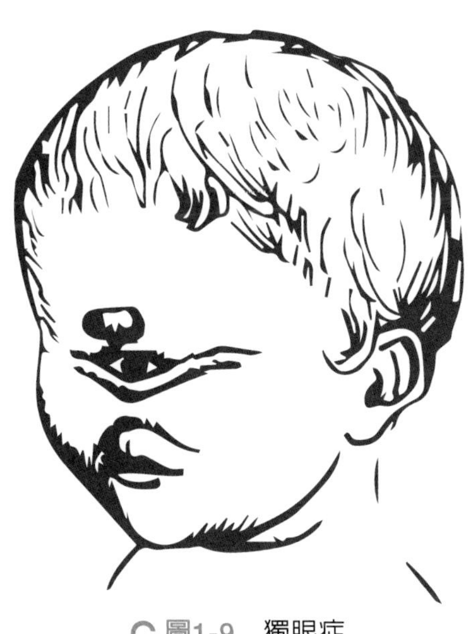

圖1-9 獨眼症

脈絡膜裂關閉異常依發生在眼球的不同部位而引起不同部位的組織缺損，如虹膜缺損、脈絡膜缺損、視網膜缺損、玻璃體缺損以及視神經缺損等。

先天性無水晶體分為原發性無水晶體和續發性無水晶體兩種，後者較多見且常伴有小眼球或角膜異常。先天性水晶體異位則是由於睫狀體懸韌帶發育不全或鬆弛無力而造成的水晶體半剝落或全脫落。

先天性視網膜剝離是由於視杯內、外兩層上皮生長速度不同步所導致，有時視杯兩層上皮先黏合而後分離。這種畸形常伴有眼及頭部的其他畸形。

MEMO

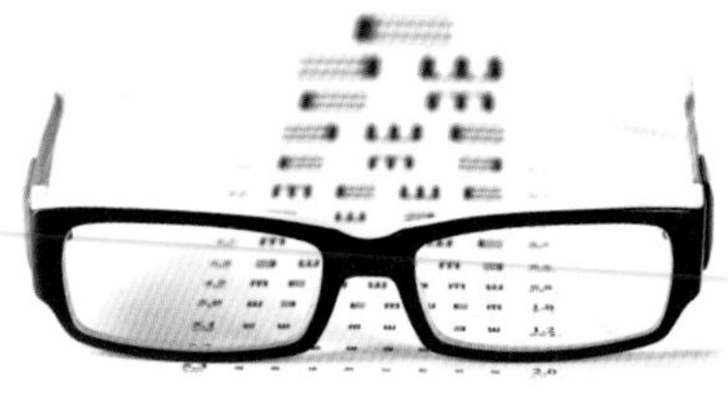

CHAPTER 02

眼球壁

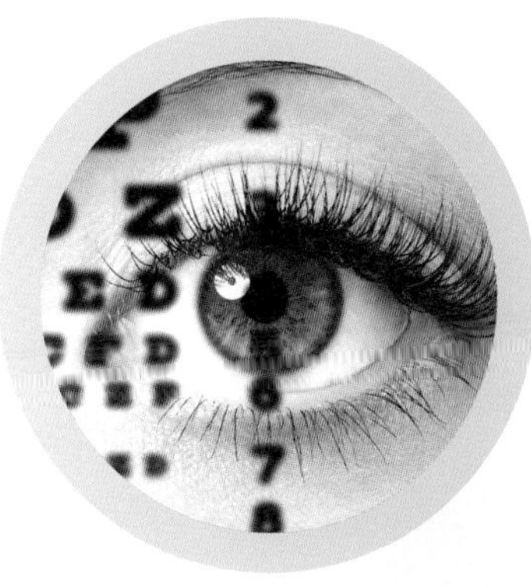

本章大綱

2-1　纖維層
2-2　血管層
2-3　視網層

前言  FOREWORD

人類眼球重約7.0 g，容積約6.5 c.c.，比重為1.077，位於眼眶內部前方，四周受眼眶的骨頭保護，形狀近似球形，分為眼球壁和眼球內容物兩大部分。

眼球壁（圖2-1）分為三層，外層為纖維層，中層為血管層，內層為網膜層。最外圈的外層纖維層包括角膜、鞏膜和角鞏膜緣；中層的血管層包括虹膜、睫狀體和脈絡膜，加上瞳孔則構成中間第二圈；內層的網膜層為視網膜，若再加上水晶體及懸韌帶，則剛好構成眼球壁的內圈。

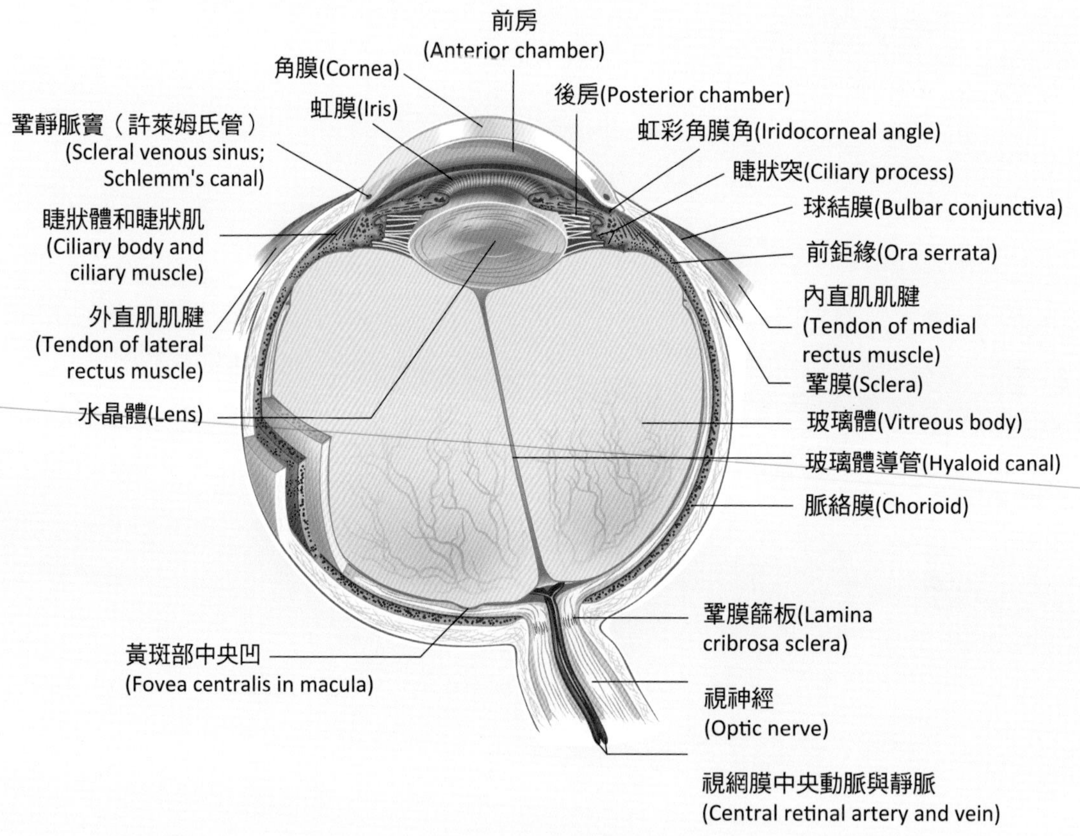

圖2-1　眼球壁構造

眼球內容物均為透明物質，包括房水(aqueous humor)、水晶體(lens)和玻璃體(vitreous body)等。

眼球的前後徑平均值出生時約16 mm，3歲時達23 mm，成年時約為24 mm。垂直徑23 mm，水平徑約23.5 mm。臨床上有時將眼球分為眼前段(anterior segment of eye)和眼後段（圖2-2），其中含水晶體平面以前為眼前段，其後為眼後段。

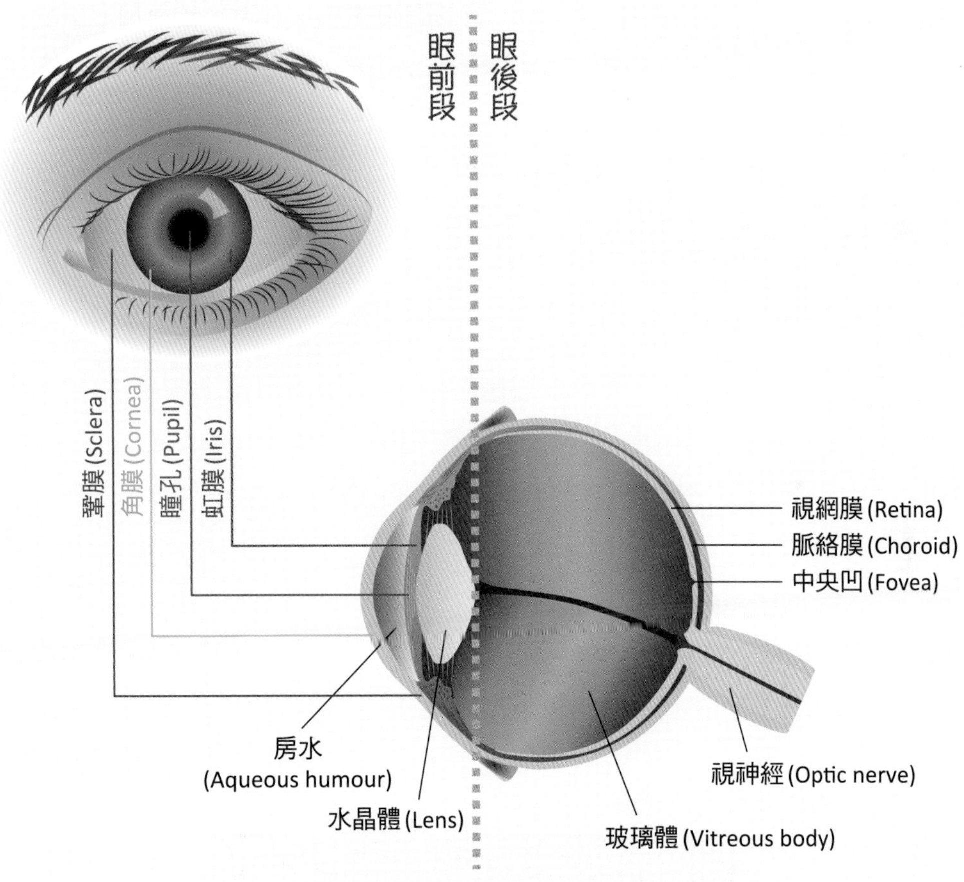

圖2-2 眼前段和眼後段

眼球相關解剖構造（圖2-3）名稱如下：

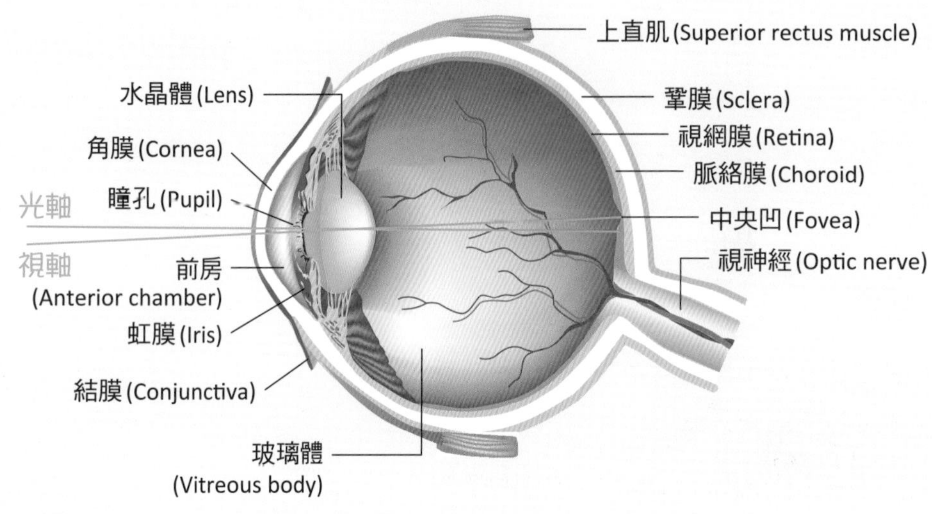

圖2-3　眼球相關解剖構造

一般常用來評估眼球的檢查方法包括超音波、X－射線、電腦斷層攝影(CT)、核磁共振(MRI)等。電腦斷層和核磁共振若搭配注射螢光顯影劑則稱為電腦斷層掃描血管造影(CT angiography)和核磁共振血管造影(MRI angiography)，可用來針對腦部及眼窩部病變如動脈瘤、靜脈竇(cavernous sinus)腫瘤、視交叉(optic chiasm)發炎和腦下垂體腫瘤(pituitary tumors)之類的檢查用以增進顯像能力。超音波檢查分成A-Scan（圖2-4）和B-Scan（圖2-5）兩種，A-Scan為單線性超音波，通常被用來測量眼軸的長度；B-Scan則是扇形的二維影像，通常被用來檢查眼球內部組織。

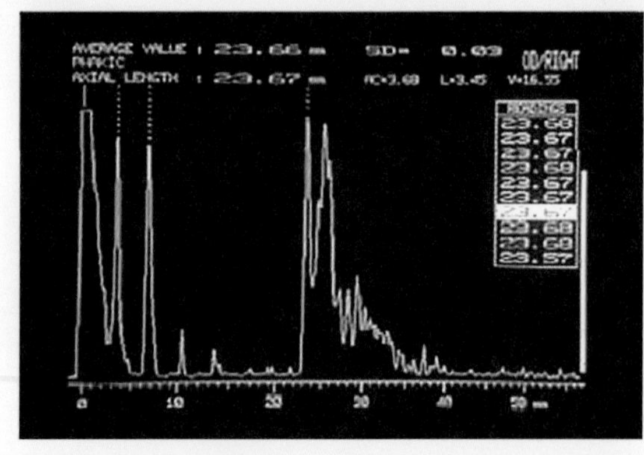

圖2-4　A-Scan

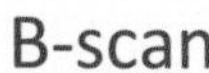

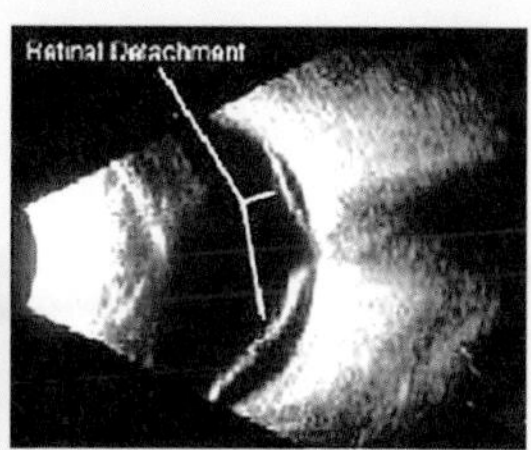

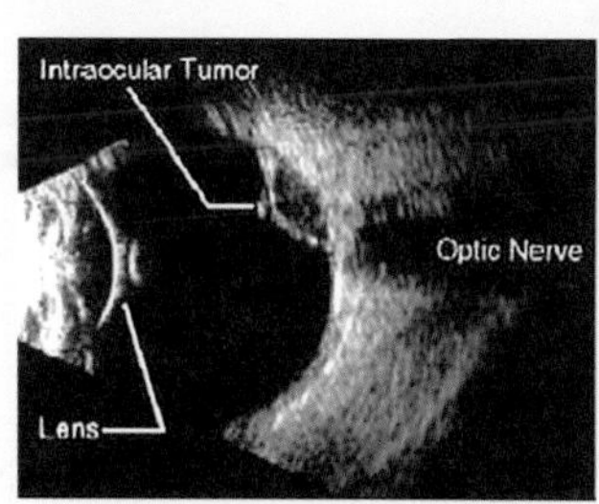

圖2-5 B-Scan

針對視網膜檢查可採用視網膜螢光血管攝影(fluorescein angiography image, FAG)和光學同調斷層掃描(optical coherence tomography, OCT)。光學同調斷層掃描(OCT)（圖2-6）是近二十幾年發展出的檢查利器，可詳細檢測出視網膜的每層精細結構，尤其對視網膜黃斑部及視神經盤等部位能提供精密詳細的資料，例如環乳突視網膜神經纖維層(peripapillary retinal nerve fiber layer, RNFL)、視神經頭(optic nerve head, ONH)、視網膜神經節細胞組合分析(ganglion cell complex analysis)，幫助眼科臨床診斷及病情追蹤。針對視網膜和脈絡膜檢查則可採用循血綠眼底血管攝影(indocyanin green angiography)。

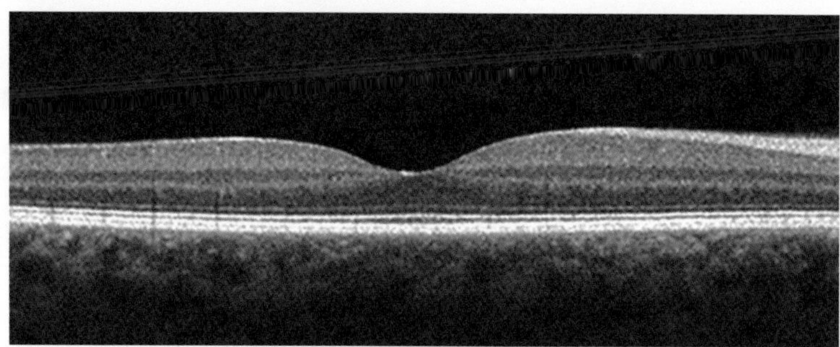

圖2-6 光學同調斷層掃描(OCT)

眼球的組織結構整理如下：

- 眼球
  - 眼球壁
    - 外層（纖維層）：角膜，鞏膜，角膜緣
    - 中層（血管層又稱葡萄膜）：虹膜，睫狀體，脈絡膜
    - 內層（視網層）：視網膜
  - 眼球內容物（透明）
    - 房水
    - 水晶體
    - 玻璃體

2-1 纖維層

眼球壁（圖2-7）分為三層，外層為纖維層，中層為血管層，內層為視網層。

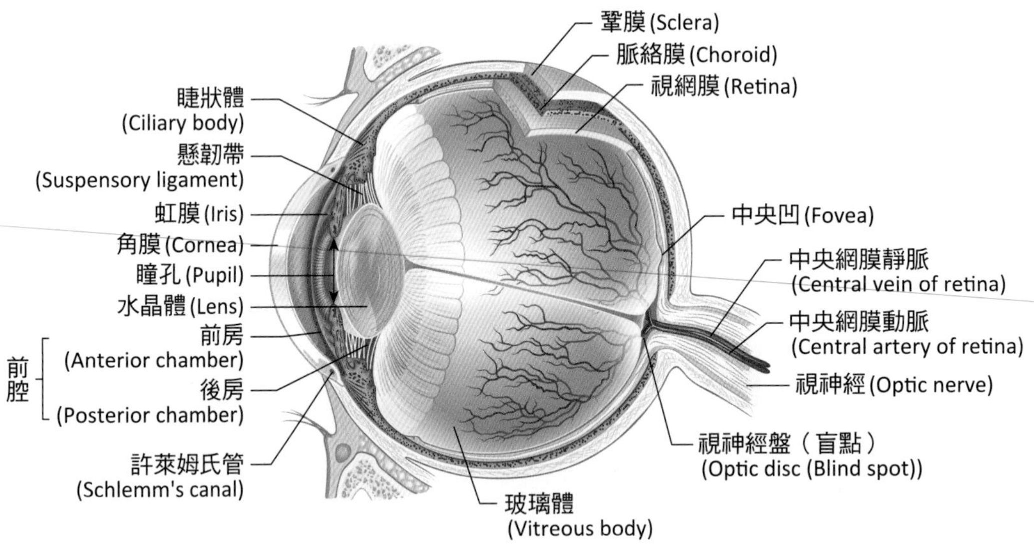

圖2-7　眼球壁

眼球壁由緻密的網狀結締纖維組織構成，具有維持眼球外形和保護眼球內容物的作用。纖維層由前1/6的角膜和後5/6的鞏膜構成，二者相連處為角鞏膜緣。

一、角膜

（一）解剖構造

角膜(cornea)無色透明，位於眼球前部，占纖維層前1/6，略向前凸呈非球面結構，是眼睛最強的屈光體。角膜前表面是眼球組織中影響屈光度最大的界面，曲率半徑為7.8 mm，屈光度約為+48 D。後表面曲率半徑約為6.8 mm，屈光度約為-5.8 D。總屈光度約為40~48 D，幾乎占整個眼睛平均58~60 D屈光度數的70%（約2/3）左右。角膜厚度中央部分最薄，平均厚約540±40(500~580)μm，屈度較陡；周邊部較厚，約比中央多出11~19%，屈度較平，略向前凸呈非球面結構。橫徑約11.5~12.5 mm，垂直徑約10.5~11.5 mm。表面積為1.1 cm^2，約占眼球全部表面積的7%。

角膜的神經支配來自第5對腦神經（圖2-8），即三叉神經的眼分枝經睫狀神經達到角膜。其神經末梢於鮑曼氏膜下的基質淺層神經叢發出上下垂直小支，向下可達接近德斯密氏膜附近，向上穿過鮑曼氏膜，在上皮層基底細胞附近失去許旺鞘膜，形成無髓鞘神經末梢進入上皮層，並分成細纖維而廣泛分佈於角膜上皮細胞之間，使角膜成為人體內最敏感的組織之一。這些神經末端提供角膜非常靈敏的溫度、疼痛和壓力三種感覺，痛觸覺在角膜中央最為敏感，並受年紀、疾病、眼內壓和藥物等影響。侵犯眼睛的帶狀疱疹病毒，主要就是沿著此三叉神經的分枝而侵入感染。

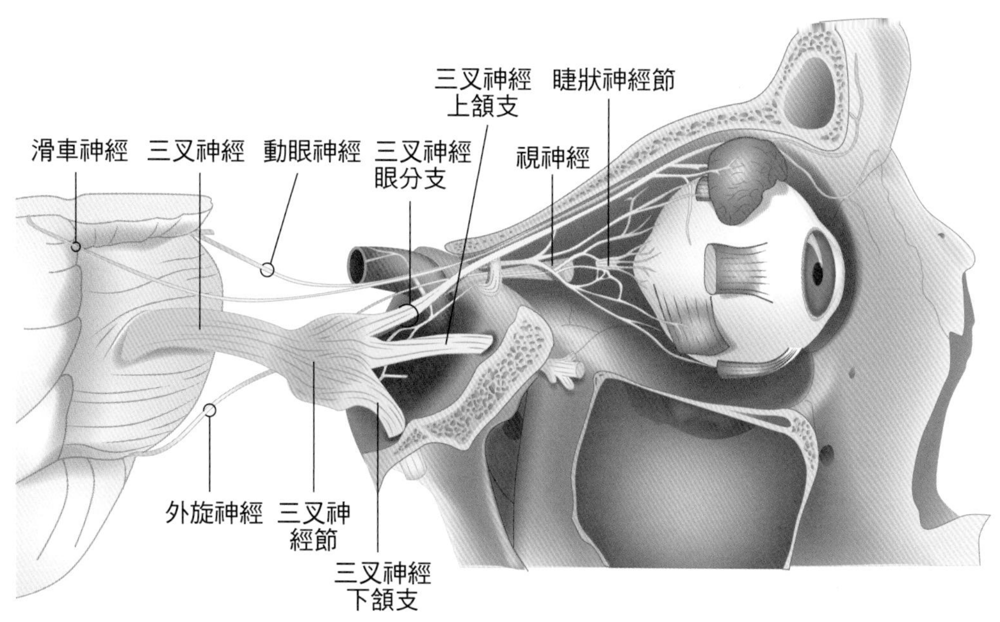

圖2-8　角膜的神經支配：來自第5對腦神經，即三叉神經的眼分枝

角膜是由水、蛋白質、黏多醣、無機鹽類等組成，蛋白質主要為膠原蛋白，佔角膜乾燥時重量的3/4。人類角膜膠原纖維主要由第I、V、VI型三種膠原纖維組成，其中第I型佔主要部分。第V型膠原纖維直徑可以調節，對保持角膜透明性具有重要作用，而第VI型膠原纖維為非纖維狀膠原，可調節細胞基質間的相互作用。膠原纖維間隙的黏多醣具有保持角膜水合狀態及黏合的功能，其代謝異常將導致角膜水腫。

（二）組織學分層

組織學上角膜由外向內再細分為五層（圖2-9）：

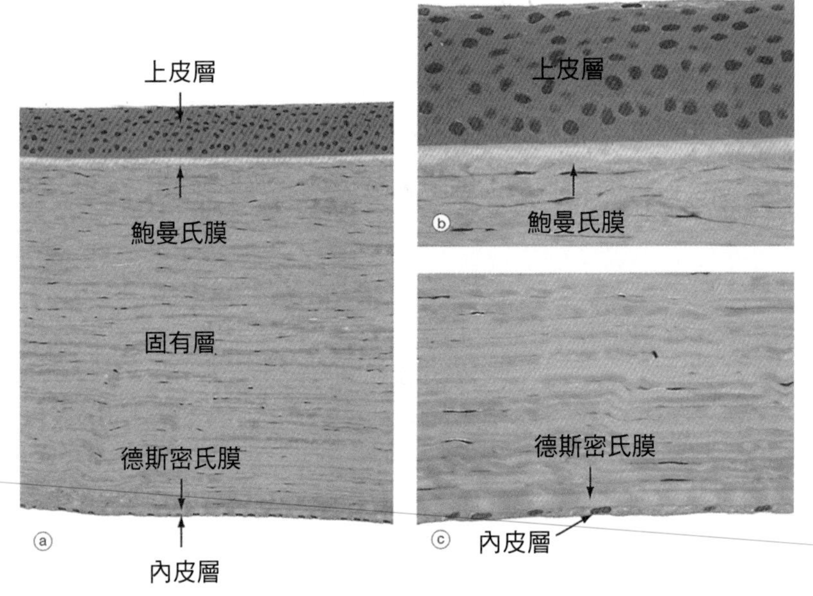

圖2-9　角膜的分層

1. 上皮層(epithelium layer)

角膜上皮層組織是球結膜的延續，厚55μm，約占角膜厚度的10%，越往邊緣厚度越厚。中心部位由5~6層鱗狀非角化上皮細胞組成，經由持續週期性新陳代謝的脫落和置換來維持角膜表面的完整，易與其內面的鮑曼氏膜(Bowman’s membrane)分離。角膜幹細胞位於角鞏膜緣(limbus)，幹細胞的缺陷可能會導致慢性上皮缺損及結膜化。上皮層最內側為單層的基底細胞，厚約0.5~1.0μm，是上皮細胞的再生中心，呈柱狀緊鄰鮑曼氏膜。稍外側是2~3層的翼狀細胞，具有橫向延伸和下凹表面，以容納基底細胞的頂點。細胞邊界因相鄰細胞及眾多胞橋小體(desmosome)、半胞橋小體(hemidesmosome)

彼此互相交叉而產生突起折疊，此現象有助於細胞間黏附力的增強。基底細胞和鄰近的基底細胞及其上層的翼狀細胞，以胞橋小體或細胞間接合體(intercellular junction)相附著，胞橋小體可調控細胞之間的黏附力（圖2-10）。

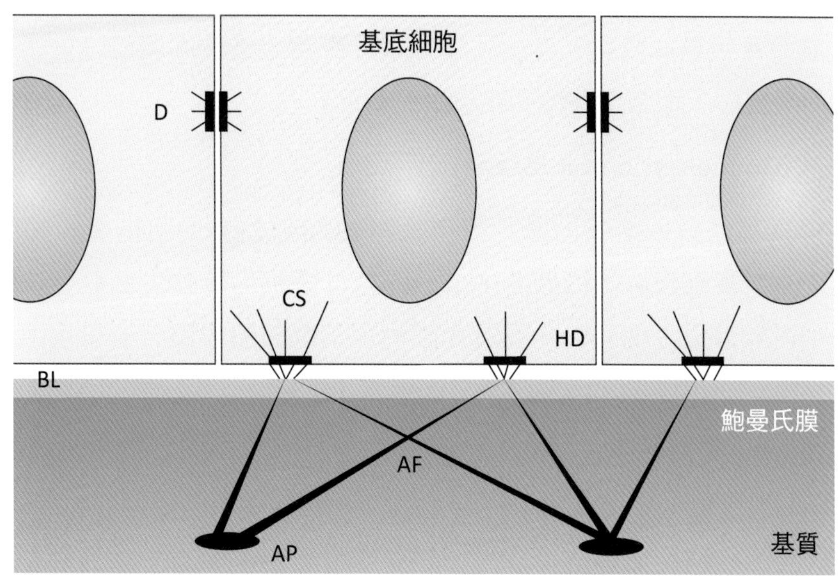

圖2-10 細胞骨架(CS)透過錨定纖維(AF)，通過半胞橋小體(HD)連接至前基質中的斑塊(AP)

半胞橋小體主要參與基底細胞與角膜基質的附著，這種細胞間的連接使角膜上皮層與基質層能緊密地結合在一起，並可容許營養物質滲透穿過。最外側是2~3層的表皮鱗狀細胞。角膜上皮細胞為厭水性，表面的微絨毛和微皺襞，是淚膜的黏附表面，可阻止微生物、異物和化學物質的侵入，加上細胞之間緊密連接可防止淚液中的水分和親水性物質進入角膜基質。上皮細胞再生能力非常強，是全身組織中損傷後修復最快的，在24~48小時之內就可再生，且修復後一般不留瘢痕。大氣中的氧能直接溶解入淚膜到達上皮，使角膜獲得充足的氧氣供應。

2. 鮑曼氏膜(Bowman's membrane)

此層又稱為前基底膜或前彈力層，厚約8~14μm，是一層主要由第I、III、V型膠原纖維所組成的無細胞成分均質透明膜。其功能尚不十分清楚，主要可能是維持上皮結構，像屏障一般抵擋微生物之侵入，損傷後無再生能力而由瘢痕代替。

3. 固有層(substantia propria)

又稱基質層(stroma)，厚約500μm，是角膜最堅實的一層，約佔角膜厚度的90%，由大約200~250層排列規則的膠原纖維束薄板嵌入蛋白聚醣所組成，以細胞外的矩陣規則排列，折光性一致故完全透明。此層細胞需要氧氣來維持相對脫水狀態和相對恆定的厚度，缺氧將導致無氧代謝，產生乳酸，水分滯留，造成水腫而降低透明度。細胞間有黏蛋白和醣蛋白，細胞損傷後不能再生而瘢痕代替。

4. 德斯密氏膜(Descemet's membrane)

此層又稱後基底膜或後彈力層，成年人厚約10~12μm，由細緻的膠原纖維所組成，其中第VIII型膠原蛋白占得最多，富於彈性且抵抗力較強，為較堅韌的均質透明膜，對細胞和血管形成一個屏障。具有角膜內皮基底層的作用，損傷後由內皮細胞分泌修復。

5. 內皮層(endothelium layer)

此層厚約5μm，為一層六角形或多角形扁平細胞構成，出生時數量大約是4,500個／mm^2。嬰兒時期前幾年此細胞損傷特別明顯，之後損傷逐漸下降，正常年輕成人內皮細胞密度大約為3,000個／mm^2。內皮細胞層具有眼房水屏障功能，其細胞與細胞間的緊密連結(tight junction)及細胞內的鈉鉀幫浦進行主動運輸，將角膜基質層過多的水分如水唧筒之作用般主動泵出，維持角膜相對脫水狀態以保持角膜清澈，故內皮細胞功能是角膜維持透明度(transparency)的前提。內皮層細胞允許營養物質從前房擴散到角膜，並透過主動轉運的方式將水分從角膜基質中泵到前房。內皮細胞損傷後不能再生，細胞凋謝後多出的空隙由鄰近存活的細胞移動變形和膨大擴張來填補代償。隨著每個人年齡的增加，細胞數量會每年逐漸減少約0.6%，當內皮細胞密度減少到約500個／mm^2時就可能會產生角膜水腫。

角膜這五層細胞結構的發育順序為一開始是由原本一層基本的薄膜被一二層上皮細胞(epithelium cells)所覆蓋，接著在內側面形成內皮層(endothelium layer)，之後在這兩層細胞之間由源於神經脊的細胞長成基質層(stroma)，第三個月左右形成德斯密氏膜(Descemet's membrane)，最後才形成鮑曼氏膜(Bowman's membrane)（圖2-11）。

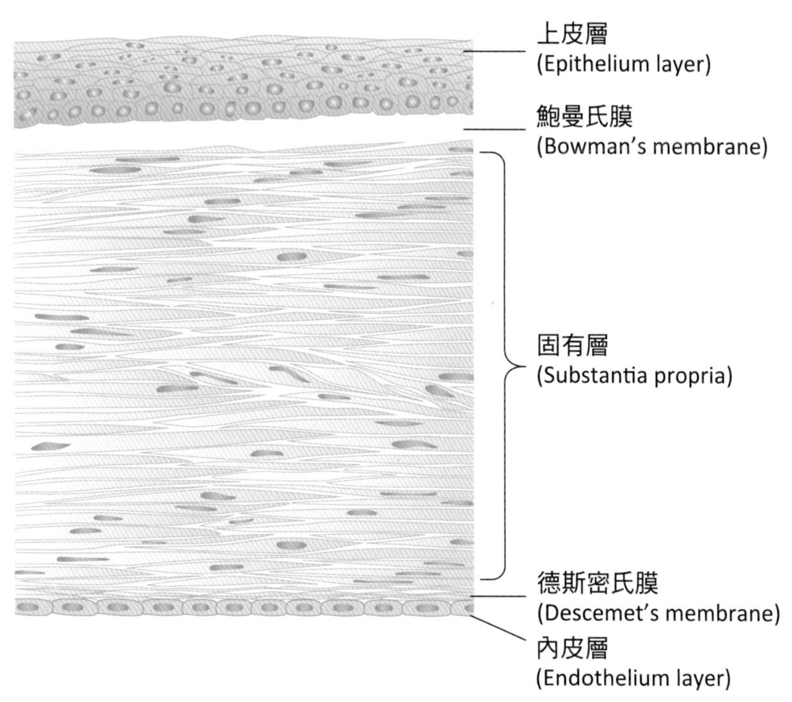

圖2-11 角膜結構

（三）角膜的應用解剖

角膜的屈光力約為43.0 D，占眼球屈光系統總屈光力的70%左右，故屈光雷射手術改變些微厚度即可達到矯正屈光不正的效果。角膜中央最薄處厚度約為0.50~0.55 mm，在接受手術時一般規定至少要保留原有厚度一半以上的安全厚度。若曾接受過近視雷射手術者，因角膜表面曲率及屈光度已改變，後來要接受白內障手術時，植入的人工水晶體須同時校正原來所改變的曲率及屈光度。

角膜中央部基本呈圓球形，是角膜的光學區，周邊部變越來越平坦呈非球面，其中鼻側、上方較顳側、下方變化更快，在驗配隱形眼鏡時應注意這些形態學特徵。

目前角膜移植技術已經發展至可以依角膜的情況進行移植全層或半層角膜，甚至只移植角膜內皮細胞層。

（四）角膜的應用生理

1. 自我保護作用

紫外線由於波長較短穿透力較差，故角膜組織雖然透明但卻能隔絕大部分的紫外線，避免其進入眼球。另外角膜上皮層三叉神經末梢非常豐富，感覺十分敏銳，具有良好的自我保護功能。

2. 營養代謝

角膜本身無血管，其營養供應主要源自淚液膜、眼內房水和角鞏膜緣血管網。能量物質主要是葡萄糖，大部分透過內皮細胞從房水中獲取，另約10%由淚膜和角膜緣血管供給。

角膜糖代謝的主要形式有：有氧代謝、無氧糖酵解和磷酸戊糖途徑。角膜的代謝緩慢，角膜透明性的維持依賴於正常的生化代謝，一旦發生病變則病程較長修復也慢，修復的過程需糖胺聚醣參與。

糖胺聚醣(glycosaminoglycan, GAG)舊稱為黏多醣(mucopolysaccharide)，是蛋白聚醣大分子中聚醣部分的總稱，有促進創傷癒合的作用。醣胺聚醣可分為硫酸軟骨素(chondroitin sulfate GAG)、硫酸皮膚素(dermatan sulfate GAG)、硫酸角質素(keratan sulfate GAG)、透明質酸或稱玻尿酸(hyaluronic acid)、肝素(heparin)及硫酸乙醯肝素(heparan sulfate GAG)等類別。其中硫酸角質素在角膜中的含量最高，為角膜中主要成分之一，其蛋白質成分較高，有建構以及維持角質基質的作用，並使角膜具有透光性。

3. 氧氣供應

在標準大氣壓下，海平面的氧分壓(PO_2)約為156 mmHg左右。睜開眼時角膜上皮的氧氣供應主要來自空氣中的氧直接溶解到淚膜中，小部分來自於角鞏膜緣和瞼結膜血管再傳送到角膜基質。內皮細胞的氧主要來源於眼房水，然後到角膜基質。閉眼時來自空氣的氧氣供應中斷，此時氧分壓大約只有55 mmHg，僅能從瞼結膜血管、房水、角鞏膜緣血管獲取氧。正常人不戴隱形眼鏡閉眼8小時後，角膜會因稍微缺氧而水腫大約3.5%，此少量水腫在睜眼後一般會很快消退。影響角膜氧氣供應的因素還包括海拔高度和是否配戴隱形眼鏡。

角膜上皮細胞是以有絲分裂的方式進行新陳代謝，缺氧的狀況下分裂會延緩，上皮細胞數量隨之減少，上皮細胞層會變薄且細胞結構層次變紊亂，部分衰老的基底細胞和翼狀細胞會移至角膜表面而形成微囊。缺氧時因角膜固有層的胺基葡聚糖成分有親水性羥基，其水和程度過高時板層的排列結構會變紊亂，導致角膜水腫及透明度下降。當水腫率達5%以上時，後固有層可見縱向白色條紋，此為纖維板層間隙加大的表現。當達到10%以上時可見白色分枝狀皺紋，顯示纖維板層扭曲。當達到12~15%時，後固有層有黑色條紋，此為纖維板層分離所致。缺氧的狀況下角膜內皮細胞數量亦逐漸減少，在細胞間可見到形態不規則且大小不一的黑孔、空泡。

二、鞏膜

鞏膜(sclera)是眼睛白色的部分，古代稱為「白睛」，占眼球表面纖維層的後5/6，其質地堅韌具有良好彈性，是由發源於硬腦膜的緻密膠原纖維依隨意的網狀排列所組成，主要由膠原蛋白(collagen)和彈力蛋白(elastin)纖維緻密交織構成堅韌而具彈性的眼球外膜，可以維持眼球正常外形，提供眼球內容物一個堅硬的保護。鞏膜和角膜為連續的組織，都是由緻密的膠原纖維所組成，但因角膜的纖維呈格子狀規則排列而鞏膜呈網狀，再加上角膜是脫水性而鞏膜是含水化合物，故鞏膜不像角膜一般清澈透明，屬於不透明或只有極少量光線可以穿透的組織，以確保眼球視野以外的部分無光線進入。

鞏膜分布由前方角鞏膜緣或稱輪部起，至後端連接一個像濾網狀的篩板(lamina cribrosa)，此是視神經通過離開眼球的地方。鞏膜的厚度各處不同，眼外肌附著之處最薄(0.3 mm)，視神經周圍最厚(1.0 mm)。兒童因尚未發育完全鞏膜較成年人薄，常半透出其下面的脈絡膜顏色，特別稱之為「藍色鞏膜」。鞏膜內鄰血管層，組織學上鞏膜再細分為三層：上鞏膜(episclera)、鞏膜固有層、鞏膜褐角板。上鞏膜（圖2-12）是鞏膜的最外層，含有許多血管構成的表層上鞏膜血管叢(superficial episcleral plexus)可供給鞏膜營養，若血管充血發炎稱為上鞏膜炎。上鞏膜連接包覆每一條眼外肌的眼球肌膜，此兩者的作用如同關節的滑液膜一般，可使眼球的轉動更滑順。鞏膜內面之褐色素層稱為棕色板(lamina fusca)，為上脈絡膜空間之外層。

鞏膜在後端連接一個像濾網狀的篩板（圖2-13），是視神經通過離開眼球的地方。鞏膜和角膜一樣是無血管的組織，須依賴有前睫狀動脈(anterior ciliary artery)血液供應的上鞏膜來供給營養。鞏膜之神經支配主要來自睫狀神經。

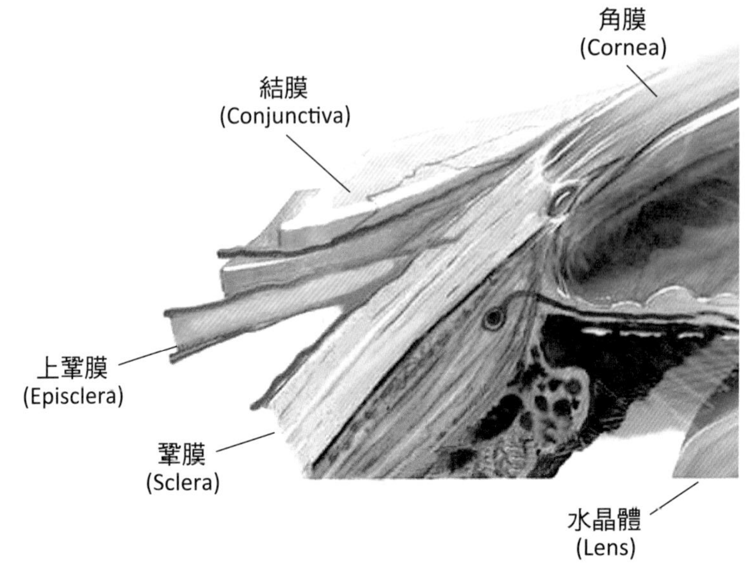

圖2-12　上鞏膜結構

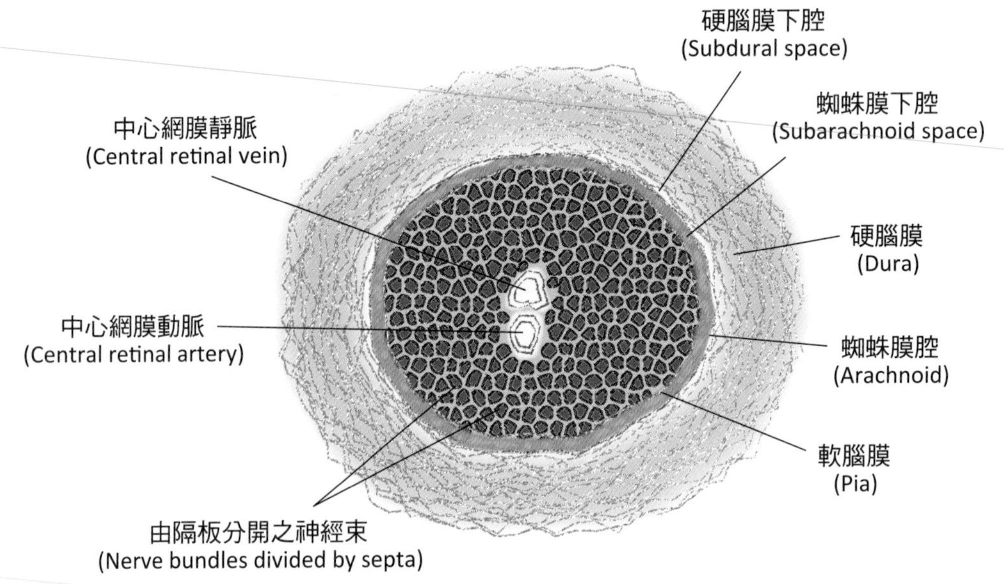

圖2-13　篩板

三、角膜緣

角膜緣(limbus)又稱角鞏膜緣，是從透明的角膜到不透明的鞏膜之間灰白色的移行區，也是結膜與角膜之連接處，寬約1.0~2.0 mm，是臨床上許多內眼手術切口的標誌部位，組織學上還是角膜幹細胞所在之處。角膜鮑曼氏膜的止端是球結膜的附著緣，德斯密氏膜的止端是小樑網組織的前附著緣。

2-2 血管層

血管層又稱葡萄膜(uvea)或色素層，富含色素和血管。由前向後可分為虹膜、睫狀體和脈絡膜三部分（圖2-14）。

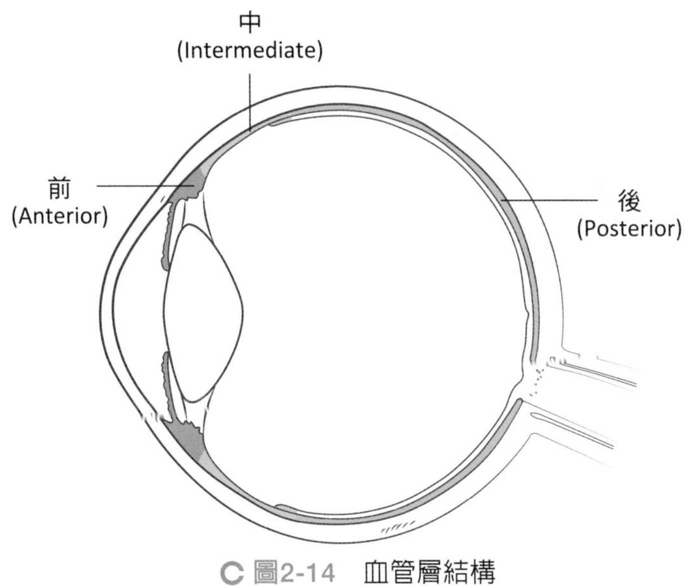

圖2-14 血管層結構

一、虹膜

虹膜(iris)古代稱為「黑睛」，為一圓盤狀色素薄膜，中心的圓孔稱為瞳孔(pupil)。瞳孔古代稱為「瞳仁」或「瞳人」，正常為雙側等大直徑約2~4 mm的圓形，隨著光線之強弱而變化其直徑大小。虹膜藉著它的肌肉來調節瞳孔的大小尺寸，避免過多的光線進入眼睛。瞳孔縮小後可減少射入眼內的光量，減少屈光系統的球面像差與色像差，使視網膜成像能更清晰。弱光下瞳孔變大，強光下瞳孔縮小的反射稱為瞳孔對光反射。當視近物時，反射性地引起雙側瞳孔縮小，稱為瞳孔調節反射或瞳孔近反射。光照一眼時，雙眼瞳孔會同時縮小，稱為互感性對光反射，該反射的中樞在中腦，臨床上常作為判斷麻醉深度和病情危急程度的指標。

虹膜括約肌具有縮小瞳孔的作用，由第3對動眼神經的副交感神經核之神經纖維支配；而放射肌則具有放大瞳孔的作用，由上頸部交感神經節的交感神經節後纖維支配。虹膜基質所含色素量不同，因而呈現出不同的顏色，色素少表現為青綠色，色素多則表現為棕黑色。虹膜組織內血管十分豐富，呈放射狀或同心圓分布。

二、睫狀體

睫狀體(ciliary body)位於虹膜和脈絡膜之間，含有色素和豐富的血管網，能提供眼球前節(anterior segment)的血液循環。前1/3較肥厚，稱皺襞部(pars plicata)，寬約2 mm，內表面有70~80個縱行放射狀皺摺稱睫狀突，其上皮細胞是眼房水產生之處。眼內液體，例如眼房水和玻璃體等能和血液區隔的主要因素，是靠著上皮和內皮細胞之間緊密連結所形成的屏障(barrier)，這些屏障的名稱依所在位置命名，例如「血液－眼房水屏障(blood-aqueous barrier)」或「血液－視網膜屏障(blood-retina barrier)」。後2/3較薄而平坦稱平坦部(pars plana)，平坦部與脈絡膜連接處呈鋸齒狀稱為鋸齒緣，為睫狀體的後界也是視網膜最前面的延伸。

睫狀體內有睫狀肌，是由三種不同的平滑肌纖維所構成，由外到內分別是：最外層為前後走向的縱行肌纖維(longitudinal fiber)、中間層為斜行排列的放射狀肌纖維(radial fiber)、前內側是環形肌纖維(circular fiber)，環形肌又稱為穆勒氏肌(Müller’s muscle)（圖2-15）。睫狀肌收縮時，有兩個方向的力起作用：一個力使水晶體懸韌帶向前、向內運動，會導致懸韌帶鬆弛及水晶體變厚，水晶體的曲率增加，眼睛的屈光度增加，可看清楚較近處的物體，主要是環形纖維收縮的結果；另一個力將脈絡膜前部向前牽引，這是縱行纖維收縮的結果。反之睫狀肌放鬆時，水晶體會變薄，水晶體的曲率半徑增加，屈光度減少，因而能看清較遠處的物體。

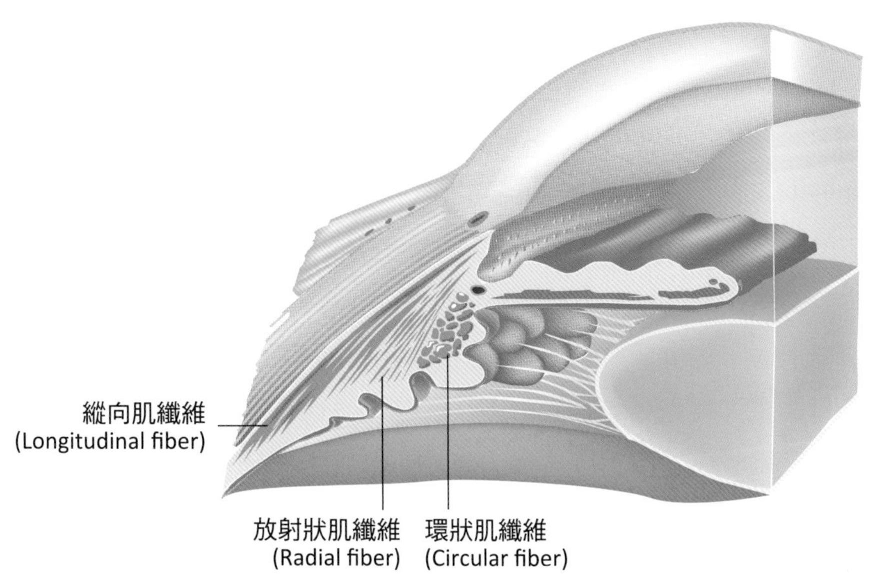

圖2-15 睫狀體內的平滑肌纖維，分別是縱向肌纖維(longitudinal fiber)、放射狀肌纖維(radial fiber)和環狀肌纖維(circular fiber)

睫狀體的血液供應主要來自由長後睫狀動脈與前睫狀動脈所匯集形成的虹膜動脈大環(major arterial circle of iris)血管網。

三、脈絡膜

脈絡膜(choroid)（圖2-16）為血管層的後面部分，位於視網膜與鞏膜之間，前起鋸齒緣，後止於視盤(optic disc)周圍，是一個大的血管網狀組織，含有豐富的色素細胞和管徑大小不一的血管，與視網膜間以布魯赫氏膜(Bruch's membrane)相隔。布魯赫氏膜是由脈絡膜毛細血管的基底膜、膠原蛋白、彈性纖維(elastic fiber)和視網膜色素上皮的基底膜組成。

人類脈絡膜血液循環是全身血流流速最高的微循環之一，因為此血液流速的特性，使脈絡膜具有一定的散熱功能利於眼睛溫度的調節，並加速脈絡膜、視網膜之間的養分擴散與廢物代謝，具有營養眼球壁和吸收眼球內散射光線的作用。脈絡膜血液主要來自於眼動脈的分枝，包括長、短後睫狀動脈和前睫狀動脈，而眼動脈則來自內頸動脈。脈絡膜微細血管蘊含眼球全部血液的70%以上，能營養視網膜外1/3包括色素上皮層、感光細胞層及外顆粒層，還包括水晶體和玻璃體等組織，其供應給視網膜的氧氣與葡萄糖，較視網膜本身血管提供的要高。脈絡膜微血管的血液會集中回流到渦靜脈(vortex vein)，經上、下眼靜脈回流到海綿竇(cavernous sinus)。海綿竇的血液被帶往內頸靜脈(internal carotid vein)，再與鎖骨下靜脈結合形成臂腦叢靜脈(brachiocephalic vein)，經上腔靜脈之後直接回到心臟。脈絡膜微血管層在後極部黃斑部下最厚，高度近視者的脈絡膜通常會變薄。

脈絡膜的神經分布主要由長及短睫狀神經(long and short ciliary nerves)直接支配，負責感覺刺激的神經則主要來自三叉神經。負責脈絡膜的自主神經纖維主要是來自於交感和副交感神經，這是視網膜血管所沒有的。這些分布於脈絡膜的自主神經當中，有些可以促使脈絡膜血管收縮或放鬆，改變血管管徑而達到控制血流量的作用。脈絡膜有類似淋巴系統的功能，脈絡膜也會分泌控制鞏膜厚度的生長因子，可能有參與眼球正視化(emetropization)的過程。

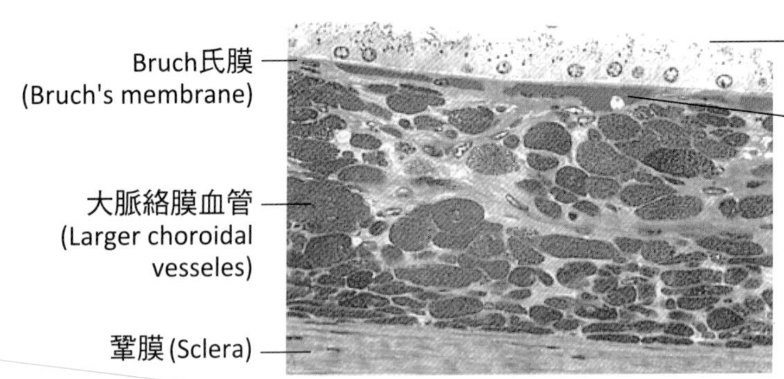

圖2-16 脈絡膜橫切面

2-3 視網層

視網層是一層透明的薄膜，襯於血管層的內面，稱為視網膜(retina)，是早產兒眼睛最常出現病變的部位。眼內與形成視覺有關的結構是眼屈光系統和感光系統。屈光系統由角膜、眼房水、水晶體和玻璃體組成，主要是把外界各種不同物體清晰地在視網膜上成像。視網膜則形成眼的感光系統，把成像的視覺訊息轉換為電能量並進行編碼加工，然後由視神經傳向視覺中樞，最後經過中樞神經的整合形成視覺。

一、黃斑部

網膜後極部為無血管的凹陷區，一方面因厚度較薄透出其下方脈絡膜顏色，另一方面因含有大量的黃色色素(xanthophyll)，故稱為黃斑部(macula)（圖2-17）。黃斑部中心有一小凹，解剖上稱為黃斑部中心小凹(foveola)，此處完全無視網膜血管之分布，是視覺最敏銳的部分，也是視網膜最薄之處。中心凹處可見反光點，稱為中央凹光反射(fovea light reflex)，瞳孔中央與黃斑中心凹的連線稱為視軸(visual axis)。

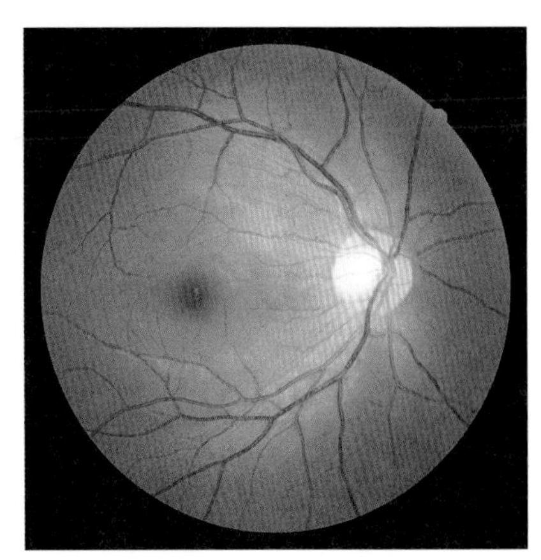

C 圖2-17　黃斑部

距黃斑鼻側約3.5 mm處，有一境界清楚的、呈紅色的圓盤狀結構稱為視盤(optic disc)，又稱為視乳頭(optic papilla)，是視神經穿出眼球的部位，此處無感光作用，故稱為生理盲點(blind spot)。視盤中央有小凹陷區稱為視杯(optic cup)，一般採用視杯(optic cup)對視盤(optic disc)的比值，即C/D比值(C/D ratio)來評估視神經，杯盤比表示視杯直徑在視神經盤直徑中的比例，同時需要測量垂直和水平方向。杯盤比會受到遺傳的影響，大部分的人都小於0.7，而正常的C/D比值則不大於0.3。正常人兩眼之視神經盤大致上會呈對稱，若兩眼之杯盤比值差異超過20%，表示生理性凹陷較大的那眼可能有視神經纖維受損之情形，須高度懷疑其有青光眼之疾病。位於視杯和視神經盤邊緣之間的組織稱為神經視網膜環(neuroretinal rim)，此環正常以下方部位為最寬，當兩眼之視杯凹陷擴大即杯盤比越大時，則神經視網膜環就越細。

視盤上有中心視網膜動脈(central retinal artery, CRA)和中心視網膜靜脈(central retinal vein, CRV)通過，中心視網膜動脈的管壁彈性較靜脈好，導致看起來口徑比中心視網膜靜脈小，大約是2/3的比值。

組織學上視網膜可分為10層，由外向內依次為：(1)視網膜色素上皮層(retinal pigment epithelium, RPE)；(2)感光細胞層(photoreceptor layer)；(3)外界膜(outer limiting membrane)；(4)外顆粒層(outer nuclear layer)；(5)外網狀層(outer plexiform layer)；(6)內顆粒層(inner nuclear layer)；(7)內網狀層(inner plexiform layer)；(8)神經節細胞層(ganglion cell layer)；(9)視神經纖維層(nerve fiber layer)；(10)內界膜(internal limiting membrane)（圖2-18）。

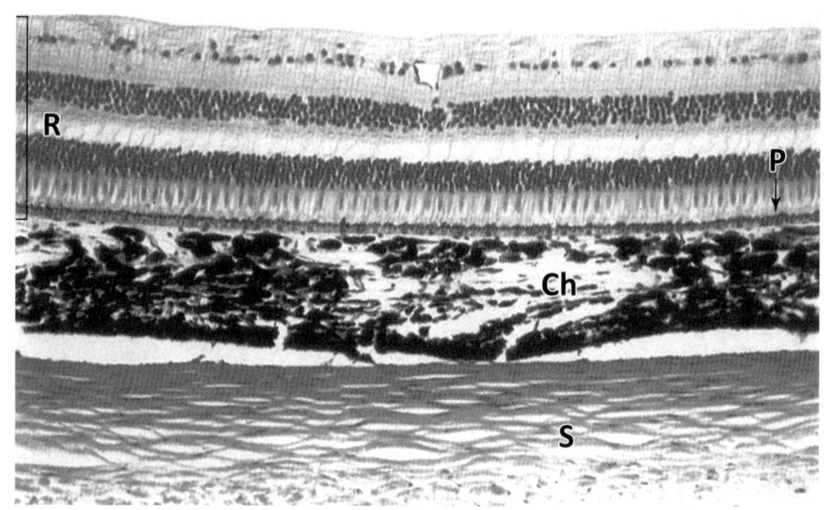

圖2-18 視網膜的所在位置。R：視網膜；P：色素上皮層；Ch：脈絡膜；S：鞏膜

光線經過瞳孔進入人體眼球後，透過視網膜層的順序是由內到外。視網膜接受光線後產生細胞間傳導效應的先後次序則是由外向內，由感光細胞產生往神經纖維層傳遞（圖2-19）。這10層細胞結構可以劃分為一個包含內部九層的感覺視網膜（又稱神經視網膜）和一層外部的色素上皮層。神經視網膜(neural retina)大部分僅依附於眼球內壁，只有視神經乳頭邊緣和鋸齒緣(ora serrata)兩處緊密連接眼球內壁，感覺視網膜和色素上皮層兩者之間的空隙也是視網膜剝離(retinal detachment, RD)最常發生的位置。

視網膜10層由外向內依次為：

1. 視網膜色素上皮層(retinal pigment epithelium, RPE)

外界膜之外的視網膜色素上皮層外鄰脈絡膜，由單層六角形的視網膜色素上皮細胞構成，是一層高度黑色素化的組織，能吸收進入眼球的光線，防止光線反射至感光細胞層。其絨毛狀突起包覆著感光細胞的外節(outer segment)，也參與感光細胞外節段的更新過程，可吞噬桿狀及錐狀細胞的外節段，是感光細胞的營養供給和垃圾收集之處，負責貯存代謝運送視循環(visual cycle)中所需之維生素A，並將胺基酸醣類往視網膜神經感覺層方向運送，將代謝廢棄物往脈絡膜方向運送。若視網膜色素上皮細胞對感光細胞外節盤膜的吞噬、消化功能衰退，使盤膜崩解殘留與脂褐質(lipofuscin)堆積形成障礙物，妨礙營養物質從脈絡膜到視網膜的傳動，從而引起視細胞的進行性營養不良及逐漸變性和消失，此稱之為黃斑部病變。

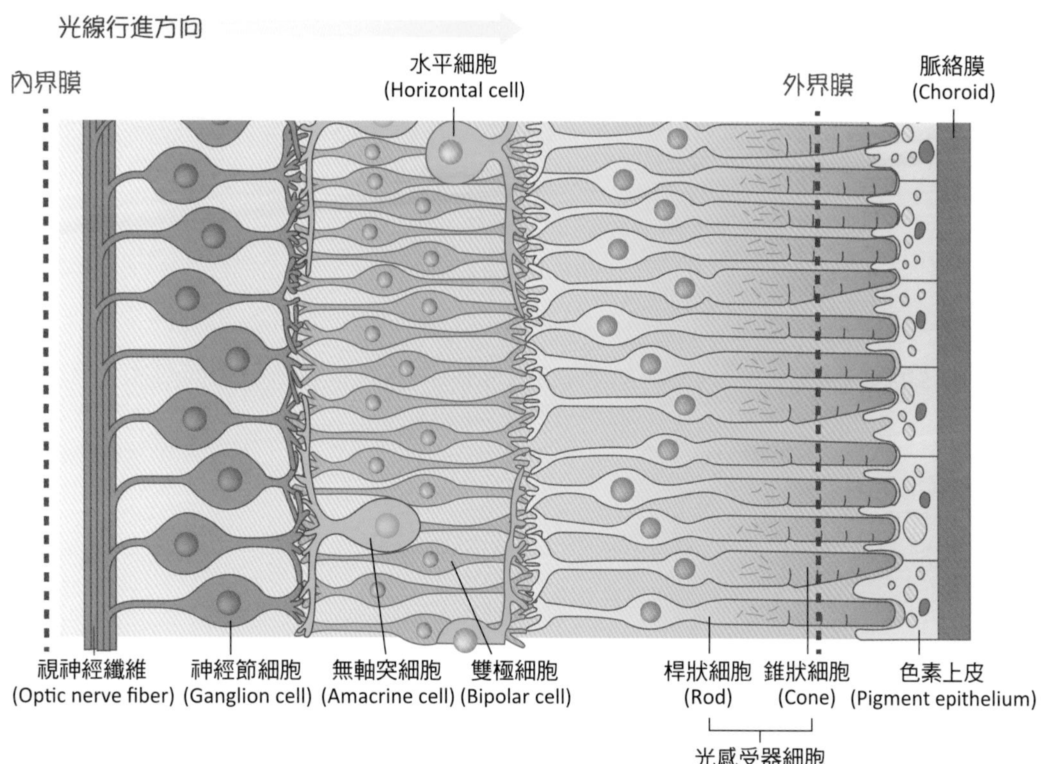

圖2-19 光線傳遞路徑

此層細胞的基底膜(basement membrane)緊貼著脈絡膜的布魯赫氏膜(Bruch's membrane)，形成脈絡膜微血管與感覺視網膜之間的屏障，完整的布魯赫氏膜可阻隔脈絡膜新生血管入侵至感光視網膜內。色素上皮細胞間的緊密接合是構成外側血液視網膜屏障(outer blood retinal barrier)的主要部分，而相對的內側血液視網膜屏障(inner blood retinal barrier)則是視網膜血管內皮細胞間的緊密接合所構成。血液視網膜屏障可防止分子較大的蛋白質、脂質及血球等進入視網膜間，直徑大於20~30 kDa的分子不易通過視網膜血管壁，防止脈絡膜及視網膜微血管間之細胞外液滲漏至網膜和其下空間(subretinal space)，此生理結構的異常與糖尿病視網膜疾病的發展有關。視網膜組織需氧量高，葡萄糖分子可透過葡萄糖輸送蛋白(glucose transport)通過血液視網膜屏障。若氧含量不足時，其葡萄糖代謝亦會循無氧呼吸模式形成乳酸。

2. 感光細胞層(photoreceptor layer)

此層主要為桿狀細胞與錐狀細胞的感光接受器所在位置。外界膜內的感覺視網膜有三層重要的組織，分別為感光細胞層、雙極細胞層和含有視神經纖維層的神經節細胞層，這三層組織在傳送神經脈波到大腦上扮演了決定性的角色。感光細胞層是一層高度特殊化的細胞，能將光能量轉化為生物電能和神經脈波。感光細胞有兩種，分別是錐狀細胞(cone cells)和桿狀細胞(rod cells)，故又稱為視錐視桿層。桿狀細胞的數目大約是一億二千多萬，錐狀細胞的數目大約是六百萬，故桿狀細胞對錐狀細胞的數目比大約是20：1。

3. 外界膜(outer limiting membrane)

此層為穆勒細胞與感光細胞及相互之間的粘連所構成，是感光細胞更新(renewal of photoreceptor)過程發生的區域，其過程需要視網膜色素上皮細胞以吞噬作用(phagocytosis)來共同協助參與，並和脂褐質的產生與積累有關。

4. 外顆粒層(outer nuclear layer)

外顆粒層或稱外核層，為桿狀細胞(rod cells)與錐狀細胞(cone cells)的細胞核所在位置。

5. 外網狀層(outer plexiform layer)

此層為雙極細胞與感光細胞的聯會所在位置。網狀層是相鄰兩層神經細胞的神經纖維交錯而成，感光細胞的神經衝動經外網狀層傳至雙極細胞，再經內網狀層傳至神經節細胞，由神經節細胞發出的神經纖維向視盤匯聚成視神經(optic nerve)。

6. 內顆粒層(inner nuclear layer)

為雙極細胞、無軸突細胞(amacrine cells)、叢間細胞(interplexiform cells)及水平細胞(horizontal cells)的細胞核所在位置。雙極細胞層是神經傳送的中間層，連接感光細胞和神經節細胞。此層除了雙極細胞(bipolar cells)作神經細胞間的縱向傳遞，另外還有無軸突細胞和水平細胞來幫忙對迴路作橫向整合。無軸突細胞的纖維連接內網狀層(inner plexiform layer)，水平細胞的纖維則連接外網狀層(outer plexiform layer)。

7. 內網狀層(inner plexiform layer)

此層為網膜神經節細胞與雙極細胞(bipolar cells)的聯會所在位置，連結神經節細胞、雙極細胞及無軸突細胞之纖維。

8. 神經節細胞層(ganglion cell layer)

為視網膜神經節細胞的細胞核所在位置，與雙極細胞的樹突形成突觸，將感光細胞所產生經雙極細胞傳來的動作電位訊號傳遞至外側膝狀體。

9. 視神經纖維層(nerve fiber layer)

為神經節細胞(ganglion cells)的軸突(axon)所構成之纖維層，匯入篩板(lamina cribrosa)通往視神經。在一般正常眼的情況，因視神經纖維以弓形弧度自黃斑部與視神經盤水平線之上、下方，分別匯入篩板的上、下區域離開鞏膜（圖2-20），故視神經盤周圍的視神經纖維層厚度(peripapillary nerve fiber layer thickness)以上部與下部相對鼻側與顳側較厚，篩板的孔徑也以上部與下部較大，故青光眼患者視杯的增大主要也是在垂直軸。又因視網膜形成的影像為上下顛倒、左右相反，若下半部(inferior)的視神經纖維束損傷便會在上側視野呈現弓型暗點(arcuate scotoma)的臨床表徵。

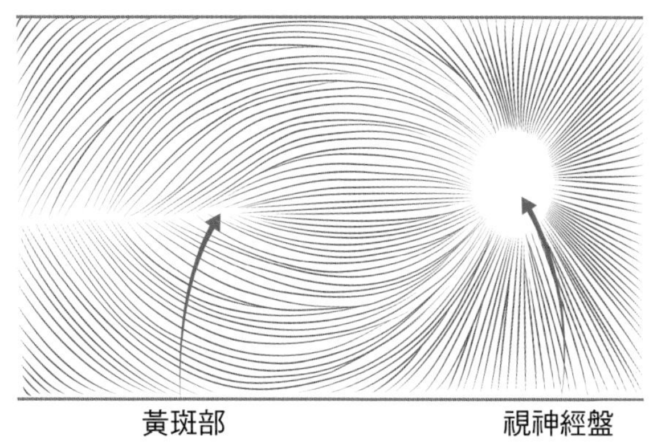

圖2-20　視網膜神經纖維分布圖

10. 內界膜(internal limiting membrane)

內界膜是視網膜分層中最靠近玻璃體者，為穆勒細胞(Müller cells)的足板(footplates)所構成的無細胞薄膜，若發生皺縮有可能引發黃斑部裂孔。

視網膜除此10層結構之外，還有均勻分布作為整層視網膜支撐及提供營養的穆勒細胞(Müller cells)，是由內神經母細胞層(inner neuroblastic layer)分化而來（圖2-21），會吸收與代謝感光細胞所釋放的麩胺酸(glutamate)，對於維持視網膜正常運作非常重要。

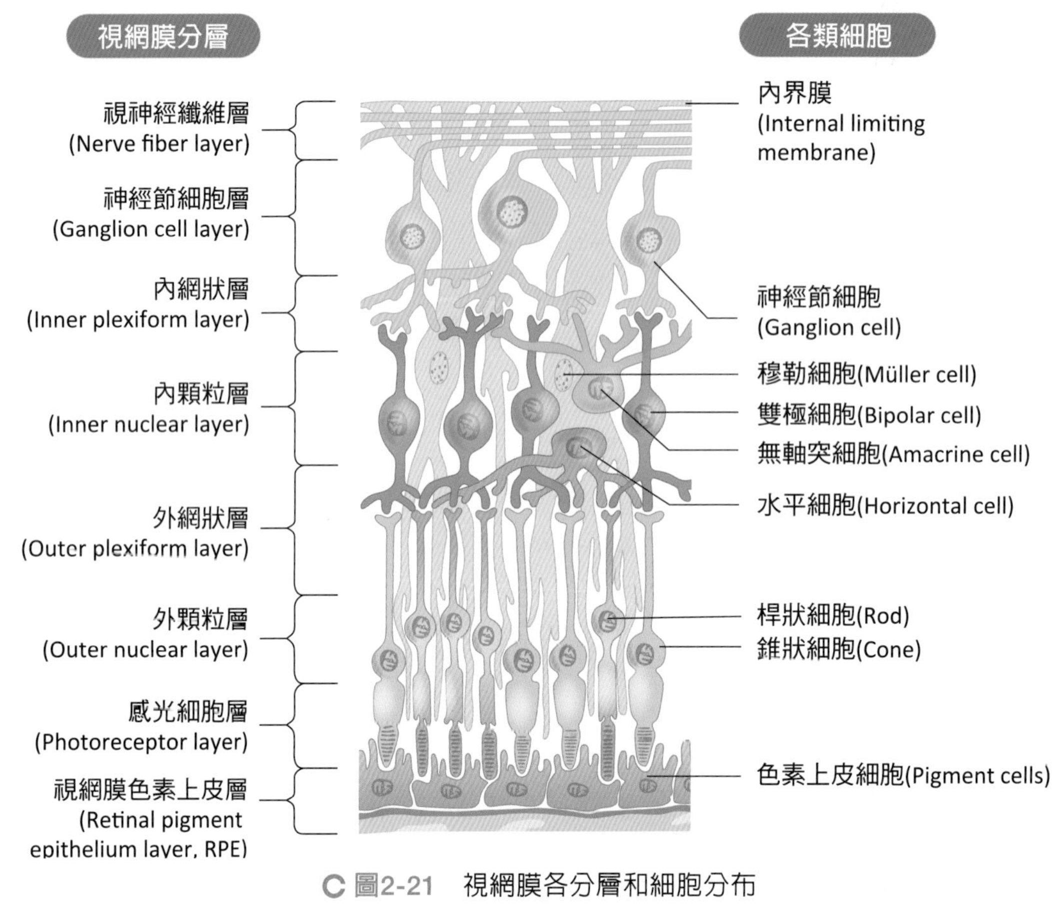

圖2-21 視網膜各分層和細胞分布

二、感光細胞

感光細胞層是一層高度特殊化的細胞，能將光能量轉化為生物電能和神經脈波。感光細胞(photoreceptor cell)有兩種，分別是錐狀細胞(cone cells)和桿狀細胞(rod cells)（圖2-22），故又稱為視錐視桿層。

視網膜感光細胞進行光轉換(phototransduction)反應主要在細胞的外節(outer segment)部位完成，感光細胞會表現出過極化(hyperpolarization)反應並引起階梯性電位(graded potential)，光轉換反應後會造成細胞內cGMP分子濃度的下降（圖2-23）。感光細胞進行視循環(visual cycle)反應時，主要需要視網膜色素上皮細胞與穆勒細胞(Müller cells)共同參與。

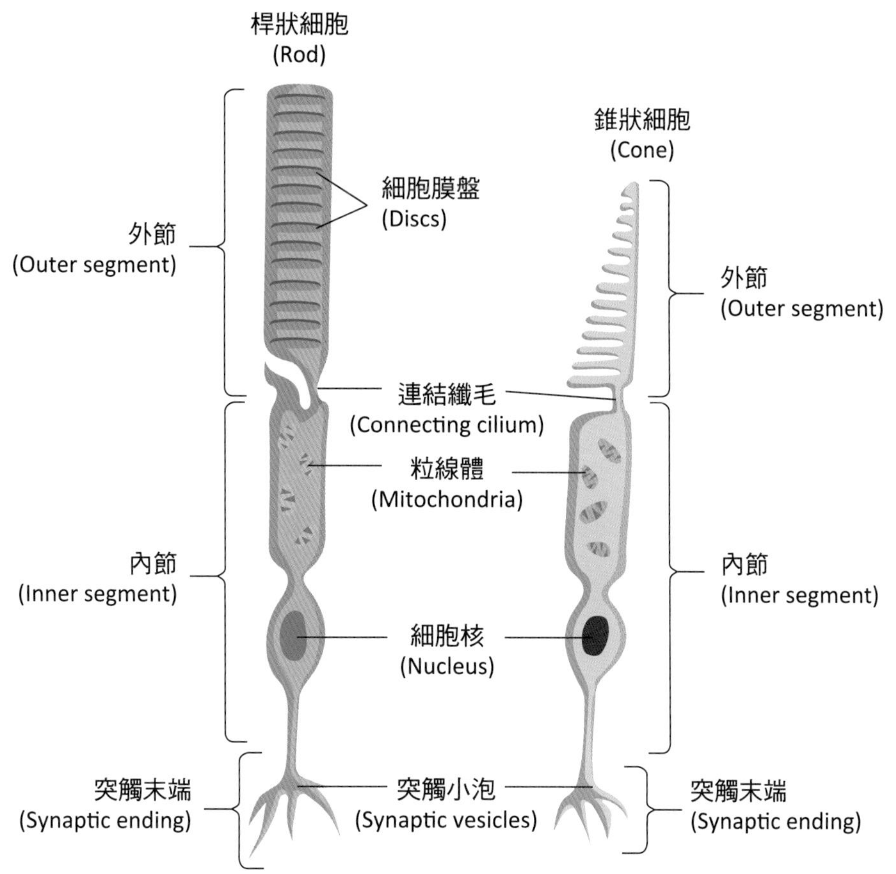

圖2-22 感光細胞

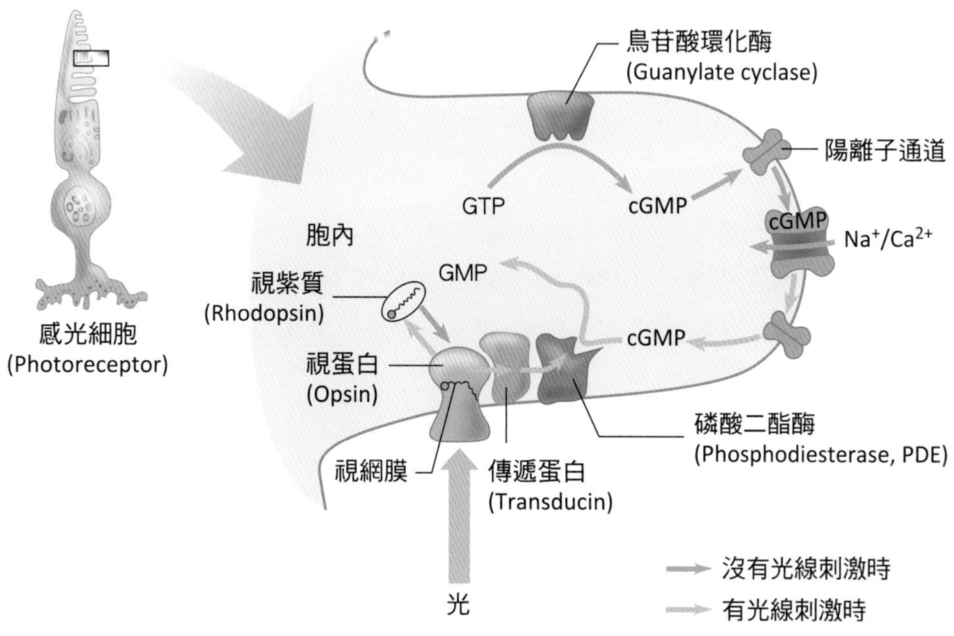

圖2-23 感光細胞的光轉換反應

（一）桿狀細胞

桿狀細胞大多呈會聚式排列，細胞的外節(outer segment)為圓柱形呈細長桿狀，細胞膜盤含大量視紫質(rhodopsin)，主要負責夜間視力或微弱照明下的視力。視紫質是一種結合蛋白，由11－順式視黃醛(11-cis-retinaldehyde)和視蛋白(opsin)組成，是維生素A的醛化合物(vitamin A aldehyde)，對微弱光線非常敏感，可以接受到比錐細胞暗100倍以上的光線刺激，主要負責夜間視力或微弱照明下的視力。視蛋白是一種膜蛋白，包括1個胞外氨基末端、7個跨膜螺旋(helices)結構和1個胞內羧基末端，具有視覺感光和調節生物晝夜節律、參與瞳孔對光反射等一些非視覺功能。視紫質在感光換能的再分解和合成過程中，少量的視黃醛會被消耗掉，需要食物中的維生素A來補充，若長期維生素A攝取不足，造成視紫質合成時間延長或能力下降，會影響人類在暗處時的視力，稱為夜盲症(night blindness)。

當視網膜在黑暗環境時，桿狀細胞的靜止電位只有–30 ~ –40 mV。此時桿狀細胞外節(outer segment)細胞膜部分的環鳥苷單磷酸(cyclic guanosine monophosphate, cGMP)增加，細胞膜對鈉離子通透性增高，細胞膜的鈉／鈣離子通道打開，發生持續的鈉離子和鈣離子內流，細胞膜部分去極化(depolarization)，釋放傳遞物質。而內節(inner segment)細胞膜上的鈉離子幫浦則不斷將細胞內的鈉離子移出細胞外，以維持細胞膜內外鈉離子的平衡。桿狀細胞在這種靜息狀態下形成從內節流向外節的電流稱為暗電流，這時感受器細胞處於去極化狀態(depolarized state)，其突觸終末端釋放傳遞物質麩胺酸(glutamate)至視網膜神經節細胞。

當視網膜受到光照時，外節細胞膜會過極化，光子被視紫質吸收，引起視蛋白分子的結構改變，並啟動傳遞蛋白(transducin)，進而啟動附近的磷酸二酯酶(PDE)，使外節細胞膜部分的cGMP大量分解，造成細胞內cGMP分子濃度的下降，鈉離子通道關閉，通透性下降，導致膜電位下降。當光線作用於感光細胞外節時，在細胞膜的內外兩側產生過極化電位，最終在相應的神經節細胞上產生階梯性電位(graded potential)。

（二）錐狀細胞

眼睛分辨不同顏色的能力稱為色視覺(color vision)，是由視網膜的錐細胞負責。錐狀細胞非常靈敏，只要可見光的波長相差3~5 nm即可分辨出來。錐狀細胞的光化學反應和換能機制，基本上與桿狀細胞相似，細胞在強光下光色素會分解成全反式視黃醛

(all-trans retinaldehyde)及視蛋白(opsin)，引起過極化反應而產生視覺。人類三種視錐色素都含有同樣的11－順式視黃醛，只是視蛋白的分子結構稍有不同。視蛋白分子結構中的微小差異，決定了結合的視黃醛分子對何種波長的光線最為敏感，因而才有視桿細胞中的視紫質和三種不同的視錐色素的區別。

人眼適宜的刺激，也就是可見光電磁波的波長為370~740 nm。人類視網膜中有三種不同的錐狀細胞，細胞的外節較短粗，呈圓錐形，細胞含視紅質、視藍質和視青質三種不同種類的感光色素，吸收峰值分別在558 nm、531 nm和420 nm處，相當於紅、綠、藍三種特定波長的色光，而桿狀細胞的視紫質則對波長500 nm青綠光最敏感（圖2-24）。

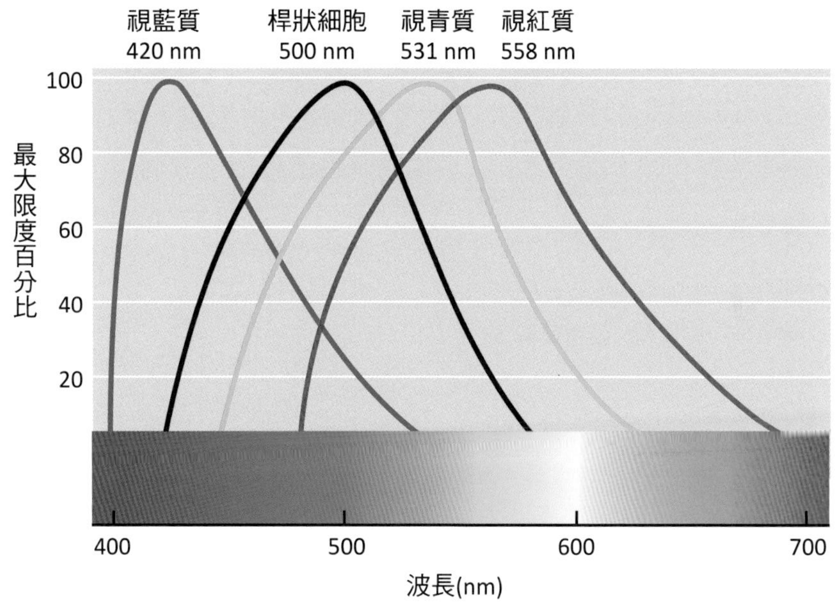

圖2-24　感光細胞的吸收峰值

錐狀細胞主要聚集在黃斑部，與明亮環境的光視覺有關，負責彩色視力和中央細小的視覺。黃斑部中心小凹(foveola)僅有錐狀細胞分布而無桿狀細胞，任何一種或二種，甚至三種錐細胞功能變差或失去功能，便會產生不同的色盲。最常見的色盲形式為紅綠色盲，其嚴重程度差異很大。第二常見的色盲形式是藍黃色盲，而最嚴重的為全色盲，患者完全沒有區別顏色的能力，而且通常伴隨著其他眼部的問題，如弱視、眼球震顫症、光敏感反應及極度的視力不良。色視覺檢查的方法一般採用假同色圖，通常又稱為色盲本。

三、暗適應與明適應

人眼接受光線後，視網膜上的視錐細胞和視桿細胞內的光化學物質遇強光後迅速分解為視黃醛與視蛋白，產生漂白過程。當光線停止作用後，視黃醛與視蛋白重新結合，產生還原過程。漂白過程產生明適應(light adaptation)，還原過程使感受性升高而產生暗適應(dark adaptation)。

（一）暗適應

當長時間在明亮環境中突然進入暗處時最初看不見任何東西，經過一段時間後才逐漸能看見暗處的物體，這種現象稱為暗適應。暗適應是人眼在暗處對光的敏感性逐漸提高的過程。主要分為兩個階段：第一階段為入暗處後約5~7分鐘內，這時間也就是所謂桿錐細胞分界點(rod-cone break)，此時看不清物體，與錐狀細胞感光色素的合成增加有關。第二階段為25~30分鐘，此時漸能在暗處看清物體，與桿狀細胞中視紫質(rhodopsin)的合成增加有關（圖2-25）。視覺的暗適應程度是與視紫質的合成程度相對應，暗適應主要與桿狀細胞的功能有關。

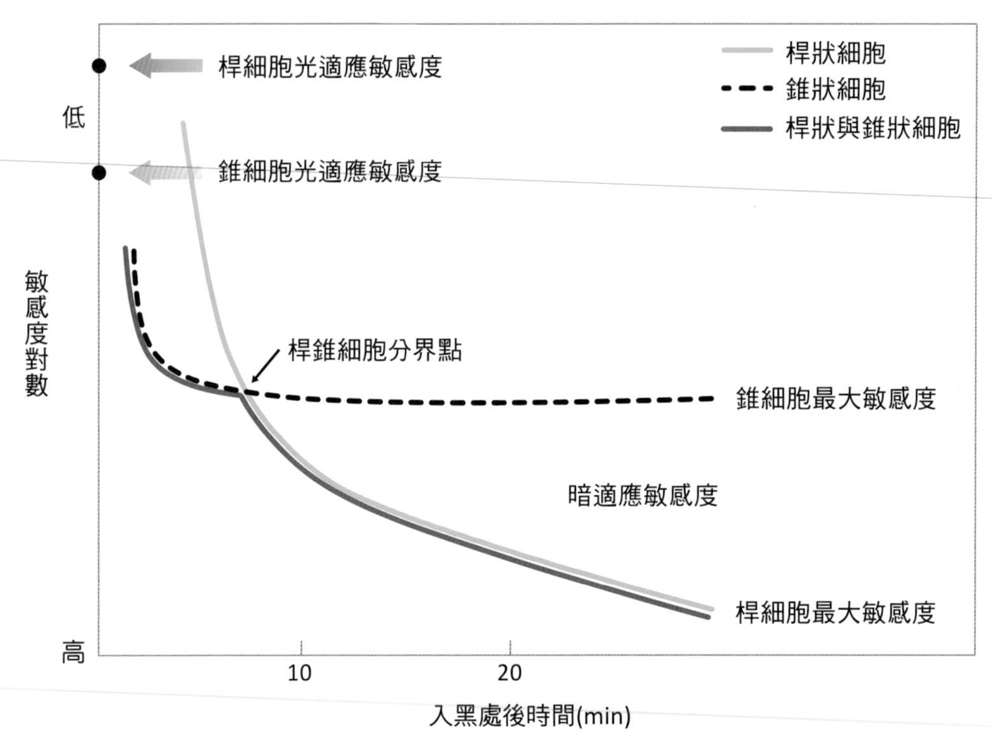

圖2-25　暗適應對光敏感性

暗適應曲線剛開始急劇下降後變緩，約5~7分鐘後又急劇下降，從而使曲線出現科爾勞施曲摺(Kohlrausch's kink)。以後閾值下降可持續至30分鍾左右，然後再變慢，約經1小時達到極值。曲線從開始至出現曲摺稱為第一相或一級適應，之後稱為第二相或次級適應。因第一相主要是基於錐狀細胞適應，第二相是桿狀細胞適應，所以在僅有錐細胞的黃斑部中央凹處只能見到第一相，在暗處時中心視力因弱光卻不得見，產生中心性暗點或暫時性夜盲現象。暗適應曲線隨測試光波長而異，如使用紅光，因桿細胞的敏感度低，第二相看不到；如使用桿細胞敏感度高的短波光，則第二相出現得早，測得的閾值的極值也低。

（二）明適應

當長時間在暗處而突然進入明亮處時，最初感到耀眼的光亮不能看清物體，稍待片刻後才恢復視覺的現象，稱為明適應或光適應。明適應時間很快大約只有幾秒鐘，跟暗適應一樣分為兩個階段：第一階段看不清物體，這是因為桿狀細胞在暗處蓄積了大量的視紫質，視紫質遇強光後迅速分解因而產生耀眼的光感。只有在較多的視桿色素迅速分解之後，對光較不敏感的視錐色素才能在亮處感光而恢復視覺。感受強光是錐細胞的職責和功能，也稱之為明視覺或晝光覺。第二階段能看清物體為錐狀細胞在光亮下感光而恢復視覺，光適應主要為錐狀細胞的功能。

四、視力

視網膜中不同的位置其感光細胞神經元的分布也不同（圖2-26），視覺(vision)因而被分為周邊視覺和中心視覺。由黃斑部中心凹感受的視覺稱為中心視覺，中心凹周圍視網膜感受的視覺稱為周邊視覺。中心視覺具有高度明視覺和色覺的辨別性，周邊視覺則提供空間定位的訊息。黃斑部中心區只有錐狀細胞而無桿狀細胞，越近中心神經元越密集，每個錐體只與一個雙極細胞、一個神經節細胞單線聯繫，使該處成為視覺最敏銳的區域。周邊視網膜因桿狀細胞較多而能更好的感受到暗光，當周邊視網膜受損傷時則會出現夜盲的現象。

一般所指的視力(visual acuity)是中心視力(central vision)，即黃斑部中央凹(fovea)的視覺功能。中央凹的底部中心稱為小凹(foveola)，其視細胞全是錐狀體(the cones)，排列規則而緊密，細胞較其他處者瘦長，是視力最清晰和彩色視力最詳細的中心。視力的測量結果受到屈調異常(refractive error)、瞳孔大小(pupil size)及亮度(luminance)等因素的影響。

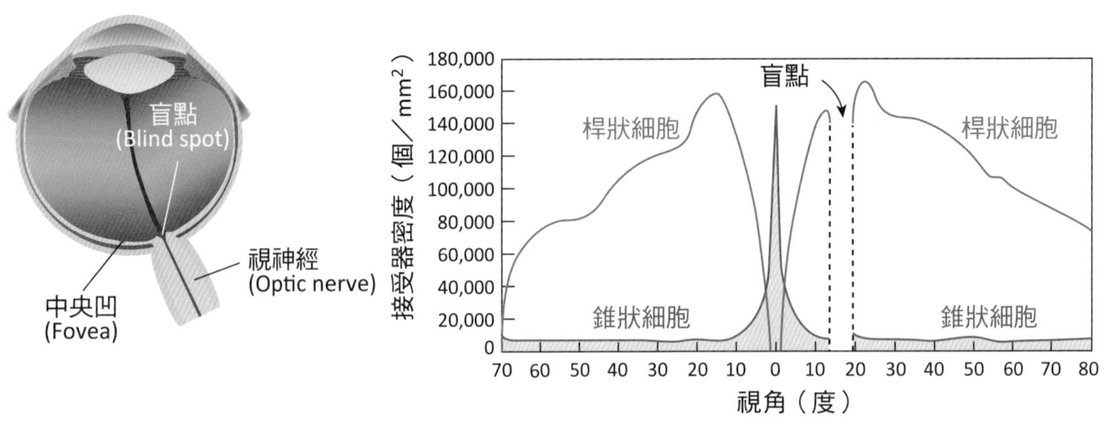

圖2-26 錐狀細胞和桿狀細胞在視網膜上的分布情形

由於顛倒的網膜設計，光線必須經過血管層、外神經層和兩極細胞層才能達到光覺受器，但此中心是視網膜厚度最小最薄的地區，沒有阻礙光線的血管層，且兩極細胞、水平細胞、神經節細胞等神經元都被推到中心窩兩旁，使得光線比較容易進入中心窩地區而不會被遮蔽。黃斑部中心區只有錐狀細胞而無桿狀細胞，越近中心神經元越密集，每個錐體只與一個雙極細胞、一個神經節細胞單線聯繫，其連接的神經纖維特別稱之為漢勒氏纖維層(Henle's fiber layer)（圖2-27），位在此中央凹周圍呈放射狀排列以避免阻擋光線，使該處成為視覺最敏銳的區域。

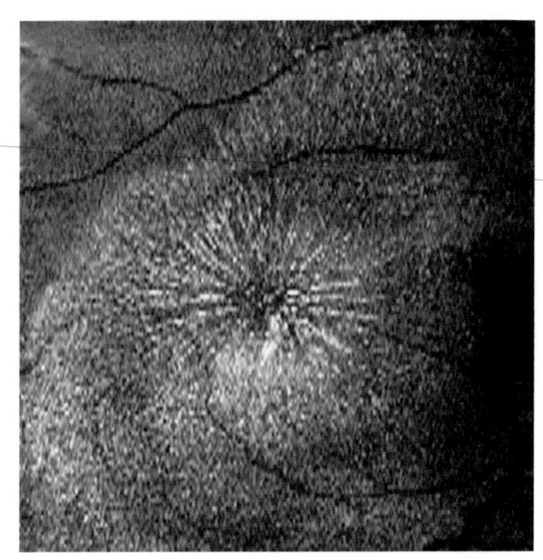

圖2-27 漢勒氏纖維層(Henle's fiber layer)

相對於中心視力的是離開黃斑中央凹5度以外的視網膜周邊部的間接視力(indirect vision)，又稱為周邊視力(peripheral vision)或視野(visual field)。周邊視力檢查是一種主觀性的檢查，需病患配合指示方能順利進行，故現代常用的電腦自動視野計採用固視遺漏(fixation loss)、偽陽性(false positive)及偽陰性(false negative)等程式設計作為檢查品質之參考指標。

視野檢查常因患者缺乏檢查的經驗或屈光矯正鏡片的位置不正、操作員的指導或監控不恰當，及眼瞼下垂或睫毛濃密等原因干擾而造成假性的結果。電腦自動視野計屬於靜態視野檢查，不僅可以偵測視野缺損(visual field defects)的位置，也能算出平均差(mean deviation)定量視野缺損的形狀及嚴重程度，檢查結果顯示越高分貝(decibel, dB)者代表對光線的敏感度愈高。

視野(visual field)是眼睛保持固定不動向前注視於一點的情況下，眼睛所能覺察的空間範圍。視野檢測法(perimetry)是將一個眼睛所觀察到的三度空間概念，以二度空間來表達的方法。正常人因上眼瞼及內側鼻樑遮擋的關係，視野外圍大約是上方50度、鼻側60度、下方70度而顳側90度。造成視野缺損常見的原因包括青光眼、視網膜剝離、黃斑部病變、眼窩動脈瘤、腦下垂體腫瘤及腦部中風出血等。用視野計偵測出嚴重視野缺損的青光眼患者，其中心視力不見得會變差。早期青光眼患者的視野缺損通常發生在離中心固視點(central fixation)大約10~20度的位置。

在視野檢查中如發現孤立的視力缺失或視敏感度降低的視野缺損(visual field defects)區域，稱為盲點或暗點(scotoma)。盲點分為絕對盲點和相對盲點兩種，絕對盲點是無法看見任何檢測物體的位置，如生理性盲點或嚴重疾病下產生的盲點；相對盲點則是在低度照明下無法看出物體，但較明亮照明下能夠看出檢測物體的視野位置。盲點的描述須包括其形狀，如半側盲、象限盲及所在位置，如顳側、上鼻側等。

五、對比敏感度視力

人類日常活動大部分情況是在較低的對比中進行，而視力的測量通常是採用高對比度的視標執行。若改採用對比敏感度視力則較能反應真實生活中的視力狀態。對比敏感度的定義為人眼能察覺視標對比度閾值之倒數。對比度閾值愈小，對比敏感度愈高，表示視覺較敏感，愈容易被激活，所以視覺能力愈好。

視標對比度是指視標亮度和該視標背景亮度的關係。對比度愈低，表示視標與背景亮度愈接近，若能分辨則表示視覺愈好。影響眼睛對物體辨識的參數包括對比度和空間頻率，空間頻率是指單位視角所包含的線條數。在不同的空間頻率(spacial frequency)其對比敏感度便不一樣，人眼視覺系統對比敏感度與空間頻率之關係圖呈現拋物線狀，稱為對比敏感度函數曲線(contrast sensitivity function, CSF)（圖2-28）。

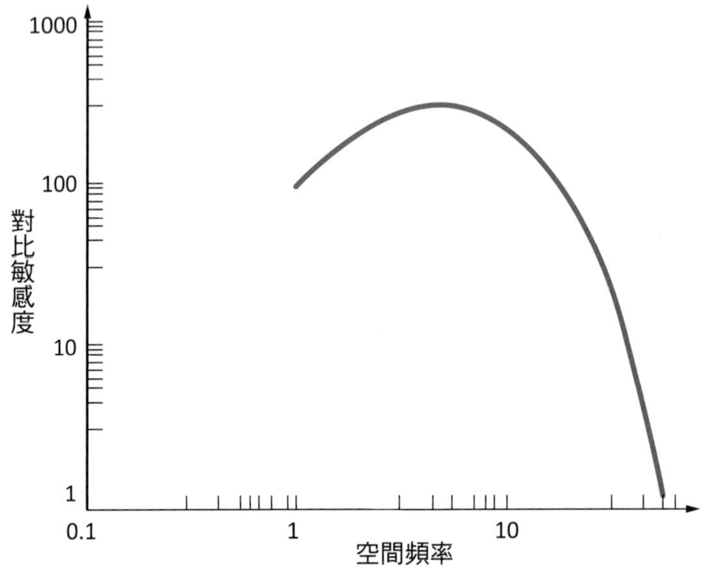

圖2-28 對比敏感度函數曲線(contrast sensitivity function, CSF)

對比敏感度視力即是利用不同的空間頻率及對比度來測試，是評估視覺功能的重要項目之一。視網膜黃斑部中心窩是錐狀細胞最集中的部位，也是視力最清晰和彩色視覺最精細的中心，對比敏感度最高，越遠離則對比敏感度越低。在越明亮的環境，則對比敏感度越高。佩利羅伯森表(Pelli–Robson chart)是評估對比敏感度的主要工具之一，其視標字大小不同，與每行對比均漸減，屬於正弦波的低空間頻率視標，可以與高空間頻率的Snellen視標一起搭配使用，對於孩童則可使用卡地夫(cardiff)卡片來檢測對比敏感度。

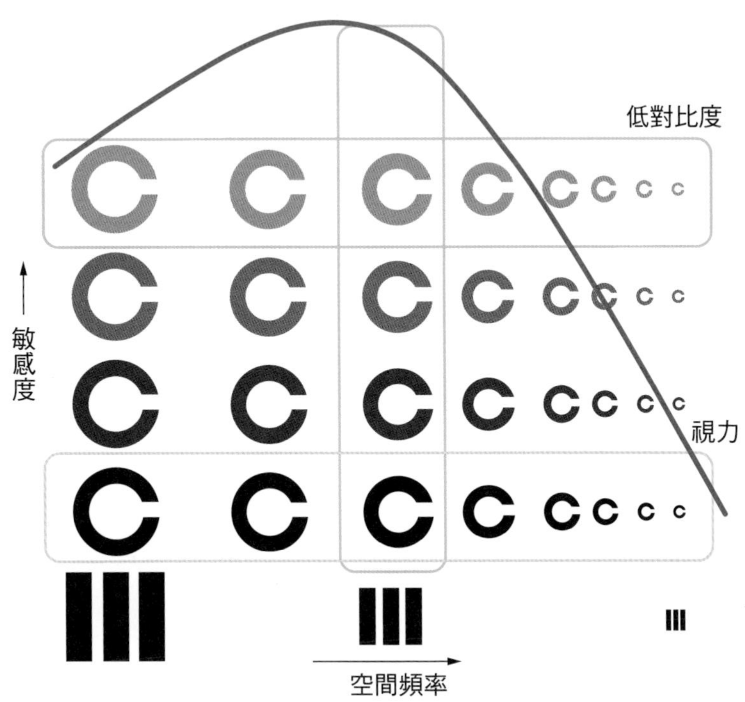

圖2-29 佩利羅伯森表(Pelli–Robson chart)

六、視覺電氣生理檢查

主要包括眼電圖(EOG)、視網膜電圖(ERG)及視覺誘發電位(VEP)三大部分。

(一)眼電圖

眼的靜息電位變化檢測，臨床上主要有2種方法：眼電圖(electro-oculography, EOG)和快震盪(fast oscillation, FO)。FO與EOG的檢查不同，它是1分鐘暗1分鐘亮。眼電圖是測量陽極角膜和陰極眼球後方，記錄15分鐘暗適應期和緊接下來的15分鐘明適應期的電位變化。測試方法首先將電極貼在患者內外兩眥附近，接著請患者將眼睛以相同的振幅左右擺動，每次角膜接近的電極為陽性，紀錄兩電極之間的電位差（圖2-30）。

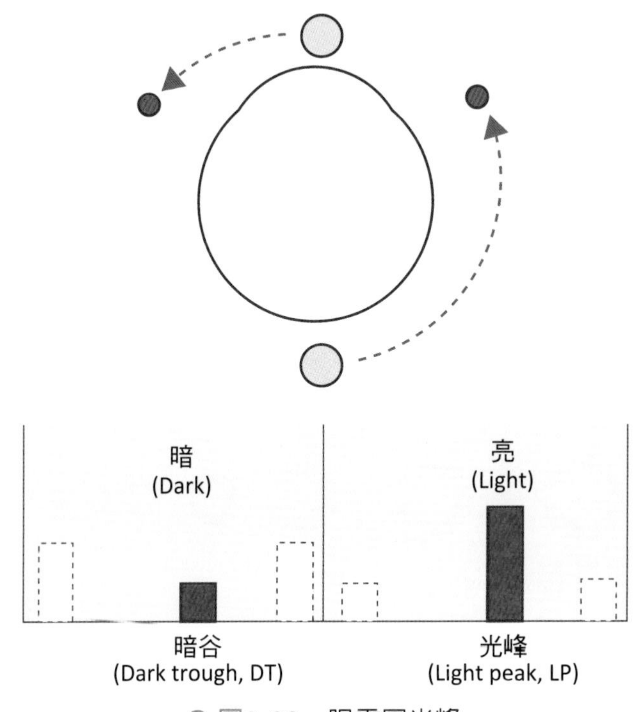

圖2-30　眼電圖光峰

EOG檢查首先是暗適應期檢測，在大約10~15分鐘時，電位下降到最低叫暗谷(dark through, DT)。接下來是明適應期檢測，大約在明適應的7~12分鐘時，光升達到最大值電位叫光峰(light peak, LP)。分析暗適應階段和明適應階段所測得的（光峰／暗谷）電位比值(light peak to dark trough ratio, LP/DT ratio)，即著名的Arden比值。其正常值是2.0以上，小於1.75為異常，1.75~2.0為可疑。最常影響Arden比值的眼病，主要是彌散性視網膜色素上皮疾病和視網膜光感受器層的疾病。此外還有視網膜營養不良一類的疾病，比較有代表性的如桿狀細胞營養不良或脈絡膜視網膜萎縮。

EOG是間接記錄眼靜息的電位變化，利用視網膜色素上皮細胞對照明變化出現應答反應的特性，評估視網膜色素上皮和感光受器細胞之間存在的視網膜靜電位。視網膜感光上皮為正電位，色素上皮方向為負電位，兩層間電位差可達60 mV。在光、暗適應條件下視網膜靜止電位的變化，主要表示感光受器細胞的光化學反應和視網膜外層的功能狀況，也可用於測定眼球位置及眼球運動的生理變化。

（二）視網膜電圖

視網膜電圖(ERG)在臨床上應用廣泛，包括視網膜變性、營養不良、炎症、血管和中毒性等眼科疾病。ERG為短暫閃光刺激誘發的視網膜整合電位反應，最常見負相的a波和正相的b波組成的雙相波，a波由感光受器細胞構成，b波則由穆勒細胞或雙極細胞構成（圖2-31）。

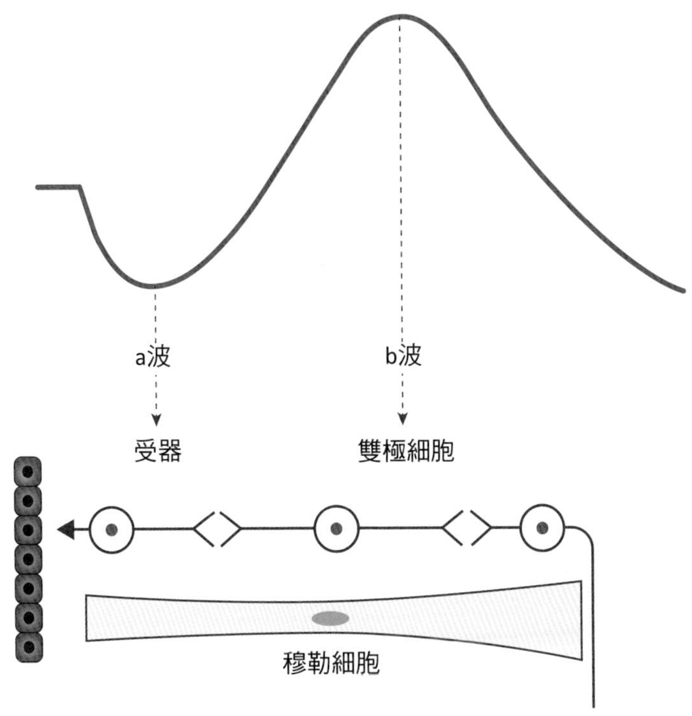

圖2-31 視網膜電圖(ERG)波形成分起源

根據刺激的不同形式可分為閃光視網膜電圖(F-ERG)和圖形視網膜電圖(P-ERG)；根據適應狀態可分為暗適應(scotopic)、明適應(photopic)和顏色ERG。

1. F-ERG主要反映第一、第二神經元的視網膜外層功能，P-ERG主要反映第三神經元的視網膜內層功能。
2. 暗適應ERG主要測定周邊部視網膜的功能，主要反映視網膜視桿系統功能；明適應ERG主要測定後極部視網膜的功能，主要反映視錐系統的功能。
3. 夜盲症患者主要影響暗適應的視網膜電位圖，但明適應的視網膜電位圖亦會受到影響。

正常視網膜電圖(ERG)檢查應包含5個圖形紀錄（圖2-32），分別是：(1)桿細胞反應；(2)結合桿細胞和錐細胞反應；(3)振盪電位；(4)錐細胞反應；(5)錐細胞閃爍。前3個是在暗適應30分鐘後誘發，後2個是在中等亮光的明適應10分鐘之後測得。

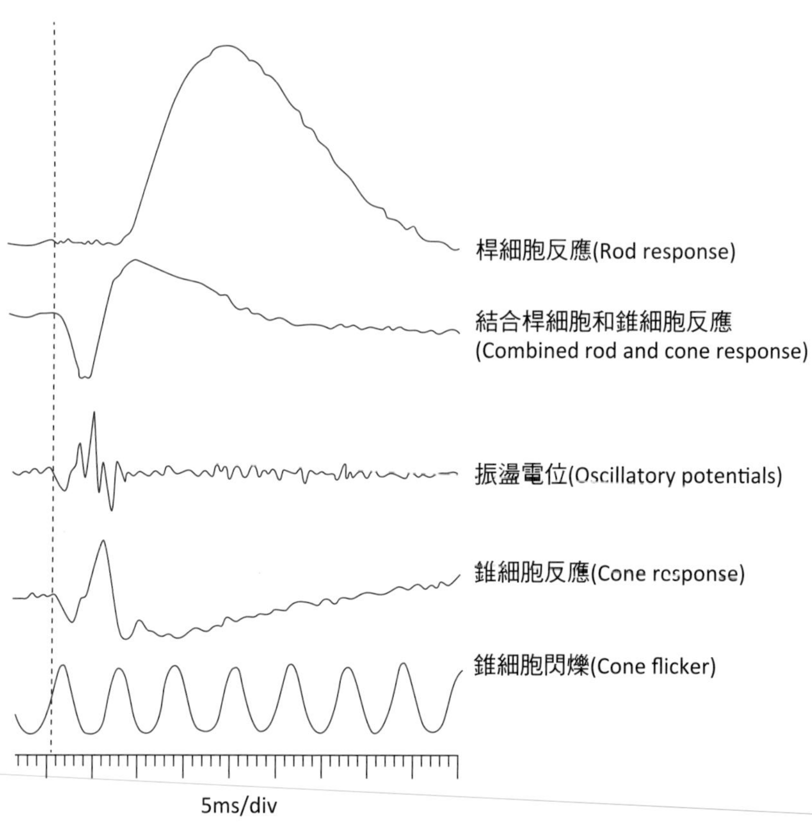

圖2-32　正常視網膜電圖(ERG)檢查圖形紀錄

ERG圖形紀錄之說明如下：

1. 桿細胞反應(rod response)：以很暗的白閃光或藍閃光誘發形成大的b波和極小的a波。
2. 結合桿細胞和錐細胞反應(combined rod and cone response)：以很亮的白閃光誘發形成明顯的a波和b波。
3. 振盪電位(oscillatory potentials)：以亮閃光及改變參數誘發於b波上升段的振盪小波，此是由視網膜內層細胞所產生。

4. 錐細胞反應(cone response)：以單一的亮閃光誘發形成a波和b波及小振盪。

5. 錐細胞閃爍(cone flicker)：以30 Hz頻率的閃爍光誘發，只有錐狀細胞反應而桿狀細胞無反應。

ERG的分類如下所述：

1. 暗適應ERG：桿狀細胞（暗適應20 min）。
2. 光適應ERG：錐狀細胞（光適應10 min）。
3. 閃光ERG(F-ERG)：瞬態，主要反映第1、第2神經元。
4. 圖形ERG(P-ERG)：黃斑部、後極部；主要反映第3神經元。

（三）視覺誘發電位

視覺誘發電位(VEP)是視網膜受閃光或圖形刺激後，在枕葉視皮質層產生的電活動，主要反映視神經至視覺皮質中樞的傳導功能。根據刺激方式的不同，分為閃光視覺誘發電位(F-VEP)和圖形視覺誘發電位(P-VEP)。

MEMO

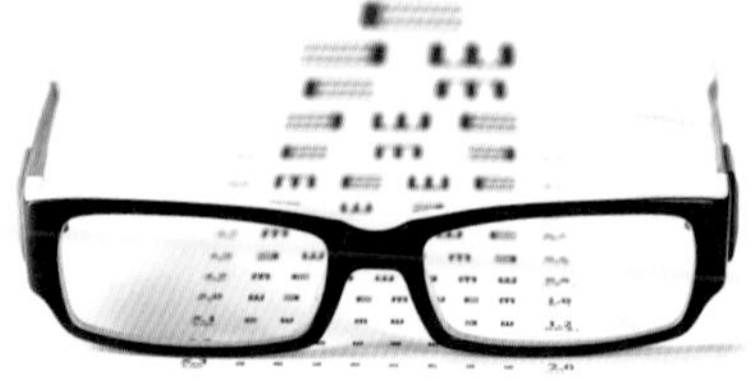

CHAPTER

03

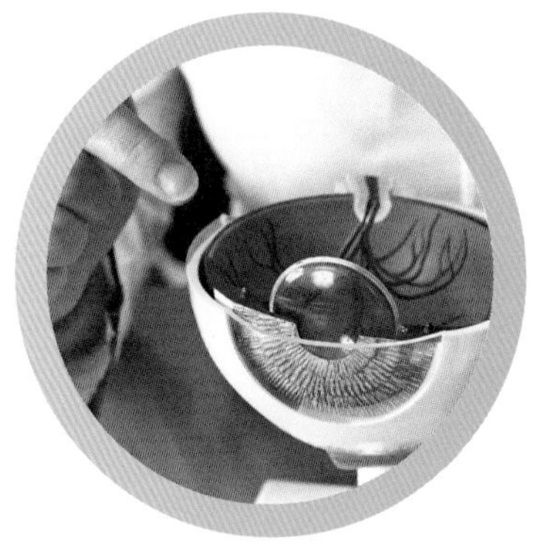

眼球內容物

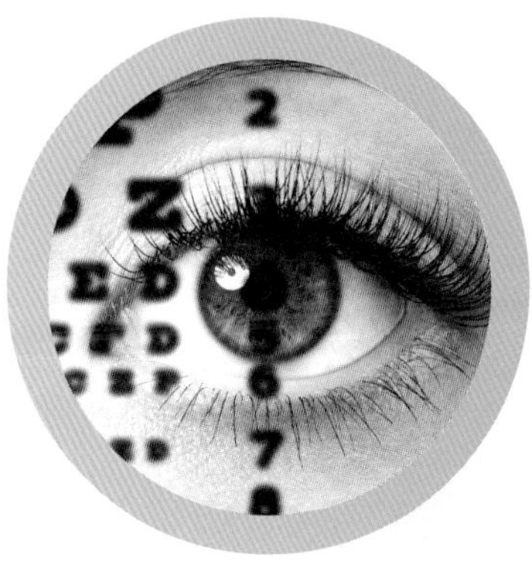

本章大綱

3-1 房水
3-2 水晶體
3-3 玻璃體

前言 FOREWORD

眼球內容物包括：房水(aqueous humor)、水晶體(lens)和玻璃體(vitreous body)三種透明物質，是光線進入眼內到達視網膜的通路，它們與角膜(cornea)一併稱為眼的屈光介質（圖3-1）。

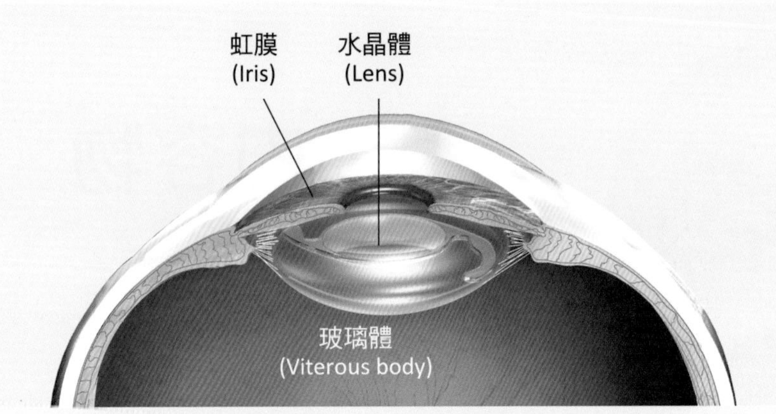

圖3-1 眼球內容物

3-1 房水

一、房水組成成分

房水古代稱為「神水」，是由睫狀體皺襞部(pars plicata)上皮細胞分泌的無色透明液體，充滿眼房內。眼房是指位於角膜和水晶體之間的空腔，被虹膜分為前房(anterior chamber)和後房(posterior chamber)，兩者藉瞳孔相通。前房水量約為0.25 mL，後房水量約為0.06 mL，房水產生的速率約為每分鐘2~2.5微升(microliters)，大約每1.5小時更新一次。眼房水來源自血液，故其基本成分與血漿相似，主要成分是水，其他尚含有蛋白質、電解質、葡萄糖、乳酸、氧、維生素、脂質、酶、微量元素等。

二、房水循環

前房隅角(anterior chamber angle)（圖3-2）的小樑途徑(trabecular outflow)是眼房水排出的主要通道，位於周邊角膜與虹膜根部的連接處。在前房角內依次可見到如下結構：施瓦爾貝氏線(Schwalbe's line)、小樑網(trabecular meshwork)、許萊姆氏管(Schlemm's canal)、鞏膜脊(scleral spur)、睫狀體懸韌帶和虹膜根部。小樑網是多層束狀或板片狀的扁平、交叉網孔結構，每一小樑束由膠原纖維核心和其外被的內皮細胞組成。許萊姆氏管和上鞏膜靜脈邊緣相連，是眼房水最後排出的地方。

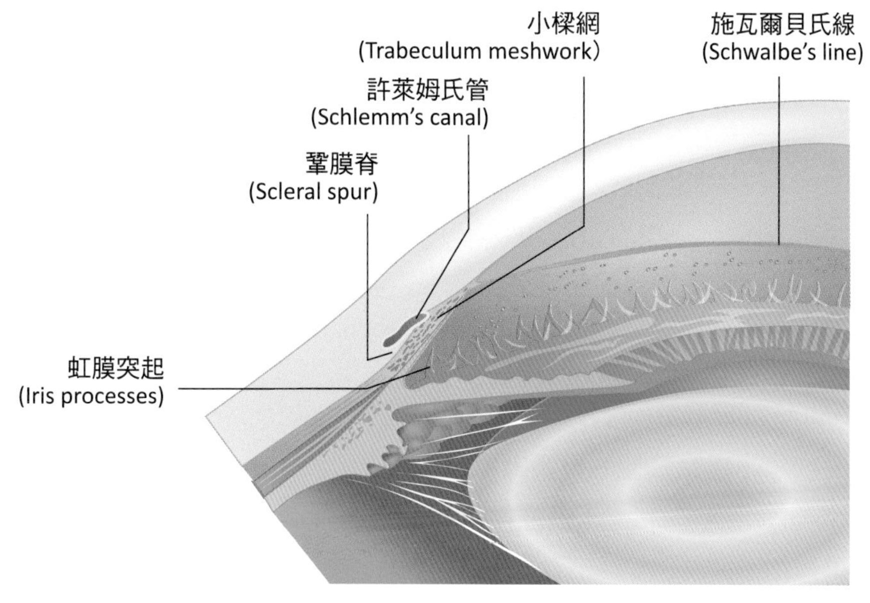

圖3-2　前房隅角之解剖構造

眼房水由睫狀體非色素上皮細胞產生後進入後房，主要經瞳孔流至前房，再經前房隅角通過小樑網，經許萊姆氏管滲入鞏膜靜脈竇，最後匯入眼靜脈（圖3-3），此稱小樑途徑(trabecular outflow)。其他極少數循睫狀體上皮細胞途徑(ciliary body drainage)、虹膜途徑(iris drainage)及葡萄膜鞏膜途徑(uveoscleral drainage)排出。眼房水除了有屈光作用外，還有營養角膜和水晶體、調節眼內壓的作用。正常情況下眼房水由後房流向前房僅有很小的阻力，而小樑網靠近許萊姆氏管鄰管區是眼房水排出阻力最大的區域。睫狀肌的收縮會造成小樑網孔洞變大，促進房水流出使得眼壓降低。眼房水的產生量和排出量之間在各種調節機制下保持著動態平衡，維持著正常的眼內壓。當房水的動力平衡改變，流入大於排出時，就會使眼壓升高。

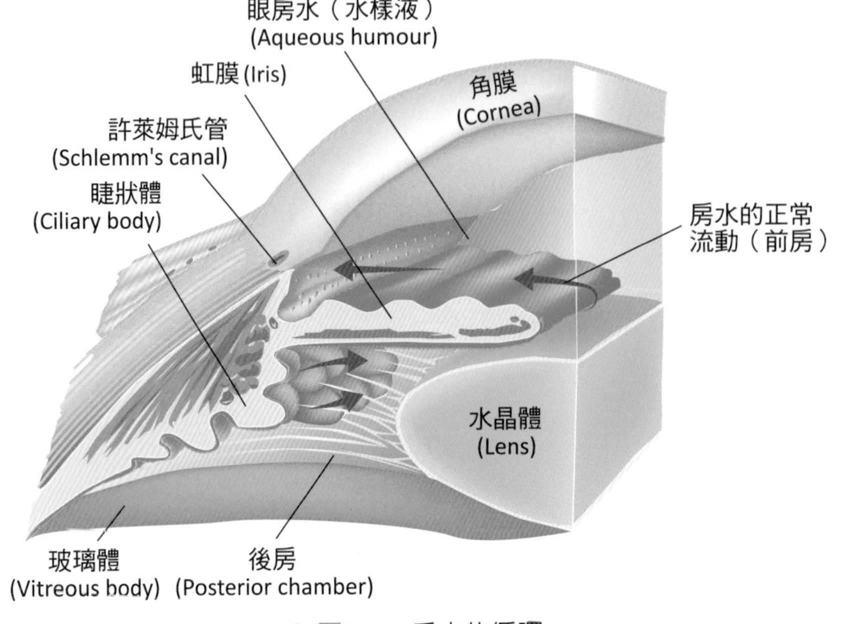

圖3-3　房水的循環

三、眼內壓

眼內壓(intraocular pressure, IOP)又稱眼壓，是眼球內容物作用於眼球壁的壓力，也是眼球保持形狀和光學完整性的重要因素，正常為10~21 mmHg，這個數值是以全人類平均眼壓16 mmHg，上下加上兩個標準差而得出。通常老年人平均眼壓較年輕人高，而女性也較男性稍高。

眼壓測量是利用測量器客觀評估眼內壓的方法，臨床上較常用的眼壓測量器包括Goldmann、Schiots、Perkins、氣壓式、脈動氣體及眼壓筆等。

眼內壓若太低可引起屈光改變、血－眼房水屏障破壞、白內障、黃斑水腫和視神經盤水腫等；而眼壓異常增高則會導致視神經萎縮、視野缺損、視神經凹盤擴大等。影響眼內壓最重要的幾個因素是眼房水生成的速率、排出的阻力和上鞏膜靜脈壓。大多數人的眼壓在夜晚到上午達到最高，晝夜變化平均差到3~6 mmHg，這通常是因為房水分泌變化所造成。

3-2 水晶體

水晶體形如雙凸透鏡，位於瞳孔和虹膜後面、玻璃體前面，由水晶體懸韌帶與睫狀體連繫固定。水晶體主要由水（約2/3）和蛋白質（約1/3）組成，透明無血管而富有彈性，對紫外線有過濾吸收的作用。水晶體前面較平坦，曲率半徑約10 mm，後面較陡峭，曲率半徑約6 mm。前後兩面交界處稱水晶體赤道部，兩面的頂點分別稱水晶體前極和後極。水晶體直徑約9 mm，厚度一般約為4 mm，隨年齡增長而緩慢增加。

一、水晶體的功能

水晶體的功能主要為屈光及調節作用，正常水晶體的屈光度平均值大約為+19 D (16 D~26 D)，約佔眼睛總屈光力的1/3。水晶體的屈光力隨著年齡的變化而變化，幼年時水晶體幾乎呈球形，屈光力大。隨著年齡增加眼軸增長，水晶體相對應變得較為扁平。成年以後眼軸的發育基本停止，但水晶體繼續變大變扁，屈光力繼續減低，同時水晶體核心硬化屈光率增加，又使水晶體屈光力相對應增加，兩者互相抵消而保持水晶體整體屈光力大致不變。

眼睛看近物時需進行調節才能看清較近的物體，人類眼睛的調節主要是依靠睫狀體與水晶體，此外瞳孔的調節和雙眼球會聚對於視網膜上形成清晰的像也扮演著重要的角色。水晶體可透過睫狀肌的收縮和舒張來實現形狀、厚度的變化調節屈光力，使光線能投射聚集在視網膜上。看遠物時，睫狀肌處於鬆弛狀態，使睫狀小帶被拉緊，水晶體囊膜張力減低，水晶體位置前移，其屈光力降低，水晶體受牽扯而變得相對扁平。當其調節看近物時，睫狀肌收縮，懸韌帶放鬆，水晶體由於自體的彈性回位變凸而前後徑增加，折射力增強，使近物能清楚的在視網膜上成像。一般正常國小學童的最大調節幅度(maximum accommodative amplitude)約可以使水晶體增加14屈光度，隨著年齡的增大，水晶體彈性下降，調節力也隨之降低。

二、解剖生理

解剖上水晶體是由水晶體囊(capsule)、前囊下上皮細胞層(subcapsular epithelial cells)和水晶體本體纖維(nuclear fibers)三個部分所組成（圖3-4）。水晶體本體又分為中央的水晶體核及周圍柔軟的水晶體皮質。

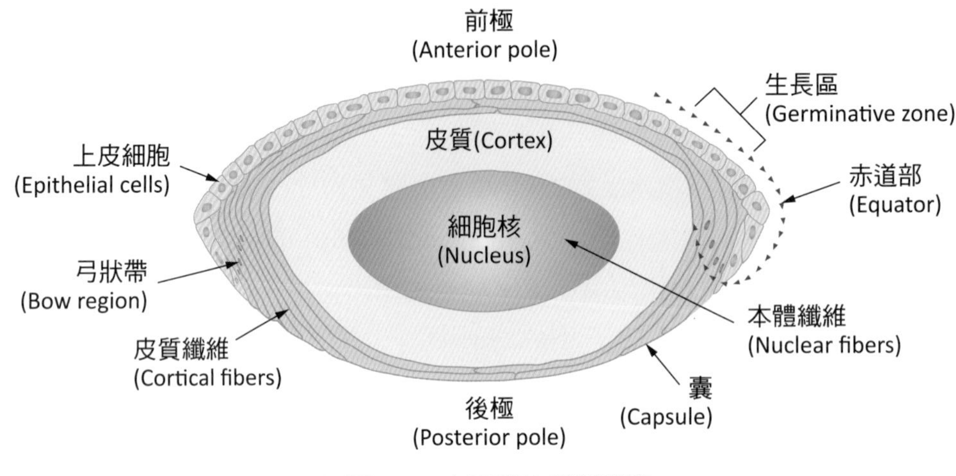

圖3-4　水晶體的解剖構造

水晶體囊為一層具有彈性、無色透明的均質基底膜，由水晶體上皮細胞分泌，負責管控物質進入水晶體。可分為前囊和後囊，只有前囊內側有上皮細胞層。前囊比後囊厚約一倍，在前極部及上赤道部中間的前囊處最厚，後囊的後極部最薄。

位於最核心的胚胎核(embryonic nucleus)是由後方水晶體上皮細胞形成的初級水晶體纖維(primary lens fibers)所構成，於出生後停止生長。水晶體核外較新的次級纖維(secondary lens fiber)稱為水晶體皮質，為上皮細胞生長並在赤道部改變型態向前後伸展、延長而成，在人類一生中不斷生成持續增加，並將舊的纖維擠向中心，逐漸硬化而形成水晶體核。水晶體核的中心有Y字形縫合線（圖3-5），是胚胎時期纖維成長所形成，前段的Y字形是正立的，後段的Y字形則是倒立的。

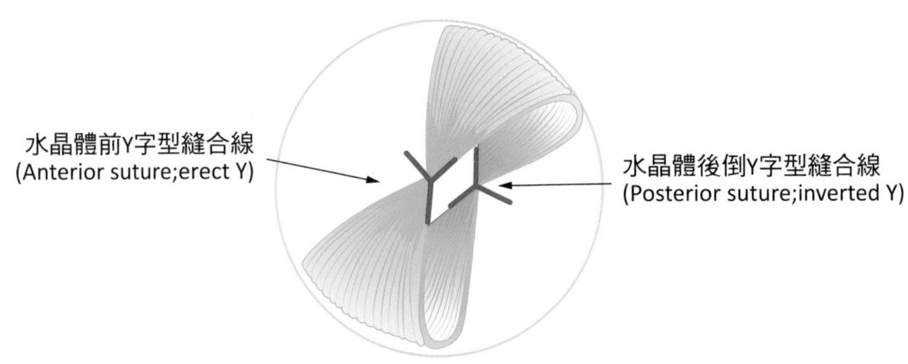

圖3-5　水晶體核中心的Y字形縫合線

水晶體和角膜一樣無血管，其營養供應完全源自房水循環，主要代謝及能量來源之原料為葡萄糖。水晶體在正常新生嬰兒是無色透明的組織，其大小和重量會隨年齡增長而緩慢增加。隨著年紀的增長，水晶體核會逐漸濃縮、增大，彈性逐漸減弱而硬化。年紀越大，水晶體硬化程度越大且顏色越深。任何原因造成水晶體的混濁而使其透明度降低，在現代醫學均稱之為白內障。白內障是全球第一位致盲性眼病，其原因包括水晶體囊膜損傷使其屏障作用喪失而滲透性增加，或水晶體代謝紊亂使其蛋白質變性等。水晶體懸韌帶的異常則可引起水晶體移位或變形。

3-3 玻璃體

一、玻璃體的構造與功能

玻璃體古代稱為「神膏」，是位於水晶體後面與視網膜前面空間內的透明黏稠膠質體，由精細的第II型膠原形成的細纖維網和交織在其中的透明分子構成。玻璃體中99%是水，其他還含有少量的玻尿酸、可溶性蛋白、葡萄糖、游離胺基酸和電解質等低分子物質及紅血球、白血球等懸浮細胞，是眼球構造中體積最大的部分，占眼球內容積的4/5，約4.0~4.5 mL。

玻璃體透明無血管，其營養來自脈絡膜和眼房水，主要具有屈光和支撐視網膜的作用。玻璃體發育成熟後沒有再生能力，損失、萎縮之後即由房水等眼內液所代替。玻璃體的功能大致為：

1. 在胚胎期和出生後，對眼球發育扮演重要的角色。
2. 保持玻璃體腔高度透明，對光線的散射極少，可提供眼球的光學介質。
3. 吸收外來衝擊的力量，減少對眼睛的傷害，對水晶體、視網膜等周圍組織有支持、減震的作用。
4. 具有代謝作用，有主動運輸過程。
5. 具有屏障作用，細胞和大分子不易侵入。
6. 正常玻璃體成分具有對新生血管和細胞增生的抑制作用。

二、玻璃體液化

玻璃體中沒有血管及組織細胞，所以沒有原發的發炎，原發疾病只限於變性，例如液化、混濁等。玻璃體老化與核黃素(riboflavin)經光線照射產生自由基及蛋白質非酶醣基化(non-enzymatic glycosylation)等有關。

玻璃體的基本病理變化是玻璃體凝膠狀態破壞變為液體，稱為玻璃體液化（圖3-6），這是屬於一種老化變性的過程，發生率隨年齡和眼軸長度增加。隨著年齡增長，玻璃體中膠原纖維和透明質酸(hyaluronic acid)分離，水分被釋出發生膠體脫水凝縮，膠原纖維被擠壓成較大的纖維束，形成點狀、線狀、蜘蛛網狀等各種形態的玻璃體混濁漂浮物(floaters)，稱為飛蚊症，也會發生在玻璃體出血和後葡萄膜炎的患者。液化和濃縮常常同時存在，大多是從玻璃體的中心區膠原蛋白濃度最低的地方開始，有時會導致玻璃體後剝離(posterior vitreous dctachment, PVD)。

玻璃體與視網膜黏合較緊密處包括玻璃體與視神經盤黏合處、玻璃體與視網膜血管黏合處及靠近周邊視網膜之玻璃體基部(vitreous base)。周邊視網膜因為與玻璃體粘連較緊，隨著玻璃體的晃動，粘連處視網膜較易被拉出裂孔，甚至造成視網膜剝離。

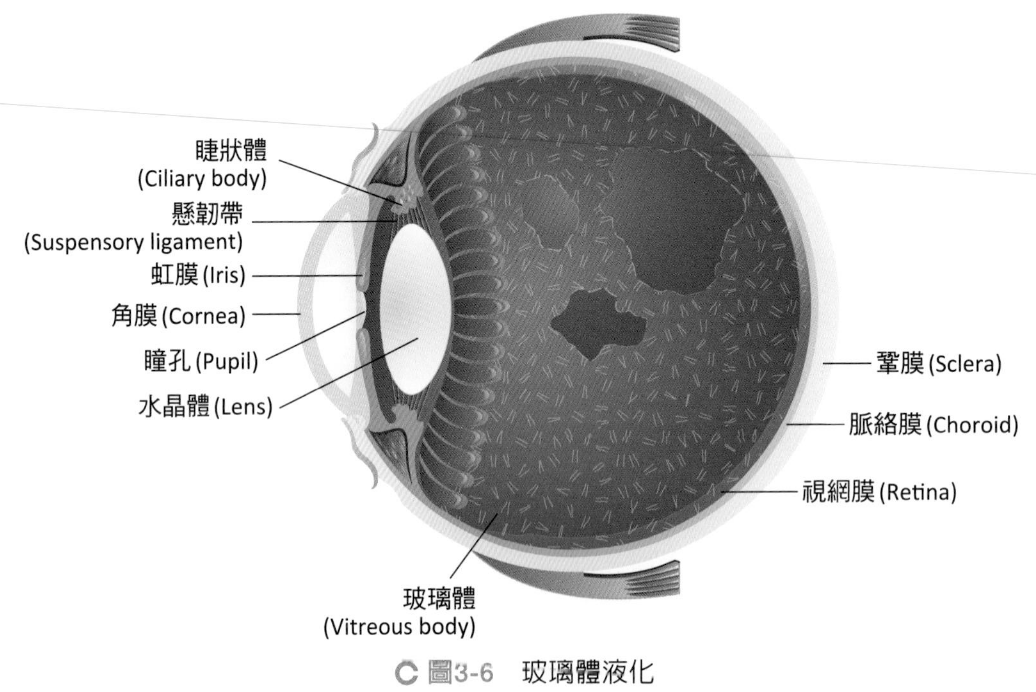

圖3-6 玻璃體液化

CHAPTER

04

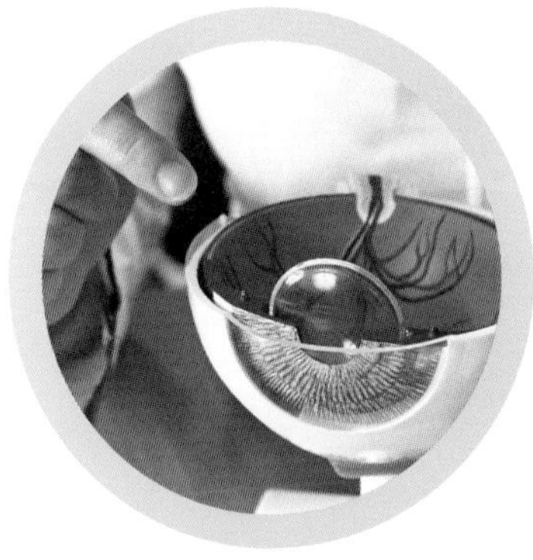

眼附屬器官

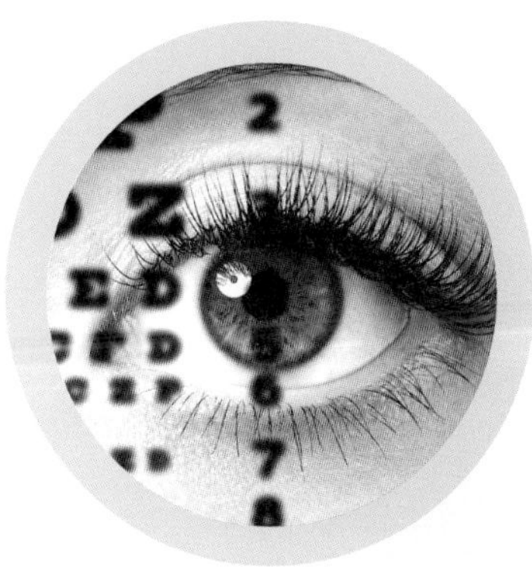

本章大綱

前言 FOREWORD

眼附屬器官為眼球周邊的組織結構，包括眼瞼、結膜、淚器、眼外肌和眼眶，主要作用是支持和保護眼球。

眼附屬器官的組織結構如下：

眼附屬器官
- 眼瞼（從外向內）
  1. 皮膚
  2. 皮下組織
  3. 肌層
  4. 瞼板
  5. 瞼結膜層
- 結膜
  1. 瞼結膜
  2. 穹窿結膜
  3. 球結膜
- 淚器
  1. 淚腺
  2. 淚管
     - (1) 淚小點
     - (2) 淚小管
     - (3) 淚囊
     - (4) 鼻淚管
- 眼外肌
  1. 直肌 -> 上直肌、下直肌、內直肌、外直肌
  2. 斜肌 -> 上斜肌、下斜肌
- 眼眶
  1. 七塊骨：額骨、蝶骨、篩骨、顎骨、淚骨、上頜骨、顴骨
  2. 四個壁：頂層、底層、內側壁、外側壁

圖4-1 眼附屬器官的組織結構

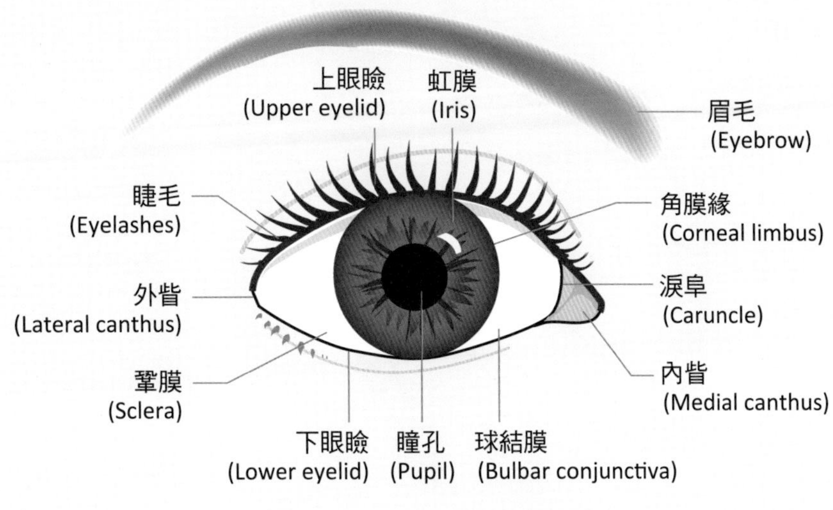

圖4-2 眼球的外部構造

4-1 眼瞼

一、眼瞼解剖構造

(一)眼瞼

眼瞼(eyelids)位於眼眶前部，覆蓋於眼球表面，分上眼瞼(upper eyelid)和下眼瞼(lower eyelid)(圖4-2)，其游離緣稱眼瞼緣(eyelid margins)，瞼緣處有整齊的睫毛(eyelashes)，可以阻止眼外異物侵入。眼瞼為一活動的皺摺，覆蓋在眼球前面保護眼睛免於異物、外傷、乾燥和調節光線進入避免光害。眼瞼以眨眼睛的方式幫助淚液均勻分布眼球前表面，以滋潤角結膜表面的潤滑並使其保持清潔。眼瞼血液供應主要來自外頸動脈和眼動脈的豐富血液循環(圖4-3)，創傷後的癒合較身體其他部位快速。

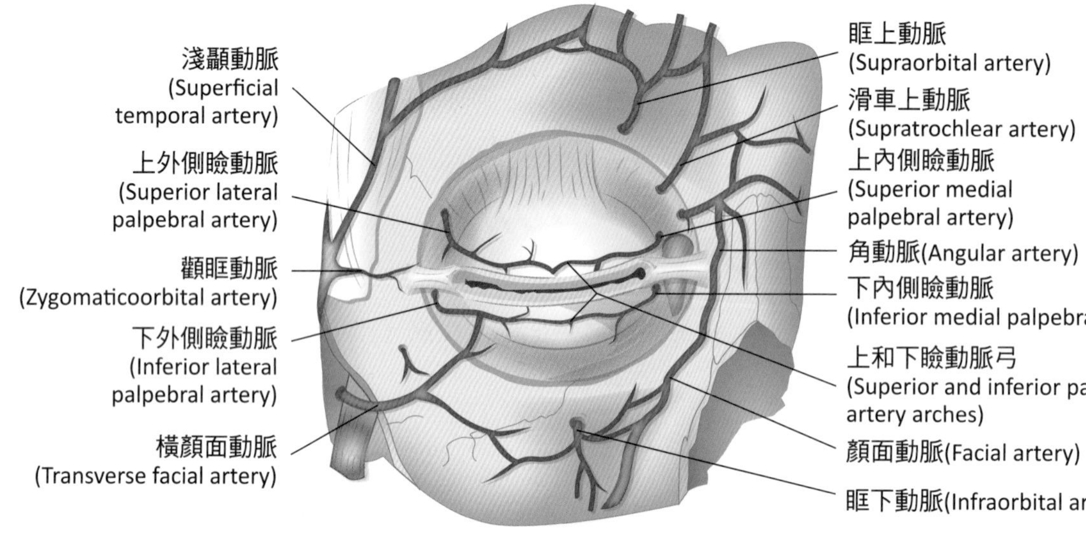

圖4-3　眼瞼的血液供應

（二）瞼裂

上、下瞼緣間的裂隙稱為瞼裂(palpebral fissure)，其內外連結處分別稱為內眥(medial canthus)和外眥(lateral canthus)（圖4-4）。內眥又稱為大眥，外眥又稱為小眥或銳眥。東方人的內眥常常會有垂直的皮膚折疊稱之為內眥贅皮(epicanthus)，此贅皮遮蓋了部分內側的眼白面積，故相對使得外觀上黑眼珠看起來感覺偏向內側，這也是造成東方小孩看起來很容易像內斜視的原因。

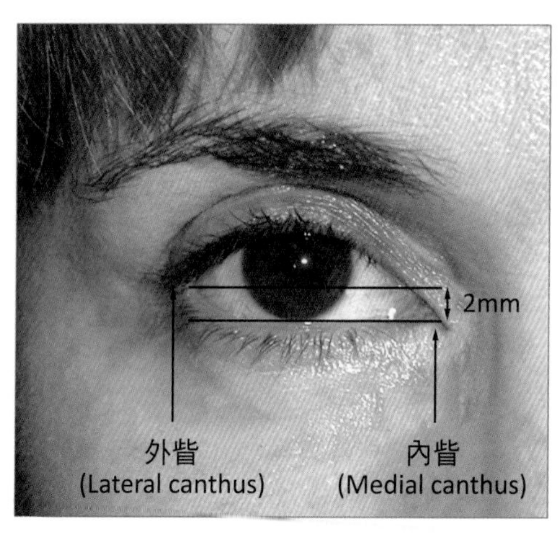

圖4-4　內眥和外眥

正常平視時，瞼裂高度約5~10 mm，上瞼遮蓋角膜上部1~2 mm。上眼瞼比下眼瞼大而且活動性較高，外眥比內眥高1~2 mm。當眼睛向上凝視時，外眥會被稍微提高；當眼睛閉起來時，整個角膜應該要被眼瞼所覆蓋，否則就稱之為兔眼(lagophthalmos)。

內眥處有一小的粉紅色肉樣隆起稱淚阜(caruncle)，為變性的皮膚組織。淚阜的旁邊有柔軟的半月形皺摺稱為半月皺襞(plica semilunaris)，是球莖狀結膜和肌肉組織的接合點。瞼緣有前板和後板，前板鈍圓有2~3排睫毛，毛囊周圍有皮脂腺（Zeis氏腺）及變性汗腺（Moll氏腺）開口於睫毛囊，與眼球表面緊密接觸（圖4-5）。

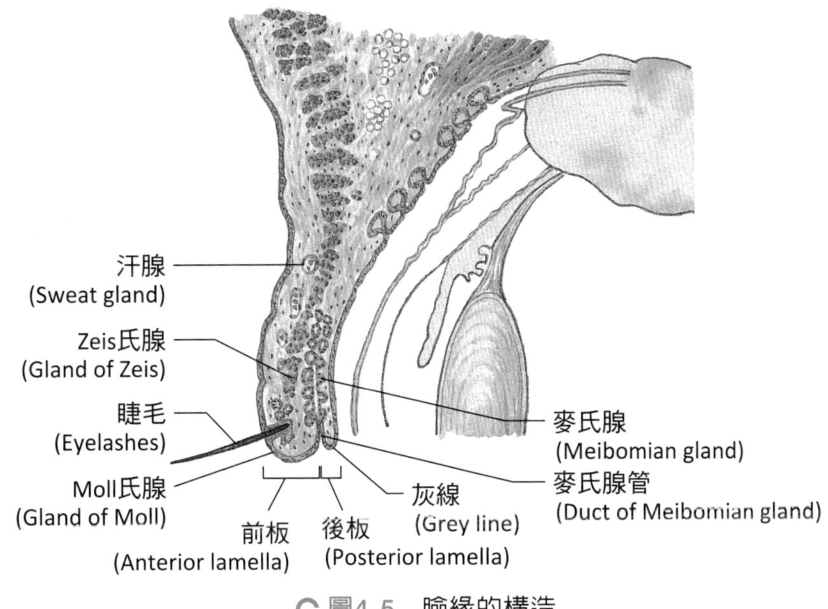

圖4-5　瞼緣的構造

（三）眼瞼與眼眶之解剖切面

灰線(grey line)是位於眼瞼中間的分隔膜，負責眼瞼閉合時眼瞼緣與眼球的貼合，及眼皮眨動時瞼板腺分泌物排出。灰線將眼瞼分為前板和後板，前板由皮膚、皮下組織和眼輪匝肌組成，後板則包含眼瞼板(tarsus)、瞼板腺(meibomian gland)與結膜(conjunctiva)（圖4-6）。

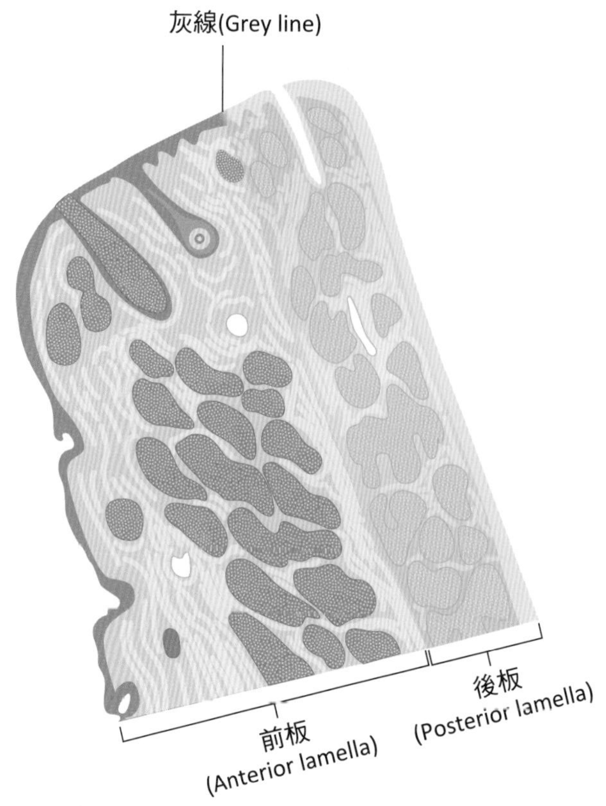

圖4-6　灰線

正常眼瞼緣的解剖位置由外而內的排序為：睫毛線、灰線、皮膚黏膜交界。翻轉眼瞼可見眼瞼內表面有瞼板腺（圖4-7），瞼板腺又稱為麥氏腺(Meibomian gland)，是改變過的皮脂腺，分泌淚膜三層結構中的外側油脂(lipid)層。

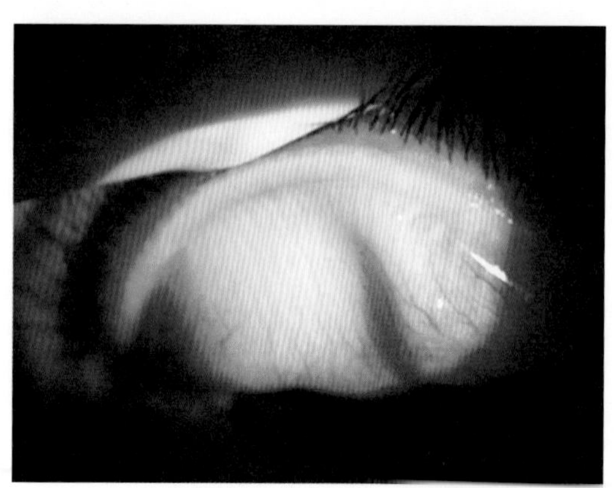

圖4-7　翻轉眼瞼可見眼瞼內表面的瞼板線

前板另外可見兩種腺體：

1. Zeis氏腺(glands of Zeis)：改變過的皮脂腺，和睫毛囊有關。
2. Moll氏腺(glands of Moll)：改變過的汗腺，它的管道通往睫毛囊或睫毛間眼瞼邊緣。

二、組織學分層

組織學上眼瞼從外向內分為五層：

1. 皮膚層(skin layer)：是人體最細薄的皮膚之一，鬆弛而有彈性且易形成皺摺。
2. 皮下組織：為疏鬆結締組織和少量脂肪構成，易蓄水。腎病和局部發炎時容易出現水腫。
3. 肌肉層（圖4-8）：上眼瞼肌肉層由外到內的排序為眼輪匝肌(orbicularis oculi muscle)、提上眼瞼肌(levator palpebrae superioris muscle)和穆勒氏肌(Müller's muscle)。
4. 瞼板(tarsal plates)：眼瞼邊緣由瞼板支持著，瞼板是由緻密結締組織形成的半月狀堅硬纖維板結構，藉由內外眥肌腱連接到眼眶緣。
5. 結膜層：緊貼瞼板後面的透明黏膜稱為瞼結膜(palpebral conjunctiva)。

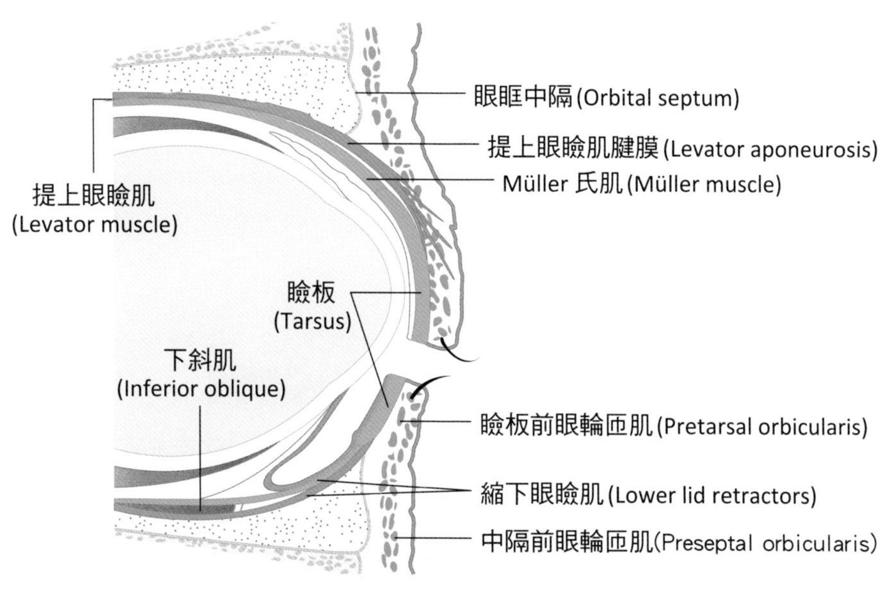

圖4-8 眼瞼肌肉層

若自上眼瞼緣上15 mm處橫切，由外而內的排序為眼輪匝肌、眼眶隔膜、提上眼瞼肌筋膜和穆勒氏肌。眼眶隔板(orbital septum)起源於眼眶緣，是眼瞼與眼眶重要的界限。眼輪匝肌或稱眼環肌，由第7對顏面神經支配，附著於皮膚之下，主要功用是關閉眼瞼，當顏面神經麻痺時，會出現眼瞼閉合不全的症狀。提上瞼肌由對側第3對動眼神經支配，主要功能為提起上眼瞼開啟瞼裂。提上眼瞼肌和上直肌的筋膜鞘(fascial sheath)由同一束結締組織連接，以確保兩個肌肉的協同作用（圖4-9）。

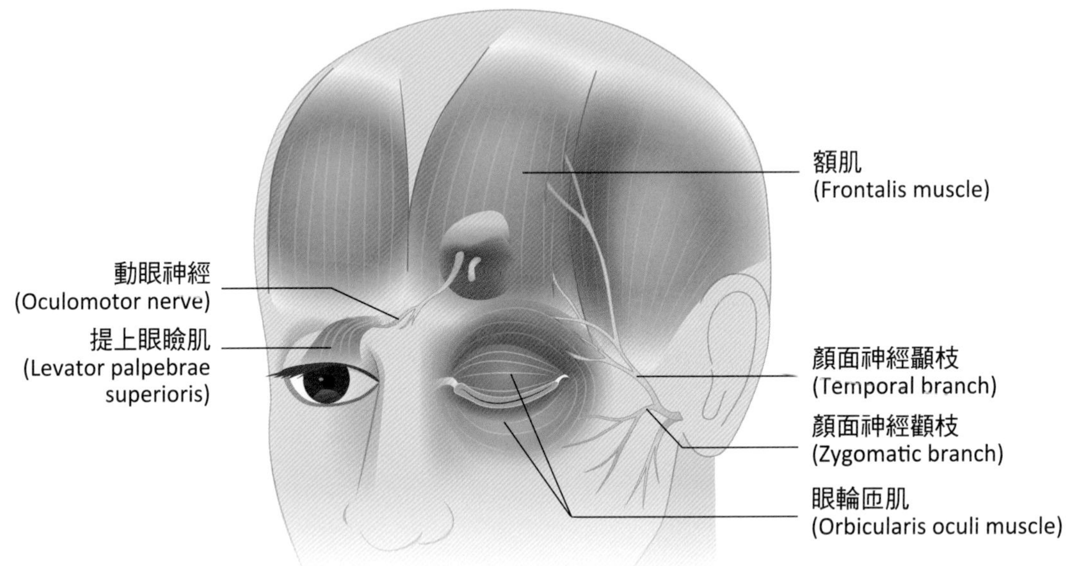

圖4-9 提上眼瞼肌和眼輪匝肌之神經支配

第3對動眼神經支配的肌肉很多，若麻痺或損傷，外觀上會產生眼瞼下垂、眼球往外往下轉、瞳孔散大等症狀。提上眼瞼筋膜(levator aponeurosis)與眼瞼皮下組織(subcutaneous tissuse)相連位置的高低差異，是導致亞洲人和西方人雙眼皮不同的主要原因。

提上眼瞼肌移行為腱膜之前，肌淺面的筋膜增厚形成一束橫行的緻密結締組織，稱為Whitnall韌帶，經過此韌帶後改稱為提上眼瞼肌筋膜（圖4-10）。該韌帶大致位於眼球赤道部正上方，其前緣下方為提上眼瞼肌肌腹與腱膜的移行部位，主要作用普遍認為是限制上瞼提肌的過度活動，故又稱為節制韌帶。

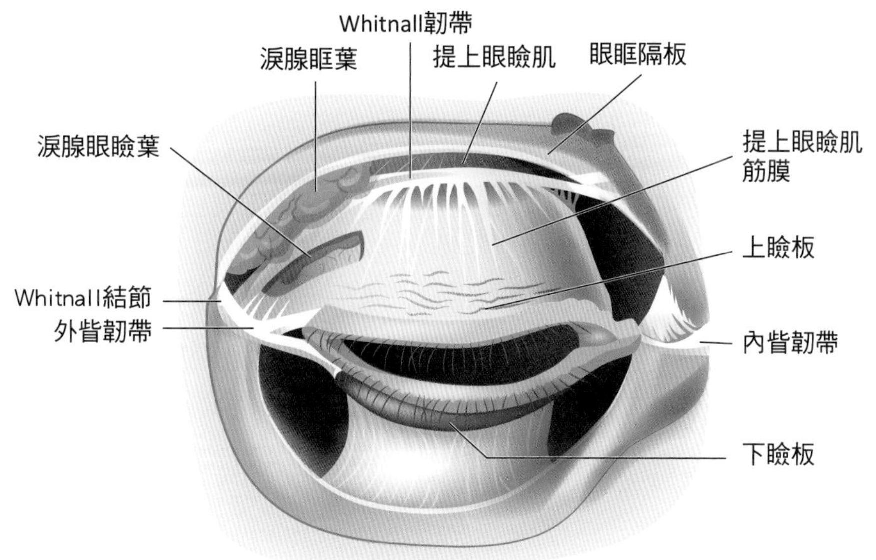

圖4-10 提上眼瞼肌移行為腱膜之前的緻密結締組織稱為Whitnall韌帶，經過此韌帶後為提上眼瞼肌筋膜

瞼板上肌(superior tarsal muscle)又稱穆勒氏肌(Müller's muscle)，功能為不自主地提起上眼瞼，例如眨眼。解剖位置就相當於下眼瞼的縮下眼瞼肌(lower lid retractors)，穆勒氏肌和縮下眼瞼肌兩者是由頸交感神經支配。

三、眼瞼上方構造

眼瞼上方與前額交會處水平橫躺的是眉毛(eyebrows)，額頭肌的收縮會使眉毛隆起，而眼輪匝肌的收縮則會使眉毛降低，另外皺眉肌的收縮則會使眉毛向內收縮，這些肌肉動作都是由第7對腦神經，也就是顏面神經所支配。

4-2 結膜

一、結膜組織構造

結膜是一層薄的、富含血管的半透明黏膜層，覆蓋在眼球的前部和眼瞼的內部表面，直接與外界接觸，柔軟光滑且富有彈性，發炎時容易充血導致紅眼。組織內有淋巴系統，負責眼表層的免疫功能。結膜跟角膜一樣為第5對三叉神經之第一分枝所支配，含有豐富的感覺神經末梢，可分辨多種感覺，如痛覺、溫覺、觸覺、癢感和乾燥感等，而且具有豐富的血液循環、淋巴循環、分泌功能及良好的上皮再生能力，是防止眼內感染及異物侵犯的屏障。

結膜的血液供應源自前睫狀動脈(anterior ciliary artery)及眼瞼動脈(palpebral artery)，負責養分供應。組織學為不角化鱗狀上皮和杯狀細胞(goblet cells)所組成，有上皮層和固有層。固有層含有血管和淋巴管，可再細分為腺樣層和纖維層。腺樣層較薄，穹窿部發育較好，含克勞斯(Krause)腺和沃爾夫林(Wolfring)腺，兩者與主淚腺同樣分泌淚膜三層結構中的中間淚液(tear fluid)層。該層由緻密結締組織網構成，其間有多量淋巴球，發炎時易形成濾泡。纖維層則是由膠原纖維和彈力纖維交織而成，此層瞼結膜較缺乏。

二、結膜的分類

結膜（圖4-11）可以分為瞼結膜(palpebral conjunctiva)、球結膜(bulbar conjunctiva)及穹窿結膜(fornix conjunctiva)三個部分，這三部分結膜形成一個以瞼裂為開口的囊狀間隙稱為結膜囊。

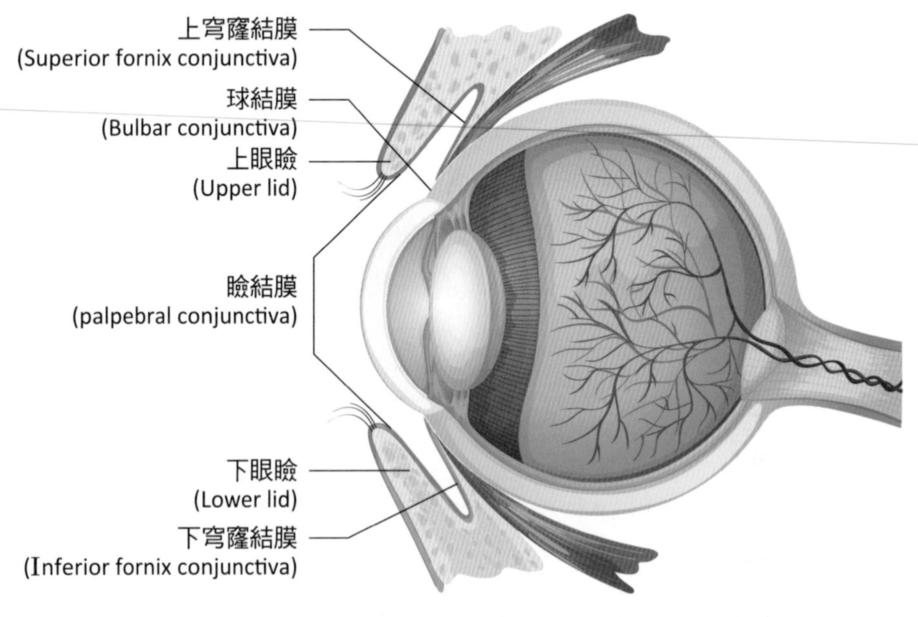

圖4-11　結膜

球結膜覆蓋眼球本身，瞼結膜附著到眼瞼的瞼板，穹窿結膜則位於瞼結膜和球結膜交接處，是結膜從眼瞼內表面延伸向眼球表面反摺而形成的囊狀穹窿。杯狀細胞(goblet cells)（圖4-12）是單細胞黏液腺，多分布於瞼結膜和穹窿結膜的上皮層內，分泌淚膜三層結構中的內側黏液(mucus)層。

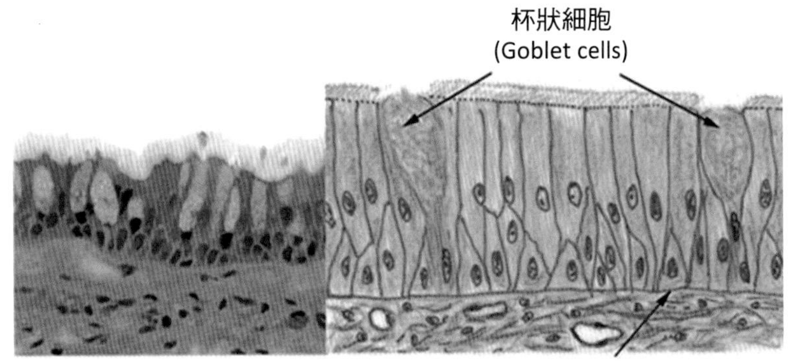

圖4-12 杯狀細胞(goblet cells)

1. 瞼結膜(palpebral conjunctiva)：覆蓋於眼瞼後面，與瞼板牢固黏附不能被推動，正常情況下呈現平滑的淡紅色，可見小血管分布和看見部分瞼板腺管（圖4-13）。

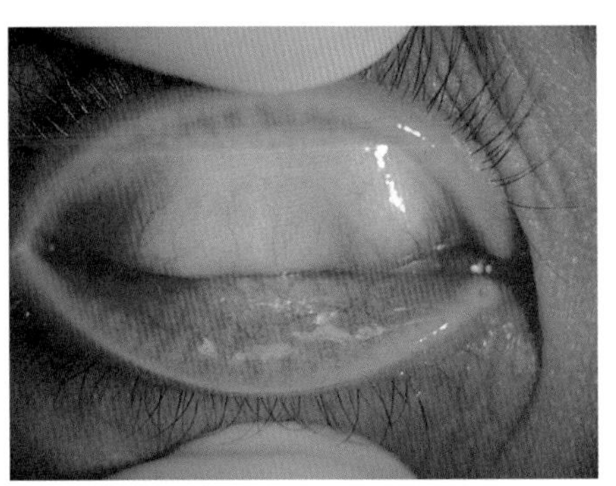

圖4-13 瞼結膜

2. 穹窿結膜(fornix conjunctiva)：此部結膜組織疏鬆多皺摺，便於眼球活動。上方穹窿部絆纏有提上瞼肌纖維，下方穹窿部有下直肌鞘纖維。
3. 球結膜(bulbar conjunctiva)：覆蓋於眼球前部鞏膜表面，與角膜組織交界處是稱為輪部組織的角鞏膜緣，是結膜的最薄和最透明部分。大部分球結膜與鞏膜間有眼球筋膜疏鬆相連，清澈且可被推動，只有在角鞏膜緣附近3 mm以內與眼球筋膜、鞏膜融合。

4-3 淚器

一、淚器的組成

淚器(lacrimal apparatus)（圖4-14）包括淚腺(lacrimal glands)和淚管(lacrimal ducts)兩部分，主要負責眼睛表面的潤滑作用。

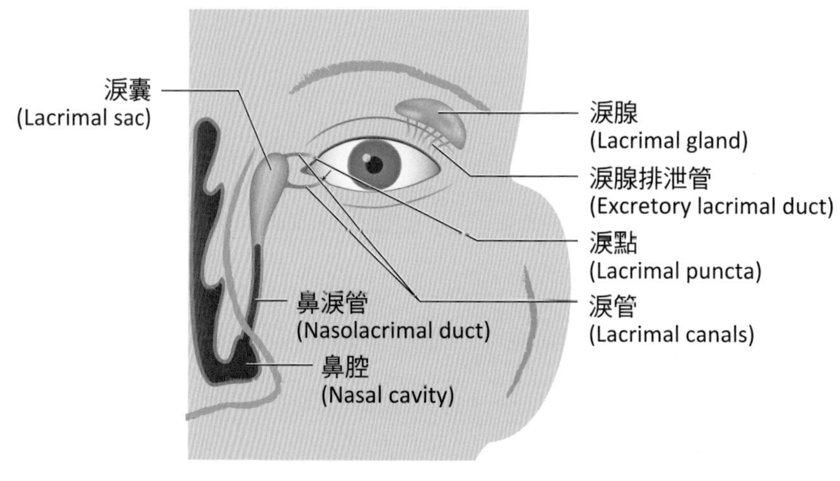

圖4-14　淚器

1. 淚腺：位於眼眶上壁外側部的淚腺窩內，藉結締組織固定於眶骨膜上，正常從眼瞼不能觸及。提上瞼肌外側肌腱從淚腺中通過，將其分隔成較大的眶部淚腺和較小的瞼部淚腺。淚腺的排出管10~20根，開口於穹窿結膜外側部。此外，尚有位於穹窿結膜的克勞斯(Krause)腺和沃爾夫林(Wolfring)腺，稱之為副淚腺(accessory lacrimal glands)。
2. 淚管：是淚液排出的通道，包括上下眼瞼的淚小孔、淚小管、淚囊和鼻淚管（圖4-15）。
   (1) 淚小孔(lacrimal puncta)：淚小孔是淚液引流的起點，位於上、下瞼緣靠近鼻側後唇，距離內眥約6.0~6.5 mm的乳頭狀突起上，直徑為0.2~0.3 mm。淚小孔收集淚湖(lacus lacrimalis)中的淚水將之引流到淚小管，所以鼻側下眼瞼全層撕裂傷時需要考慮淚管接合，以免將來結疤後會產生溢淚的後遺症。
   (2) 淚小管(canaliculi)：上、下眼瞼各有一小管，連接淚小點與淚囊。從淚小點開始後的1~2 mm與瞼緣垂直，然後呈直角轉為水平方式流向鼻子，長約8 mm。

(3) 淚囊(lacrimal sac)：位於鼻側淚骨的淚囊窩內，其上方為盲端，下方則與鼻淚管相連接，垂直長約12 mm。淚小管與淚囊垂直連接，兩者之間有羅氏瓣膜(Rosenmüller valve)，可避免淚水自淚囊逆流回淚小管。

(4) 鼻淚管(nasolacrimal duct)：位於骨性鼻淚管內，上接淚囊，向下後稍外分布，開口於下鼻甲覆蓋處的下鼻道側面，全長約15 mm。鼻淚管下端的開口處為具有閥門作用的黏膜摺疊，稱為哈士瓣膜(Hasner valve)，若嬰兒期這瓣膜組織結構尚未開通，則會造成先天性鼻淚管阻塞及慢性淚囊炎。

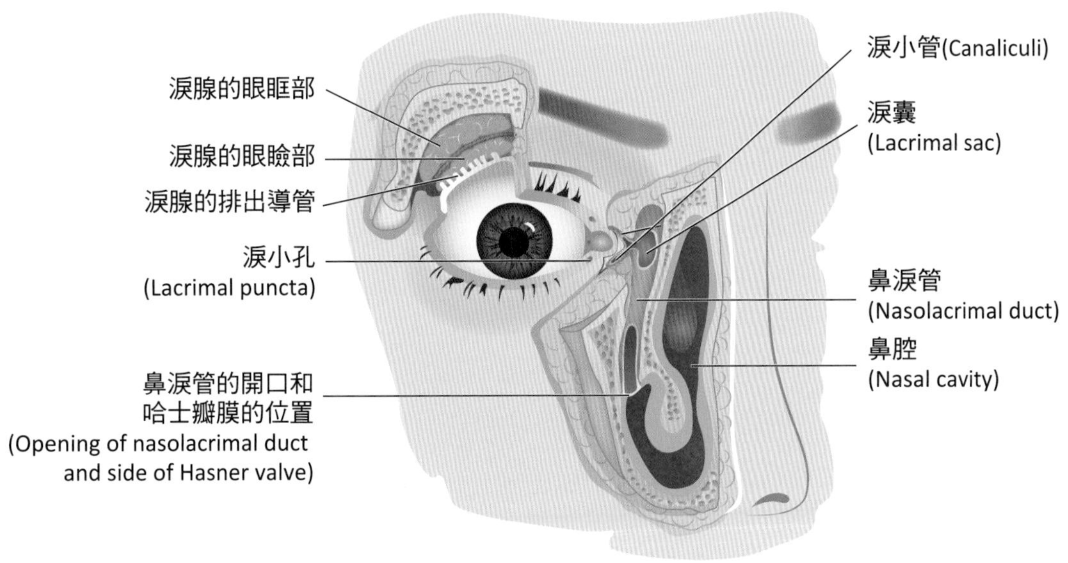

圖4-15 淚管

二、淚腺

淚腺系統由兩個部分所組成，一個是分泌系統(secretory system)，負責眼淚的製造和遞送；另一個是排泄系統(excretory system)，負責眼淚的清理。淚腺分泌的淚液排出到結膜囊後，經眼瞼的眨眼動作使其分布於眼球的前表面，並聚於內眥處的淚湖，再由接觸眼表面的淚小點和淚小管的虹吸作用進入淚囊。閉眼時眼輪匝肌(orbicularis oculi muscle)的收縮會使淚囊擴張，同時眼瞼朝後淚脊拉去，這拉力作用於環繞淚囊的筋膜上，造成淚小管收縮而產生負壓（圖4-16）。這負壓和幫浦作用幫助將眼淚拉進淚囊中，然後因地心引力及組織彈力繼續流下，經鼻淚管而進入鼻子的下鼻道鼻腔，最後流到喉嚨後面經黏膜再吸收。原發性淚腺分泌問題常見於老年人，次發性淚腺分泌問題常見於自體免疫疾病例如修格連氏症(Sjögren's syndrome)，而化學物質灼傷或砂眼(trachoma)也會造成淚腺管徑阻塞。

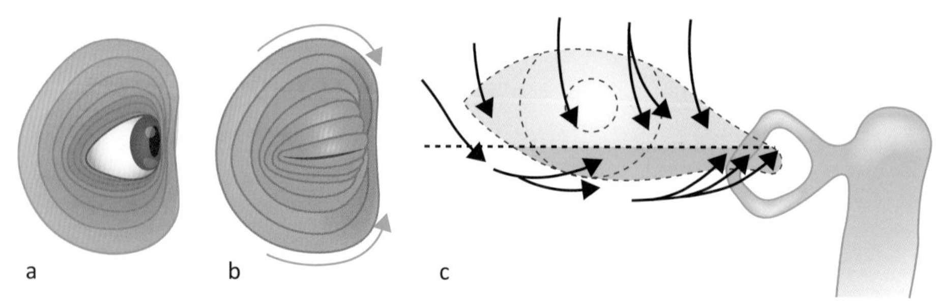

圖4-16　閉眼時眼輪匝肌的收縮會使淚囊擴張，同時造成淚小管收縮而產生負壓

三、淚液

人類淚液為弱鹼性透明液體，pH值約為7.4 (5.20~8.35)，水占98.2% (98~99%)，另外1.8%為鈉、鉀、鈣、鎂、氯等電解質及許多小分子物質，可以調節淚液及角膜上皮細胞之間液體的流動，緩衝淚液中的酸鹼值，也可以控制細胞膜的通透性。還有少量蛋白質、無機鹽、免疫球蛋白（主要為IgA和IgG）、溶菌酶、補體系統等。淚液具有屈光、保護、潤滑、營養角膜的作用，可促進眼角膜氧氣交換，且含有抗菌成分，對角膜和眼球外部的潤滑非常重要。

淚液的分泌分為基礎分泌和反射性分泌，基礎分泌不受外界刺激的影響也不受神經支配，呈持續性微量淚液分泌，大約每分鐘1.0 μL。反射性分泌是由於外界刺激或情緒激動引起自主神經反射性的淚液分泌，反射性大量分泌淚液時甚至可達基礎淚液量的10倍以上，用於清洗眼表組織，稀釋毒性物質等。

淚液所含的電解質成分和血漿大致相同，其中以鉀離子與血液中的差異最大。人體95%的鉀元素位於細胞內，僅5%位於血液中。細胞內正常的鉀離子平均值為146 mEq/L，血清正常血鉀值介於3.5~5.5 mEq/L，血漿正常血鉀值則介於3.5~5.0 mEq/L之間，而淚液中之鉀離子濃度約為36 mEq/L，相當於正常人體內可自由滲透交換鉀的量34~45 mEq/kg。

四、淚液膜

眼睛透過眨眼反射，把淚液均勻地敷布在角膜上皮前表面形成一層淚液膜。淚液膜厚約7~10μm，從外至內由三部分組成（圖4-17），依次為脂肪層(lipid layer)、水樣層(aqueous layer)和黏液層(mucus layer)。

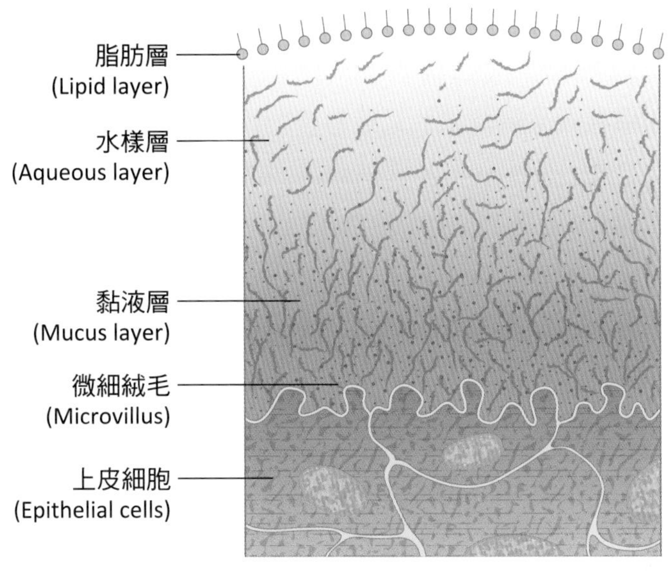

圖4-17 淚液膜

脂質層的油脂主要由瞼板腺(meibomian gland)及蔡氏腺(gland of Zeis)、莫氏腺(gland of Moll)所分泌，能幫助減緩淚液的蒸發。內分泌系統會影響人體脂肪的新陳代謝，研究顯示若雄性激素(androgen)缺少會影響瞼板腺功能而影響淚膜脂質層的穩定性。水樣層厚約6~7 μm是淚膜的主體，主要成分是由主淚腺和克勞斯腺(gland of Krause)、沃夫寧氏腺(gland of Wolfring)等副淚腺所分泌的淚水。黏液層的主要成分是結膜杯狀細胞(goblet cells)分泌的黏液素(mucin)，具備親水和親油雙極性，能幫助非親水性的角膜及結膜上皮細胞將淚液吸附在其表面與均勻分布。

淚膜穩定是由分泌(secretion)、排出(drainage)與蒸發(evaporation)多重機制調整，只有當這三層的成分是飽滿平衡的時候，角膜才能得到適當的營養和保護。若是淚膜這三層的成分失去平衡或被破壞，則眼睛就會覺得乾澀及異物感。

五、淚液評估

淚液分泌系統(secretory system)的評估可以分成淚液品質及淚液量。

1. 淚液品質：為使用裂隙燈顯微鏡的鈷藍色濾光燈，加上在角結膜滴螢光染劑來觀察，此用來測量淚膜的裂解時間(the tear break-up time, BUT)，以幫助評估淚膜的油脂和黏液品質。黏液層異常或角膜上皮細胞表面異常，可導致淚膜破裂時間縮短而形成眼乾燥症，故臨床上常透過檢測淚膜裂解時間以判斷淚膜穩定程度。
2. 淚液量：大多採用淚液試紙測試，又稱為修門氏檢查(Schirmer's test)（圖4-18）。修門氏檢查的作法是將一條5 mm × 35 mm，一端折彎5 mm的濾紙直接掛於受檢者下眼瞼外側1/3處，囑受檢者輕閉雙眼，經過5分鐘之後檢視試紙被淚液濕潤的長度。若檢查前點了表面麻醉劑，則該試驗主要評價副淚腺功能，以短於5 mm為異常；若檢查前未點表面麻醉劑，則主要評價主淚腺功能，以短於10 mm為異常。

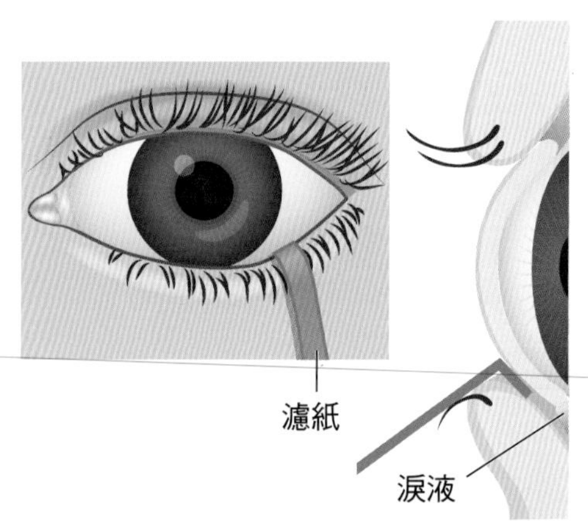

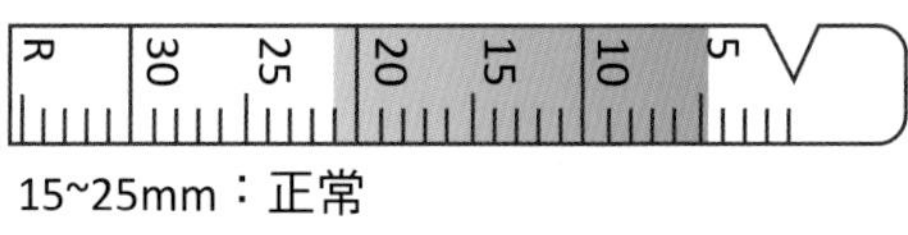

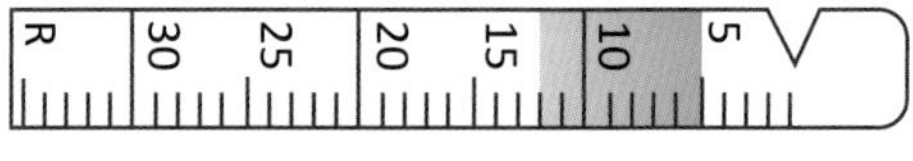

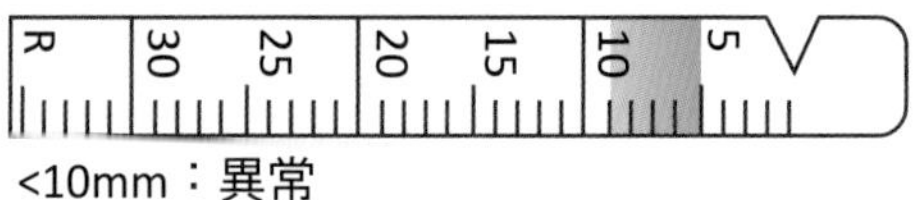

圖4-18 修門氏檢查(Schirmer's test)（未點表面麻醉劑）

4-4 眼外肌

眼外肌 (extraocular muscles, EOMs) 為橫紋肌（圖 4-19），靠著堅韌的肌鍵連接到眼球，主要負責眼球運動。每個眼球各有 4 條直肌 (rectus muscles) 和 2 條斜肌 (oblique muscles)。眼外肌由腦神經 (cranial nerve) 所控制，在腦神經與眼外肌的神經肌肉接合處之神經傳遞物質 (neurotransmitter) 為乙醯膽鹼 (acetylcholine)。每條眼外肌的外面都包覆著筋膜 (fascia)，在靠近肌肉止端處，筋膜與 Tenon 氏囊相連。眼球筋膜也稱眼球肌膜鞘，是密集且富有彈性的結締組織，主要負責眼球運動時能平滑地運轉。球後視神經炎 (retrobulbar neuritis) 患者眼球轉動時常感到疼痛，乃因視神經鞘與眼外肌的肌膜鞘緊密連結，眼球運動時會拉扯發炎的視神經鞘而產生痛覺。肌間中隔是一種像蜘蛛網的粘連物，把來自眼窩頂點的眼外肌連接在一起構成肌肉圓錐 (muscle cone)，眼窩這個肌肉圓錐起源的區域特別被稱為辛氏環 (annulus of Zinn)。眼球的 4 條直肌和上斜肌、提瞼肌都起源於辛氏環，只有下斜肌起源於前鼻側的眼窩底層。

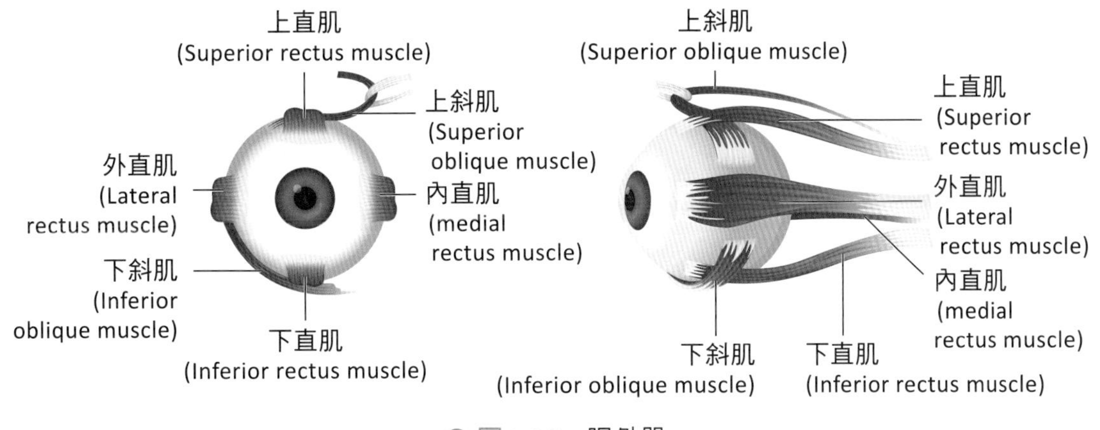

圖4-19 眼外肌

動眼神經分成上下兩個分枝，分別支配不同的眼外肌，上直肌是由對側第3對腦神經（動眼神經）的上部分枝所支配，血液由眼動脈的外肌肉分枝供給。下斜肌、下直肌和內直肌都是由同側第3對腦神經（動眼神經）的下部分枝所支配，血液都由眼動脈的內肌肉分枝供給。外直肌由第6對腦神經（外旋神經）支配，血液則由眼動脈的外肌肉分枝和淚腺動脈供給。

眼球四條直肌主要由前睫狀動脈分枝供應，其中除了外直肌為單獨一條血管供應，其餘內、上、下三條直肌均有兩條血管供應。眼外肌的血管同時會進入眼球內供應眼球前部的血流循環，所以斜視手術若同時執行多條眼直肌手術，有可能造成眼前房缺血的危險。

雙眼注視由遠到近的物體時，兩眼視軸同時向鼻側聚合的反射，稱為雙眼球會聚。雙眼球會聚是由於兩眼球內直肌反射性的收縮所導致，也稱為集合反射。它可使雙眼看近物時，物像能落在兩側視網膜的對應點上，形成清晰的單一視覺而不會出現複視。

一、直肌

直肌(rectus muscles)分別為上直肌(superior rectus, SR)、下直肌(inferior rectus, IR)、內直肌(medial rectus, MR)和外直肌(lateral rectus, LR)，它們均起源於眼眶底部視神經孔周圍的辛氏環，向前展開越過眼球赤道部，分別附著於眼球前部的鞏膜上。四條直肌的長度都約40 mm，離止端4~9 mm處變成肌腱，而肌止端之寬度約為10 mm，其中以內直肌為最大最強壯，下直肌為最短。

各條直肌的止點和角鞏膜緣的距離均不相同，內直肌最近為5.5 mm，下直肌為6.5 mm，外直肌為6.9 mm，上直肌最遠為7.7 mm。這個由上、外、下、內四條直肌沿圖上虛線呈螺旋形狀逐漸遞減的現象，特別稱之為蒂爾勞氏螺旋(spiral of Tillaux)（圖4-20），是進行眼部斜視手術時重要的解剖界標。

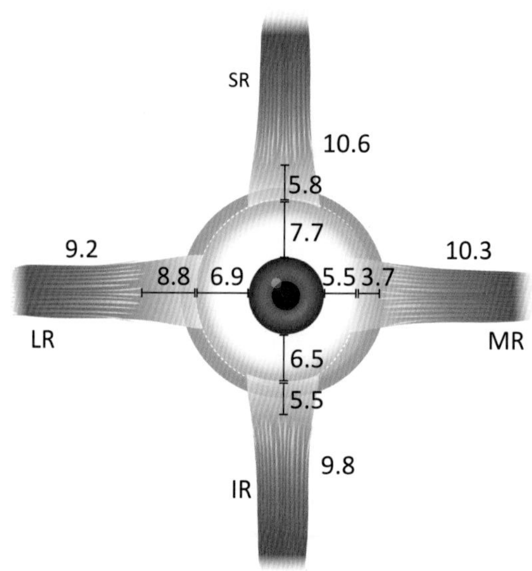

圖4-20　蒂爾勞氏螺旋(spiral of Tillaux)

內、外直肌的主要功能是使眼球向肌肉收縮的方向水平轉動。上、下直肌走向與視軸呈23°角（圖4-21），故若要鑑定單純一條上直肌的上舉(elevation)功能正常與否，最好請受試者眼球看相對於第一眼位的視軸外轉(abduction)約23°方向，再做上舉的動作。上、下直肌收縮時除了使眼球上、下轉動的主要功能外，同時還有使眼球內轉內旋、內轉外旋的作用。

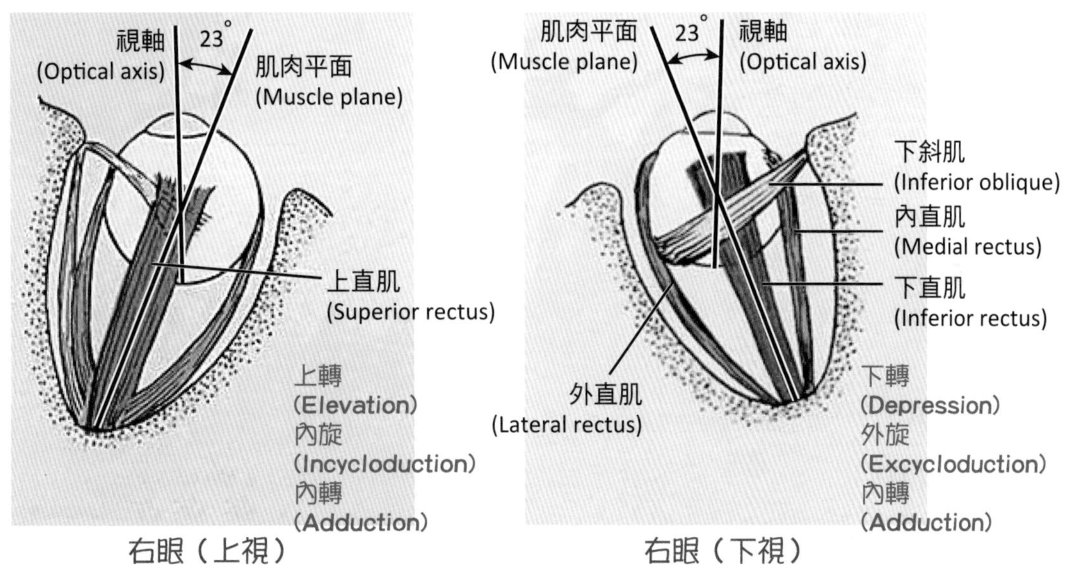

圖4-21　上、下直肌走向與視軸呈23°角

二、斜肌

斜肌(oblique muscles)分別是上斜肌(superior oblique, SO)和下斜肌(inferior oblique, IO)。上斜肌起源於眼眶底部辛氏環旁蝶骨體的骨膜，穿過滑車向後轉折，經上直肌下面到達眼球赤道部後方，附著於鞏膜的外上部。下斜肌起自眼眶下壁前內側，經下直肌與眶下壁之間，附著於赤道部後外側的鞏膜上。

上斜肌由第4對腦神經（滑車神經）支配，血液則由眼動脈的外肌肉或上肌肉分枝供給。下斜肌由第3對腦神經（動眼神經）支配，血液由眶上動脈的正中或下面的分枝供給。上斜肌的作用力方向與視軸呈54°角，下斜肌的作用力方向與視軸呈51°角（圖4-22），肌肉收縮時主要分別使眼球內旋(intorsion)和外旋(extorsion)；上斜肌亦可使眼球轉向下(infraversion)與外轉(abduction)，下斜肌亦可使眼球轉向上(supraversion)與外轉(abduction)。

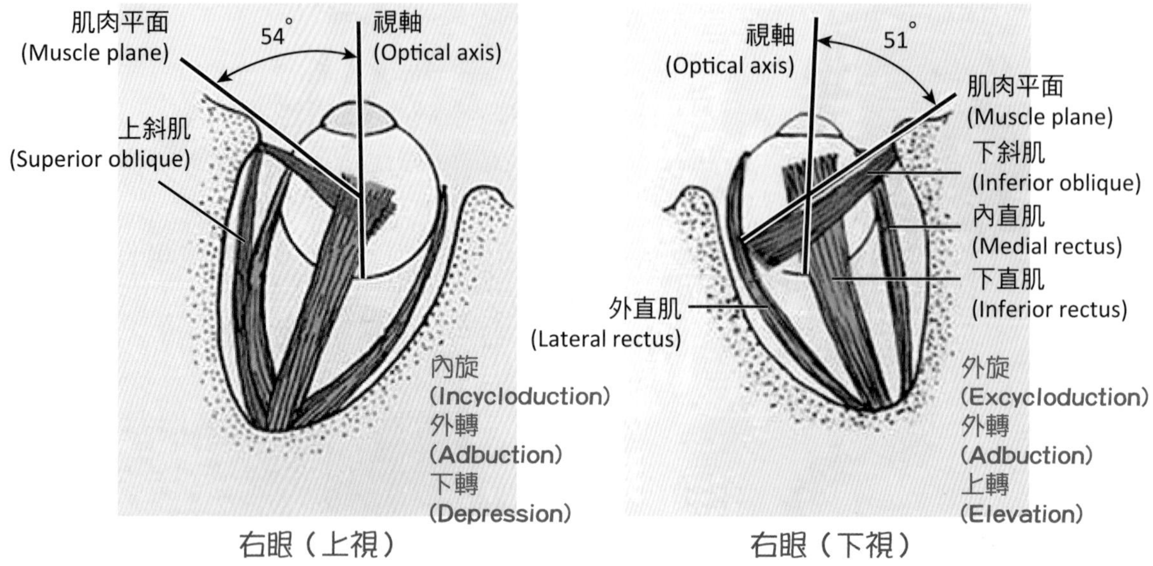

圖4-22　上斜肌的作用力方向與視軸呈54°角，下斜肌的作用力方向與視軸呈51°角

三、眼球運動

這6條眼外肌共同作用形成眼睛靈活而複雜的運動，包括內聚(convergence)、發散(divergence)、向上(supraversion)、向下(infraversion)、內轉(adduction)和外轉(abduction)。內聚是描述兩眼往鼻側方向的共軛(conjugate)運動，發散是描述兩眼往顳側方向的非共軛(disconjugate)運動。內轉是描述單眼往鼻側轉動，外展是描述單眼往顳側轉動（圖4-23）。

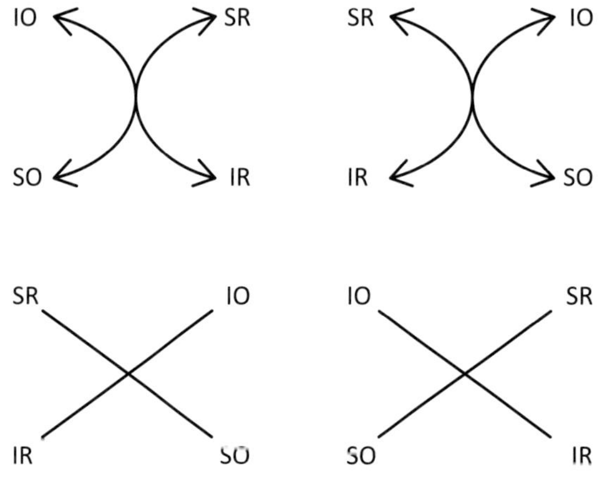

（說明）
此圖為面對病患，故圖的左邊為病人之右眼，右邊為病人之左眼。
IO (inferior oblique)：下斜肌
SO (superior oblique)：上斜肌
SR (superior rectus)：上直肌
IR (inferior rectus)：下直肌

圖4-23　眼球轉動的方向簡要記憶法

圖4-23之上半部為單一眼外肌收縮時，眼球的運動方向。右眼順時針轉動為內旋，逆時針轉動為外旋；左眼順時針轉動為外旋，逆時針轉動為內旋。

1. 上直肌為向上(supraversion)、內轉(adduction)、內旋(intorsion)。
2. 上斜肌為向下(infraversion)、外轉(abduction)、內旋(intorsion)。
3. 下直肌為向下(infraversion)、內轉(adduction)、外旋(extorsion)。
4. 下斜肌為向上(supraversion)、外轉(abduction)、外旋(extorsion)。

四、雙眼動作

圖4-23之下半部為雙眼動作時所使用到之眼外肌，彼此互為共軛肌(yoke muscle)。例如眼球往左下方看時，主要作用的眼外肌為左眼下直肌與右眼上斜肌；往右上方看時，主要作用的眼外肌為右眼上直肌與左眼下斜肌。往左上方看時，主要作用的眼外肌為左眼上直肌與右眼下斜肌；往右下方看時，主要作用的眼外肌為右眼下直肌與左眼上斜肌。

五、複視

複視就是將一個物像看成兩個的情況，其原因大多是眼外肌無力或麻痺所引起的斜視。而眼外肌是由腦神經所控制，故腦神經或大腦本身的疾病都有可能造成複視，例如核間性眼肌麻痺(internuclear ophthalmoplegia)會造成水平眼睛運動異常、重症肌無力(myasthenia gravis)患者除了表現眼瞼下垂外，眼外肌也會受到影響而產生複視情形；背中腦綜合徵(dorsal midbrain syndrome)造成的垂直運動異常，其病人眼位雖正常，但仍會抱怨雙眼複視。

複視又可分為單眼複視及雙眼複視。單眼複視是由於眼睛本身疾病所引起，常見原因有屈光不正（特別是散光）、角膜病變、白內障、水晶體脫位、虹膜萎縮、虹膜手術切除（成雙瞳孔）、玻璃體視網膜病。此外，歇斯底里症及詐盲也會產生單眼複視。雙眼複視則是眼外肌或其支配的腦神經病變所引起，原因包括肌無力症、糖尿病、甲狀腺突眼症、腦瘤、中風、動脈瘤、多發性神經硬化症、鼻咽癌、外傷等。

一般斜視病患中，要避免複視有兩個機制，一個是抑制(suppression)，一個是異常的視網膜對應(abnormal retinal correspondence)。相較於成人後天性的斜視，斜視的小孩因為視覺發育仍未成熟，比較容易形成抑制而不會有複視。斜視者可以藥物或手術治療，有些患者雖經視覺訓練仍有可能會造成無法回復的複視現象(intractable diplopia)。複視的病患也可以用遮蓋單眼或是稜鏡眼鏡治療，例如內斜病患配戴基底朝外的稜鏡鏡片。滑車神經(CN IV)因路徑長，頭部外傷容易導致滑車神經麻痺而造成垂直複視，病患為了中和此複視現象，常將頭部轉離患側肩膀處，故易有斜頸現象。

分離性垂直偏向(dissociated vertical deviation, DVD)為兩眼交替遮蓋時，被遮蓋患眼會上移及外旋轉，當移除遮蓋後患眼眼球會下移，但沒有相對應另一眼眼球下移現象，這是與一般斜視的神經支配法則相矛盾的一種眼球垂直運動異常。通常為雙眼，但程度可能不一致，患者常合併隱性眼球震顫和弱視，同時可與任何類型的斜視同時存在。其真正原因不明，因為偏斜的角度不穩定經常有變化，故可排除肌肉組織結構異常，而且由於與軒立頓(Sherrington)及赫林(Hering)定律相違背，故可否定為神經支配異常所致。一般不須特別處理，若考量美觀問題可考慮手術治療。

六、帕克斯三步驟測試

最常用來檢查斜視是由那一條眼外肌無力或麻痺所引起的方法，便是帕克斯三步驟測試(Parks three steps test)。

1. 第一步驟：例如患者描述看正前方時，其右眼所見影像較左眼低，則圈出右眼下方和左眼上方共四條肌肉（圖4-24）。

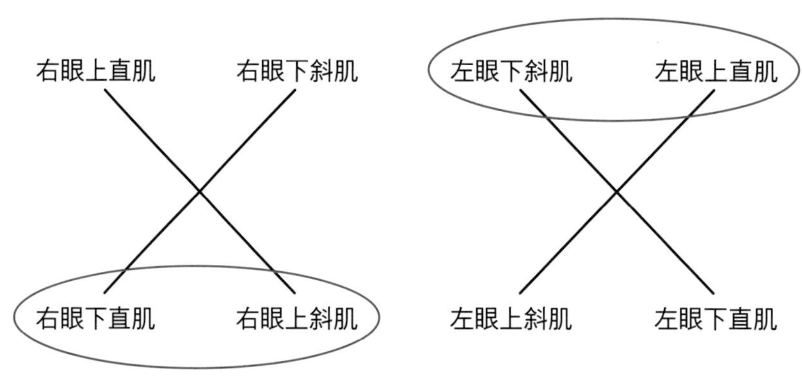

圖4-24　圈出右下和左上四條肌肉

2. 第二步驟：讓患者分別看右方和左方，假設看右方時症狀較嚴重，則圈出兩眼右側共四條肌肉（圖4-25）。

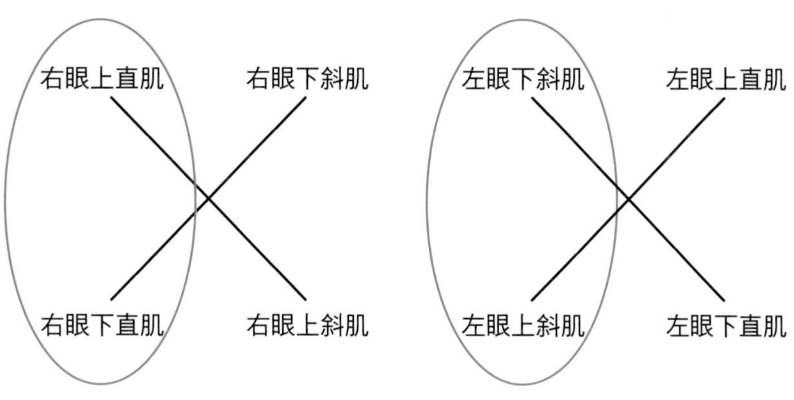

圖4-25 圈出右側的四條肌肉

3. 第三步驟：讓患者頭部分別向右側和左側傾斜45度，假設向右側傾斜時症狀較嚴重，則圈出兩眼右側傾斜共四條肌肉（圖4-26）。

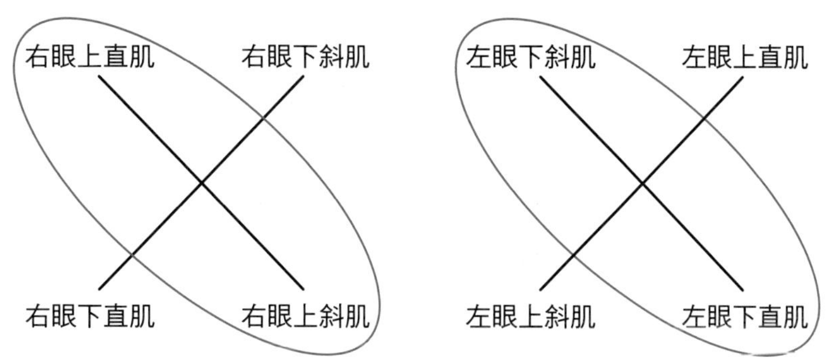

圖4-26 圈出右側傾斜的四條肌肉

將此三步驟重疊交集便可得出患者是左眼下斜肌麻痺的問題（圖4-27）。

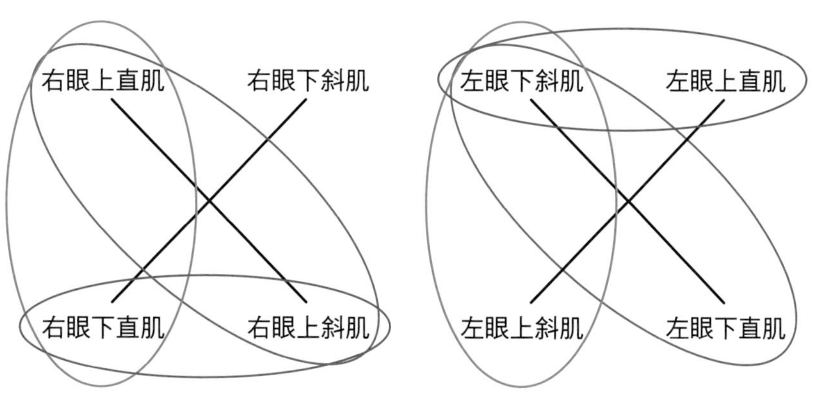

圖4-27 重疊交集得出左眼下斜肌麻痺

4-5 眼眶

一、眼眶組成

眼眶(orbit)（圖4-28）為四稜錐體形的骨質眼窩，對眼球扮演保護的作用，同時也是眼外肌附著的骨架。眼眶的開口向前，尖朝向後略偏內側，由7塊骨頭組成，即額骨(frontal bone)、蝶骨(sphenoid bone)、篩骨(ethmoid bone)、顎骨(palatine bone)、淚骨(lacrimal bone)、上頜骨(maxilla bone)和顴骨(zygomatic bone)，這7塊骨頭共同構成眼眶的四個壁：頂層(roof)、底層(floor)、內側壁(medial wall)和外側壁(lateral wall)。外側壁和眼窩頂層及底層的前側是相連的，後側以上眼眶裂(superior orbital fissure)和以下眼眶裂(inferior orbital fissure)間鄰。

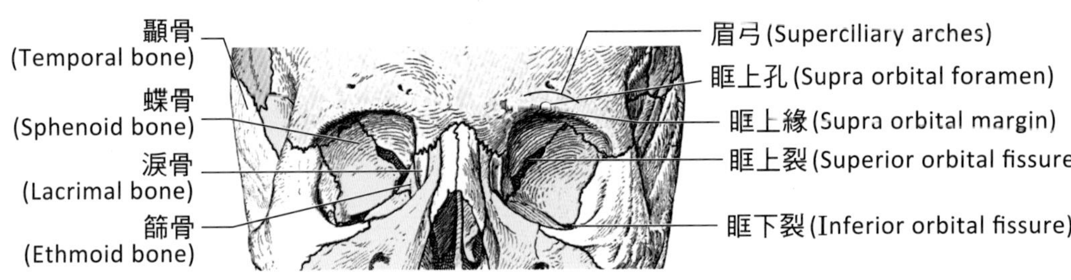

圖4-28　眼眶

二、眼眶壁

眼眶四個壁中以外側壁最堅硬，此壁是由顴骨和蝶骨翼所組成，其前緣稍微偏後故眼球曝露較多，有利於外側視野開闊，但也增加了外傷的機會。其他三壁骨質較薄，較易受外力作用而發生骨折，且與額竇、篩竇、上頜竇等相毗鄰，在這些鼻竇發生病變時有時會波及眶內。內側壁是眼眶四個壁中最薄的，由上頜骨、淚骨、篩骨和蝶骨等四塊骨頭所組成，其中篩骨非常薄而容易碎裂，且與鼻竇相鄰，導致鼻竇腔的感染容易經由破損或穿孔的篩骨進入眼窩，甚至藉由眼窩靜脈進入大腦。淚器系統中之淚囊(lacrimal sac)位於淚骨(lacrimal bone)和上頜骨(maxilla bone)之間的淚溝(lacrimal groove)（圖4-29）。

眼窩底層包含上頜骨、顴骨和顎骨三塊骨頭，在眼球受到鈍器等外力撞擊時，震盪性的壓力推擠容易造成此底層和內側壁的爆裂性骨折(blow-out fracture)，進而造成眼球內陷(enophthalmos)的症狀（圖4-30）。

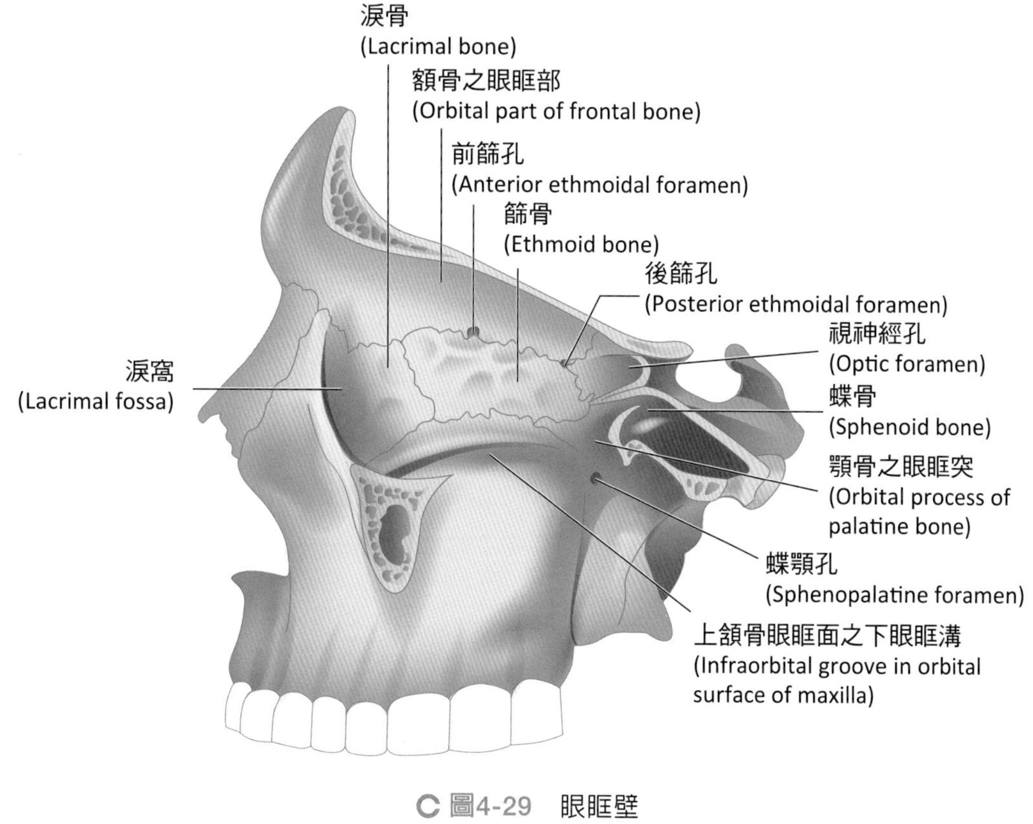

圖4-29 眼眶壁

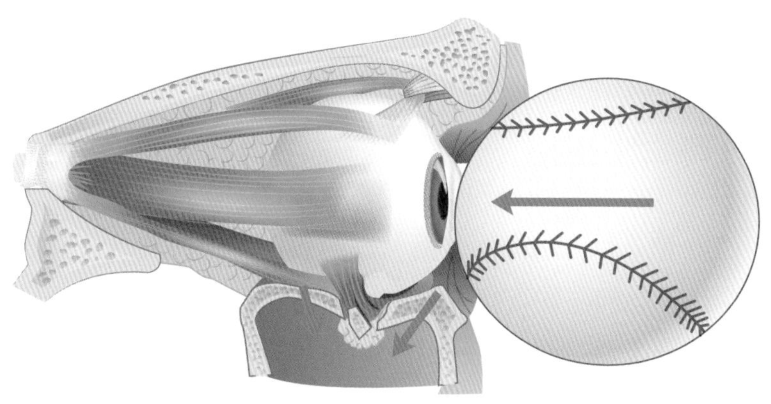

圖4-30 爆裂性骨折造成的眼球內陷

成人眼窩之體積接近30 c.c.，而眼球部分只佔全部空間的1/5，脂肪和肌肉構成其餘的大部分。眼眶頂部之缺陷，如神經纖維瘤病，可能使腦部的搏動傳至眼球。

三、眼眶尖部

眼眶尖部(orbital apex)有視神經孔(optic foramen)和視神經管、上眼眶裂(superior orbital fissure)和下眼眶裂(inferior orbital fissure)等主要結構，是所有眼睛神經及血管進入之處，也是除了下斜肌之外所有眼外肌的起源處。若此處損傷發炎易引起眼眶尖端部症候群(orbital apex syndrome)，症狀包括視力喪失、視神經病變及眼肌麻痺。眼眶尖端部症候群也容易與上眶裂症候群(superior orbital fissure syndrome)、甲狀腺相關眼疾(thyroid associated orbitopathy)及頸動脈－海綿竇瘻管(carotid-cavernous fistula)等疾病一樣，會同時造成雙眼複視(binocular diplopia)與眼窩突出(exophthalmos)。

眼球四條外直肌在眼窩頂點連接在一起圍成一圈，構成肌腱總環(common tendinous ring)，又被稱為辛氏環(annulus of Zinn)。辛氏環再和上斜肌共同構成肌肉圓錐(muscle cone)，乃四條眼直肌及上斜肌、提上眼瞼肌的共同起端。

上眼眶裂(superior orbital fissure)位於蝶骨體部及大翼與小翼之間，上眼靜脈(superior ophthalmic vein)及淚神經(CN V1)、額神經(CN V1)和滑車神經(CN IV)通過此裂的外側部且位於辛氏環的外面。動眼神經(CN III)之上、下分枝和外旋神經(CN VI)、鼻睫神經(CN V1)通過此裂的內側部且位於辛氏環內。視神經(CN II)、交感神經及眼動脈通過蝶骨小翼上的視神經管和視神經孔，而且同時位於辛氏環內（圖4-31）。

四、海綿竇

海綿竇(cavernous sinus)是位於蝶鞍兩側硬腦膜的內側腦膜與外側骨內膜層間不規則的腔隙，左右各一。由於海綿竇內有許多包有內皮的纖維小樑，將其腔隙分隔成許多相互交通的小腔，使之狀如海綿而得名。海綿竇內有頸內動脈和一些腦神經通過，其外側壁與第3~第6對腦神經的行程關係密切，在前床突和後床突之間外側壁的內層中，由上而下依次排列著動眼神經(CN III)、滑車神經(CN IV)、三叉神經的眼分枝(V1)和上頷分枝(V2)（圖4-32）。若海綿竇的外側壁受到病灶影響，外旋神經(CN VI)因不在外側壁未受到影響，故外直肌的功能會比其他眼外肌相對正常。

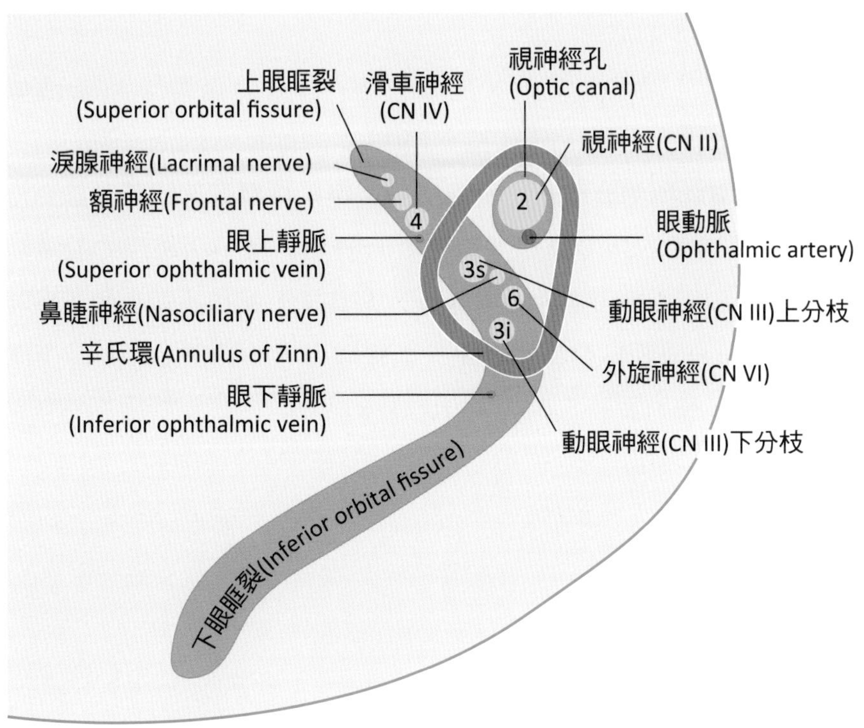

圖4-31 右眼眶尖部上眼眶裂與辛式環內之神經和血管

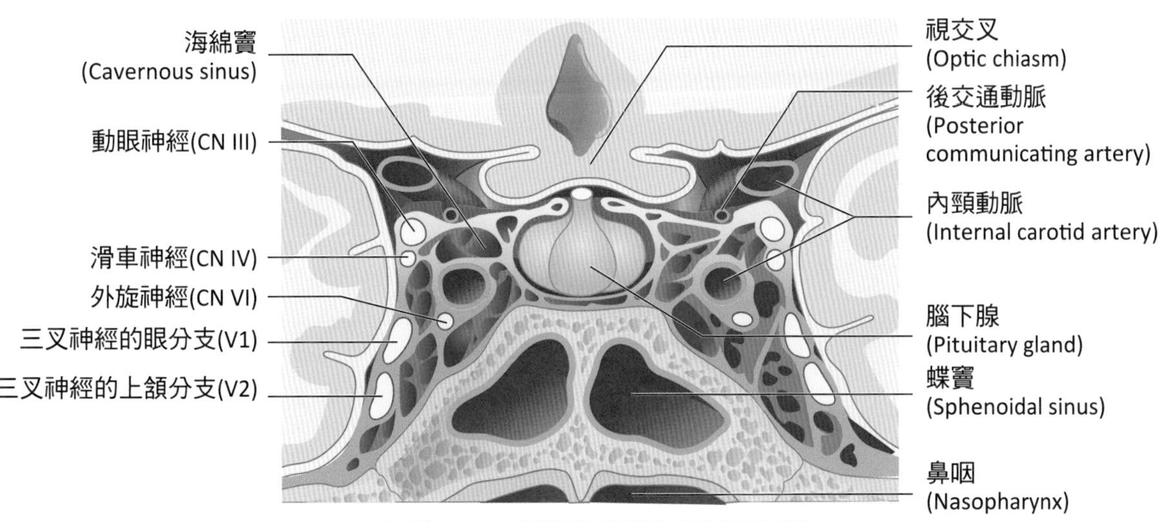

圖4-32 通過海綿竇的冠狀切面圖

五、骨性眼窩評估

骨性眼窩的評估可採用傳統的X光放射線(X-ray)攝影、超音波掃描(sono B-mode)、電腦斷層掃描(CT scan)或核磁共振(magnetic resonance imaging, MRI)等檢查。照X光檢查時，需就所想要檢查部位的最佳視野，選擇最適當的拍攝角度以避免被其他構造干擾，比較常用的角度是直接用患者的前額和鼻子貼底片的前後照片，稱為卡德維爾氏圖(Caldwell's view)顯示眼窩邊緣，尤其是上面和側面。如果懷疑有爆裂性骨折(blow-out fracture)或額骨鼻竇腫脹時，則採取患者的頸部上仰同時下巴朝向底片的姿勢拍攝前後照片，稱為瓦特氏圖(Water's view)。

CHAPTER

05

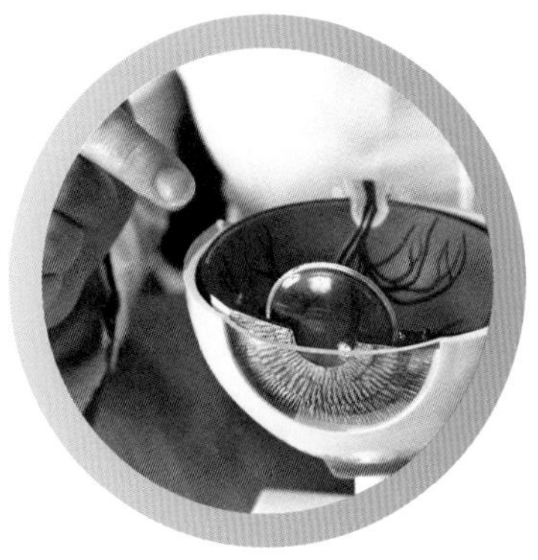

眼睛的神經

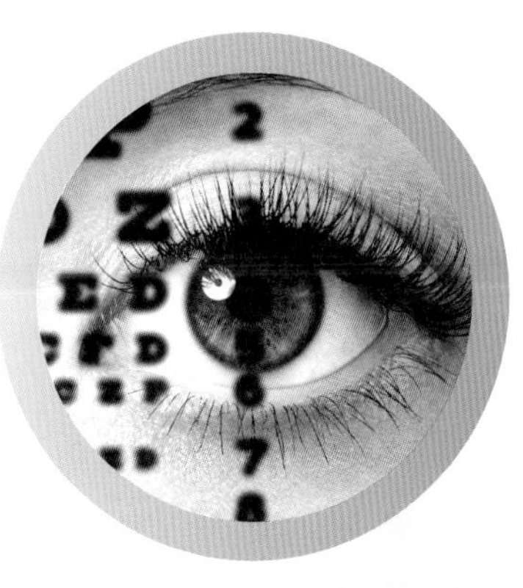

本章大綱

5-1 視覺路徑

視覺路徑（圖5-1）簡稱視路(visual pathway)，是視覺訊息從視網膜感光受器開始到大腦枕葉視中樞的傳導路徑，臨床上通常指從視神經(optic nerve)開始，經視交叉(optic chiasm)、視束(optic tract)、外側膝狀體(lateral geniculate body)、視放射(optic radiation)到枕葉的視覺中樞(visual cortex of occipital lobe)的神經傳導路徑。除了視覺路徑之外，視覺系統還包含了大腦的其他部分以進行影像的辨別、解釋和眼睛運動的協調統合。

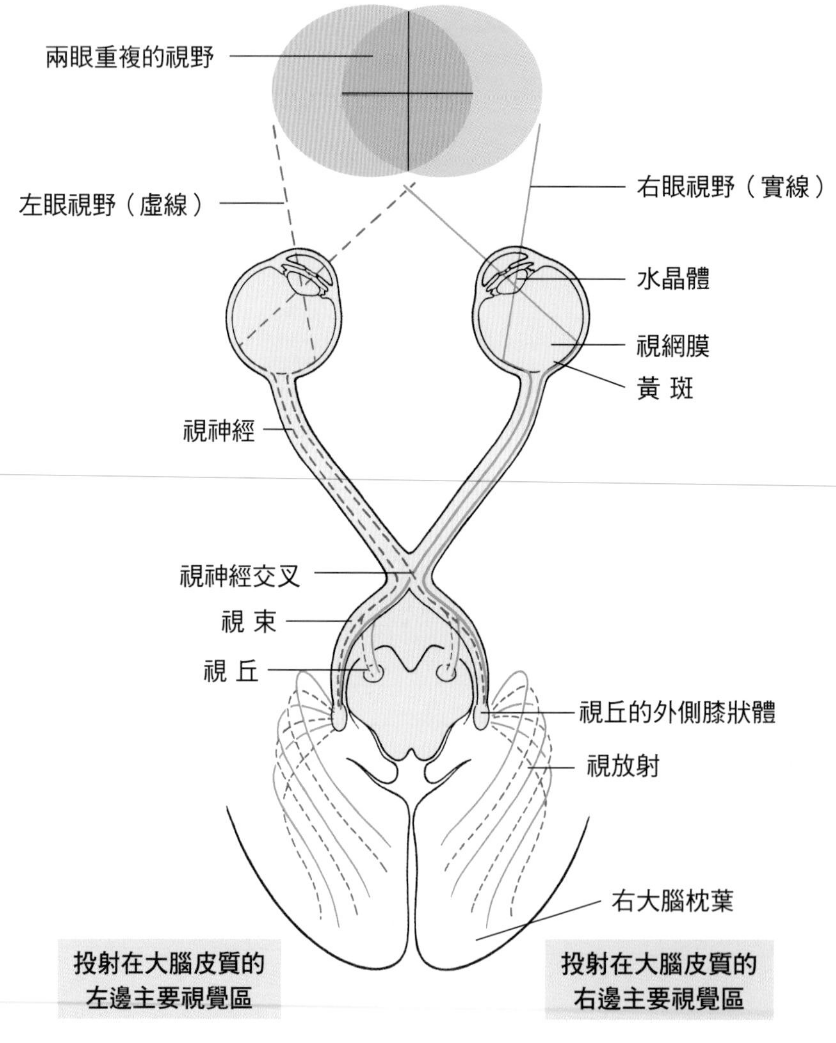

圖5-1 視覺路徑

光線刺激由眼睛的視網膜感光細胞(photoreceptor cell)接收後，首先將訊號傳遞到雙極細胞(bipolar cells)，之後傳到視網膜節細胞(retinal ganglion cells)，並經由視神經將訊息傳送出眼睛。左、右兩眼的節細胞纖維形成左、右兩條視神經(optic nerve)，兩條神經纖維在訊息傳遞到大腦的途中會先形成視交叉(optic chiasm)，在此處左及右側視野的神經纖維會匯集成右、左兩條視束(optic tract)，並將70~90%神經纖維傳到丘腦兩側的外膝狀核(lateral geniculate nucleus)。接著再藉由視放射(optic radiation)傳到枕葉(occipital lobe)的初級視覺皮質(primary visual cortex)。一般將此路徑所經之神經元分為3級：

1. 1級神經：雙極細胞。
2. 2級神經：神經節細胞(ganglion cells)。視神經、視交叉及視束皆為ganglion cells的軸突(axon)所形成。視網膜神經節細胞一般又可分為M型細胞（與桿細胞功能較相關）、P型細胞（與錐細胞功能較相關）及K型細胞（混合型）。
3. 3級神經：在外側膝狀體(LGB)內，往上會投射到視覺皮質(visual cortex)。

部份的視束會將訊息傳遞到中腦的其他部位：上丘(superior colliculus)與眼球跳視有關；下視丘的前頂蓋(pretectum)與瞳孔光反射有關；交叉上核(suprachiasmatic nucleus)與生物時鐘有關；腹外側視前核(ventrolateral preoptic nucleus)與睡眠調節有關等。

一、視神經

視網膜感光受器的神經衝動經外網狀層傳至雙極細胞，再經內網狀層傳至神經節細胞，由神經節細胞發出的神經纖維向視盤(optic disc)匯聚成視神經(optic nerve)。視神經是第2對腦神經(CN II)，從視盤至視交叉前腳，全長約40~50 mm，長度比眼窩提供的空間要長一些，使眼球在轉動時神經不會產生張力，依據部位可以將之劃分為球內段、眶內段、管內段和顱內段四個部分，其中最長的部分是眶內段。球內段從視盤開始，神經纖維成束穿過鞏膜篩板(lamina cribrosa)，深約1 mm，垂直直徑約1.5 mm。

視神經纖維在球內段沒有髓鞘包圍，穿過篩板離開眼球之後被包覆在由寡突膠質細胞(oligodendrocytes)纏繞形成的髓鞘(myelin sheath)裡，故眼球內視神經盤直徑較球後視神經直徑稍細一些。視神經在眼眶尖部(orbital apex)通過辛氏環(annulus of Zinn)，然後穿入視神經管(optic canal)，之後通過大腦外層堅硬的硬腦膜進入顱腔中。

人類的神經系統(nervous system)可分為中樞神經系統(centrol nervous system, CNS)及周邊神經系統(peripheral nervous system, PNS)等兩大部份。其主要由下列細胞或組織所構成：(1)神經元(neuron)；(2)神經膠質細胞(neuroglia)；(3)許旺氏細胞(schwann's cell)；(4)腦膜(meninges)；(5)結締組織。

1. 神經元：神經元為特化而能接收、傳遞刺激或產生反應的細胞，其細胞核較一般細胞為大，呈圓形，常規染色下淡染色且有明顯之核仁。神經細胞多具有細胞突起形成之軸突(axon)與樹突(dendrites)。
2. 神經膠質細胞：中樞神經系統中目前已發現四種不同類型的神經膠質細胞，包括室管膜細胞、星形膠質細胞(astrocyte)、寡突膠質細胞(oligodendrocyte)及微膠質細胞(microglia)。其中星形膠質細胞負責中樞神經系統之營養與支持，並與微血管形成血腦障壁(blood-brain barrier)，提供中樞神經系統中穩定而不受干擾之微環境；寡突膠質細胞主要在中樞神經系統內形成髓鞘(myelin sheath)，提供神經電位傳導上之絕緣。一個寡突細胞可同時與多條神經軸突形成多個髓鞘；微膠細胞為中樞神經系統內之巨噬細胞，主要功能在吞噬壞死或不正常之組織或細胞。
3. 許旺氏細胞：許旺氏細胞可包纏一條神經纖維（有髓鞘神經）形成單一髓鞘，或圍繞多條神經纖維（無髓鞘神經），提供周圍神經纖維在電位傳導上之絕緣、支持與保護之功能。
4. 腦膜：腦膜為中樞神經系統外特化之結締組織，可分為硬腦膜(dura mater)、蜘蛛膜(arachnoid)及軟腦膜(pia mater)三層。提供中樞神經系統物理性支持與保護。
5. 結締組織：周圍神經系統之結締組織分為神經外膜(epineurium)、神經束膜(perineurium)及神經內膜(endoneurium)，由外向內將神經分隔成不同束狀區域，有豐富的血管分布其間提供營養的功能。

二、視交叉

視交叉(optic chiasm)是兩條視神經在腦下垂體(pituitary body)上方的交會處，此處的神經纖維分兩組，來自兩眼視網膜鼻側的53%纖維交叉至對側的視束(optic tract)，來自顳側的47%纖維不交叉，故視交叉為視覺路徑中受到傷害時造成雙眼視野缺損的最前面組織。鼻側的神經纖維負責顳側視野，經過視交叉之後便進入到對側的大腦半球，這個交叉現象在立體視覺上扮演了重要的角色。

三、視束

視束(optic tract)又稱視索或視徑，為視神經纖維離開視交叉之後，新結合的鼻側和顳側神經纖維分成左右兩組繞大腦腳至外側膝狀體(lateral geniculate body)。來自下半部視網膜的神經纖維（包括交叉的和不交叉的）位於視索的腹外側(ventrolateral portion)，而來自上半部視網膜的神經纖維（包括交叉的和不交叉的）位於視索的背內側(dorsomedial portion)，黃斑部神經纖維起初位於中央，之後移向視索的背外側。

四、外側膝狀體

外側膝狀體(lateral geniculate body)位於大腦腳外側，是由外側膝狀體的細胞核所組成的一個隆起，接受由視徑傳來的神經纖維，其血液循環主要由內頸動脈的分枝前脈絡叢動脈(anterior choroidal artery)支配供應（圖5-2）。

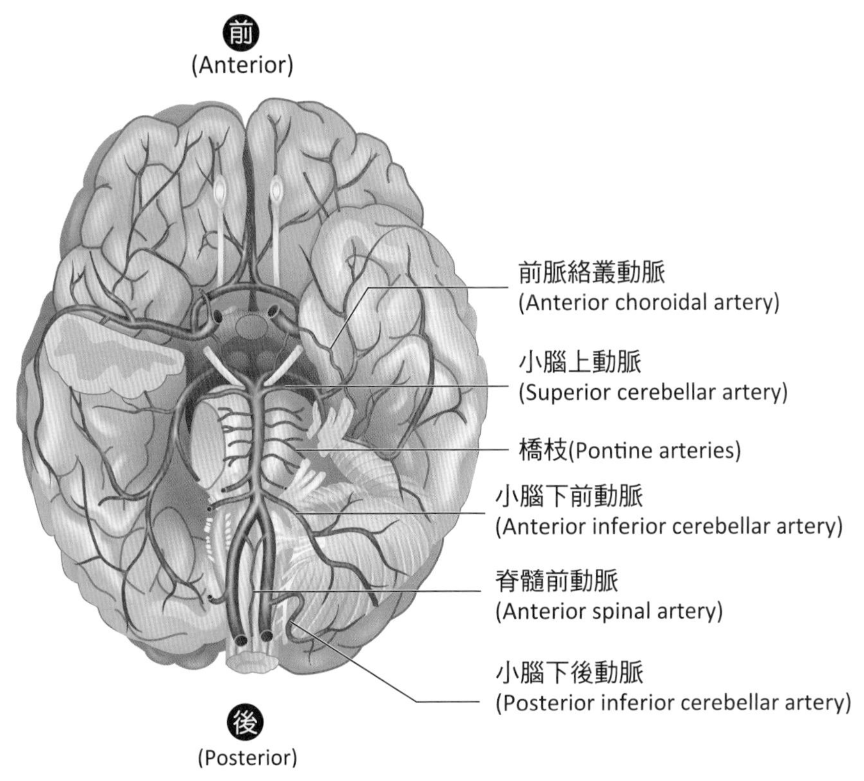

圖5-2 外側膝狀體主要由前脈絡叢動脈支配供應

由視網膜神經節細胞發出的神經纖維，約70~90%在此與外側膝狀體的節細胞形成突觸，換神經元後再進入視放射。外側膝狀核具有六層組織結構（圖5-3），其中第1、4、6接受來自對側眼的視神經纖維（鼻側），第2、3、5接受來自同側眼的視神經纖維（顳側）。其中第1、2層（M型細胞層）接受來自M型視網膜節細胞的神經纖維，其他層（P型細胞層）則主要接受來自P型視網膜節細胞的神經纖維。在各層的腹側之間還有一些小細胞則接受來自K型視網膜節細胞的神經纖維。外側膝狀核亦接受大量來自視覺皮質第六層的回饋連結。

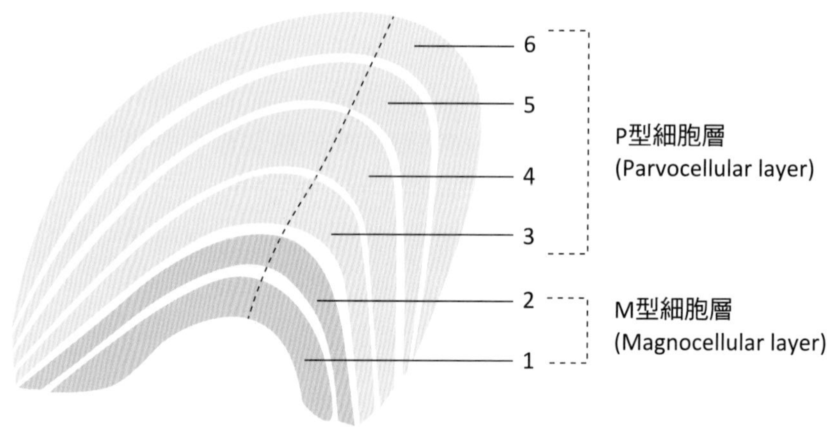

圖5-3　外側膝狀體組織分為6層

五、視放射

視放射(optic radiation)即側膝核距束(geniculocalcarine pathway)，是聯繫外側膝狀體和枕葉皮質的神經纖維結構。交換神經元後的神經纖維，通過內囊和豆狀核的後下方呈扇形散開，分成背側、外側及腹側三束，繞側腦室下角到達枕葉。在視放射上面的部分含有來自視網膜上部的神經纖維，視放射下面的部分含有來自視網膜下部的神經纖維，視放射中心的部分含有來自視網膜黃斑部區域的神經纖維。

六、視覺皮質

視覺皮質(visual cortex)位於枕葉的禽距溝(calcarine sulcus)周圍，主要包括初級視覺皮質以及外紋狀皮質(extrastriate visual cortex)。初級視覺皮質又稱紋狀皮質(striate cortex)，主要位於大腦枕葉皮質布羅德曼分區(Brodmann area)的第17號區域(area 17)，即禽距裂上、下唇和枕葉紋狀區，是大腦皮質中最薄的區域，由大腦後動脈(posterior cerebral artery)血液供應養分。初級視覺皮質主要能夠分析物體的顏色、動作及形狀。每側與雙眼同側一半的視網膜相關聯，如左側視皮質與左眼顳側和右眼鼻側視網膜相關。視網膜上部的神經纖維終止於禽距裂上唇，下部的纖維終止於下唇，黃斑部纖維終止於枕葉紋狀區後極部。

Brodmann氏數列圖中將大腦皮質以組織學角度劃為52個區域，稱為布羅德曼分區。禽距溝(calcarine sulcus)位於大腦半球內側面，始於胼胝體後端下方，向後延伸至枕葉，為視覺皮質的重要標記（圖5-4）。

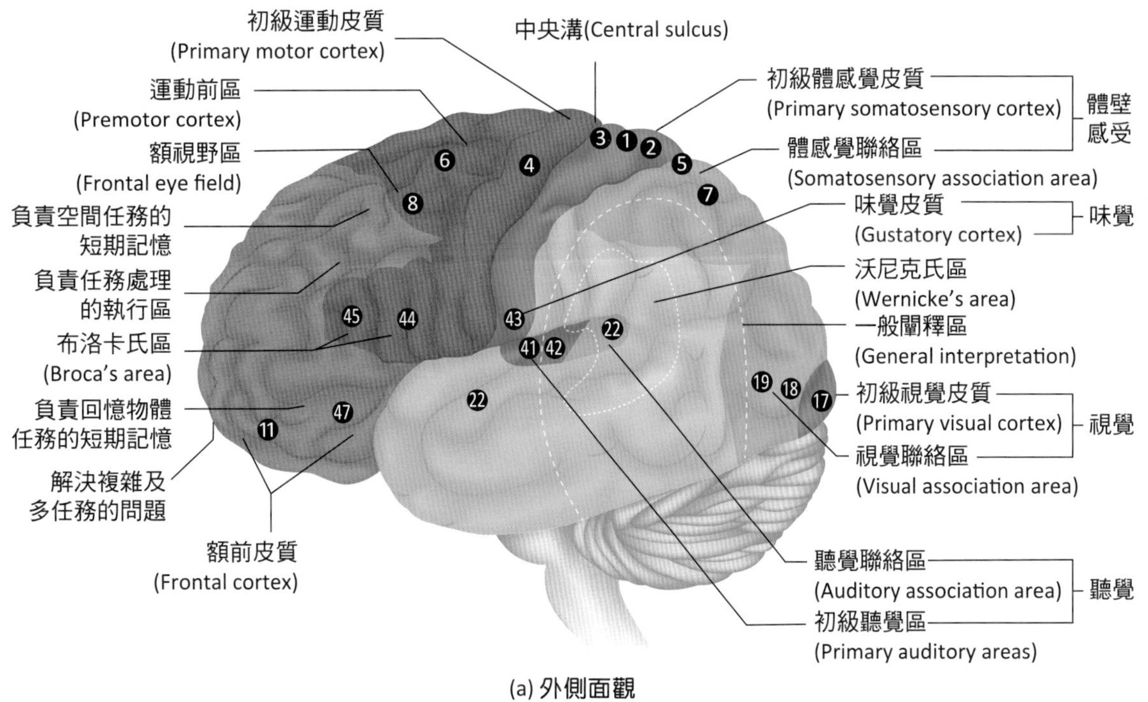

圖5-4 布羅德曼分區

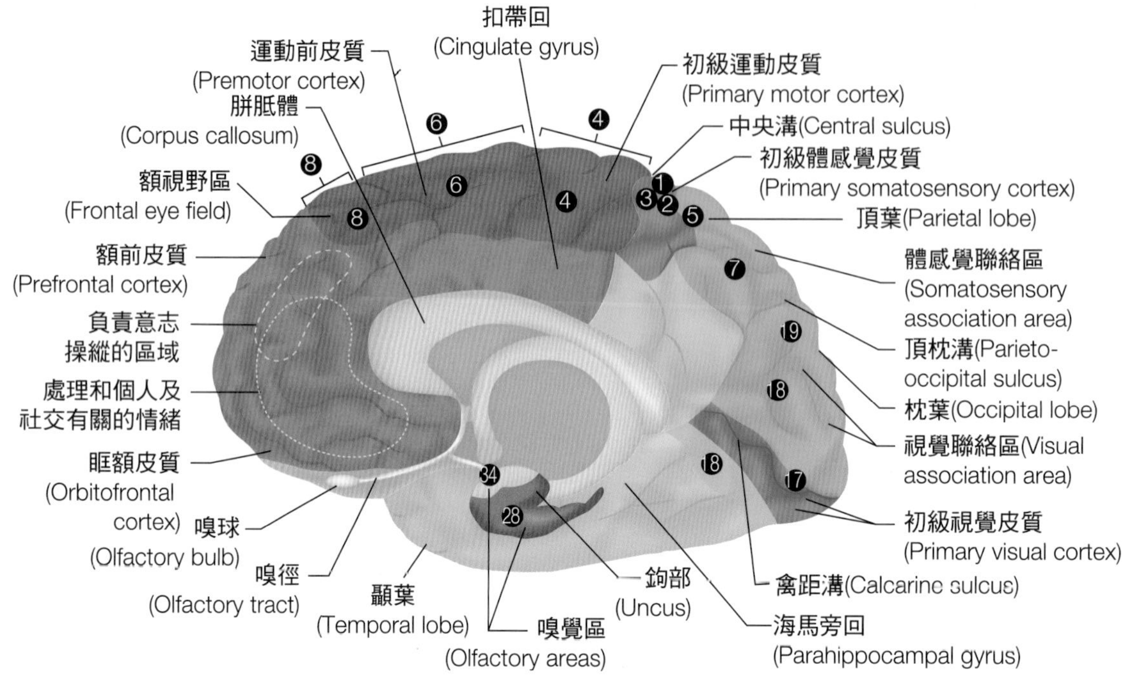

(b) 側切面觀

圖5-4　布羅德曼分區（續）

視覺皮質可以再細分為六層，其中所有視放射束的神經纖維皆會連結到初級視覺皮質的第四層（又分為a、b、c三個亞層）。來自外膝狀核M型細胞層纖維終止於4c α，P型細胞層纖維終止於4c β，K型細胞層纖維終止於4a。

人類視網膜所得自外界的訊息中，70~80%會傳到外側膝狀體與大腦枕葉的紋狀皮質，另外20~30%訊息會傳到中腦的上丘，中腦的上丘是視覺或其他刺激所引起的眼球運動反射中樞。由於視神經纖維在視覺傳導路徑的各個部位排列不同，所以在神經系統某部位發生病變或損害時，對視覺纖維的損害各異，表現為特定的視野異常，這在臨床診斷中具有重要的意義。例如視神經炎主要影響的是黃斑部區域的神經纖維，其視野變化為出現中心盲點；右側眼窩動脈瘤若壓迫到視神經，可能會引起右側單眼視野半盲或全盲（圖5-5 A~C）。腦下垂體腫瘤易侵犯視交叉的部位，造成雙眼顳側半盲

（圖5-5 D）；右側視束病灶之視野缺損為兩眼左側同側半盲（圖5-5 E）；右側大腦頂葉(parietal lobe)下半部的視放射受到傷害，會造成雙眼左側上方的視野缺損(pie in the sky)（圖5-5 G）；上半部的視放射受到傷害，會造成雙眼左側下方的視野缺損(pie in the bottom)（圖5-5 H）；若腦傷位置在右側枕葉的視覺皮質區域(visual cortex)，則會造成雙眼左側對稱性半側偏盲。

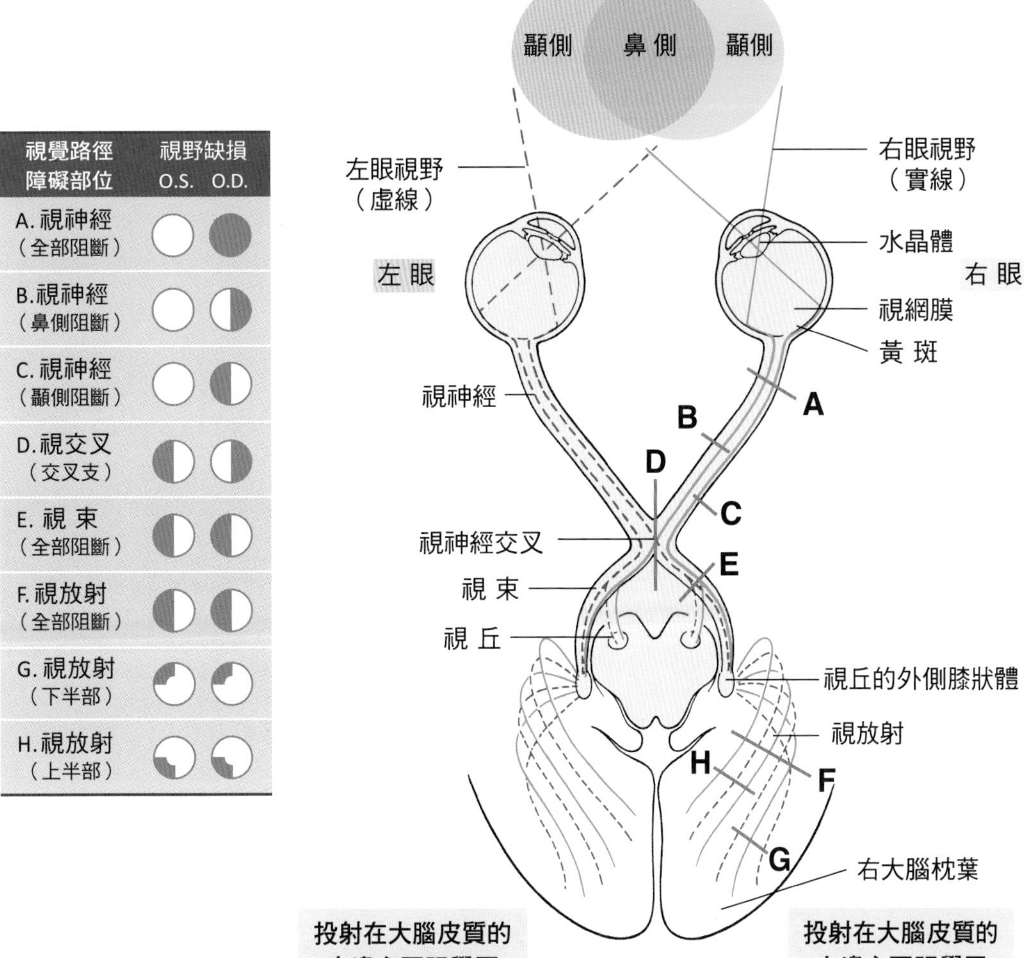

圖5-5 視覺傳導路徑與視野缺損的關係

5-2 眼的神經支配

眼的神經支配(nerve supply)非常豐富，人體12對腦神經(cranial nerves, CNs)中，共有6對(2~7)與眼睛有關。第8對聽覺神經的前庭系統和動眼神經系統是互相連繫的，能讓頭部旋轉時保持眼睛注視在一個影像上，如果也算在內則是7對與眼睛有關。除此之外，與眼睛有關的還有交感神經與副交感神經系統(sympathetic and parasympathetic systems)。

一、腦神經

人體12對腦神經(CNs)皆發源於大腦，是周邊神經系統(peripheral nervous system, PNS)的一部分。周邊神經系統有別於大腦的腦脊髓中樞神經系統(central nervous system, CNS)，包括腦神經和脊神經(spinal nerves)，這12對腦神經（圖5-6）分別是：(1)嗅覺神經；(2)視神經；(3)動眼神經；(4)滑車神經；(5)三叉神經；(6)外旋神經；(7)顏面神經；(8)聽覺神經；(9)舌咽神經；(10)迷走神經；(11)脊副神經；(12)舌下神經。

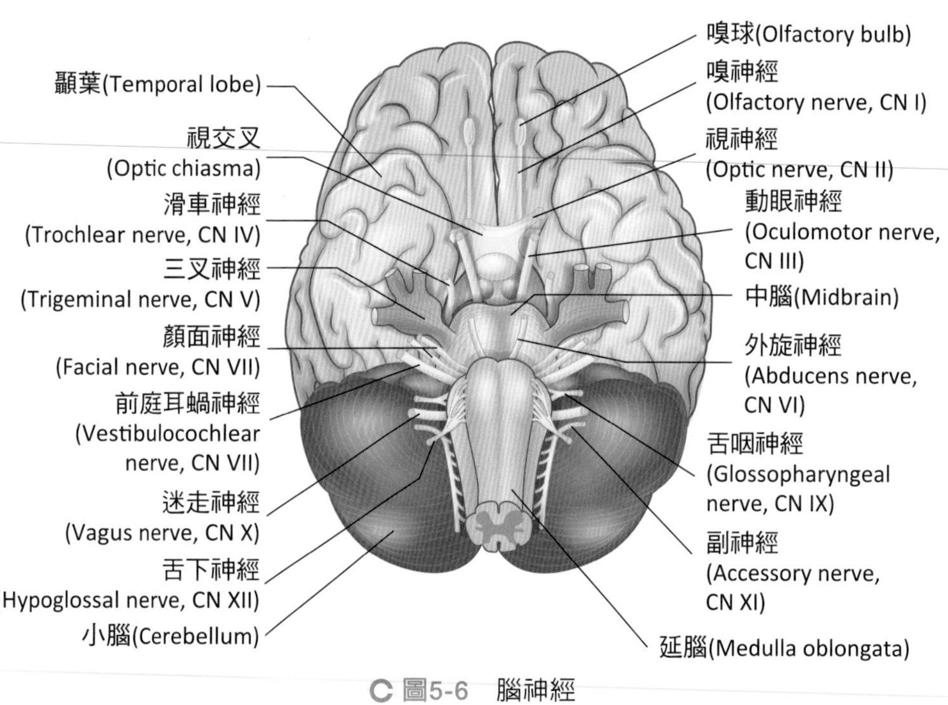

圖5-6 腦神經

(一)12 對腦神經

1. 嗅覺神經(CN I)

嗅覺神經起源於鼻腔，與嗅球形成突觸。氣味→鼻腔→直接送到大腦的邊緣系統（嗅覺皮質），這是一條通往大腦情緒中心的快速道路，會引起強烈的關於情緒的回憶。我們對一個氣味的喜好，決定於跟這個氣味連結在一起的記憶。

2. 視神經(CN II)

視神經通常被認為是中樞神經系統的一部分，起源於眼睛的視網膜，延伸至視束交叉。可見光線→眼角膜和水晶體折射聚焦→成倒影落在視網膜上→感光細胞將光波轉換成電波→視神經→視束交叉→側膝核→大腦皮質枕葉的視覺中樞。視神經純粹是感覺神經不含運動神經，主要負責視覺。其血流供應來自中央視網膜動脈(central retinal artery)、短後睫狀動脈(short posterior ciliary artery)及眼動脈(ophthalmic artery)、內頸動脈(internal carotid artery)等的分枝。

3. 動眼神經(CN III)

動眼神經起源於中腦腹面，通過上眼窩裂隙進入眼窩而到達眼睛，支配眼球的上直肌(SR)、下直肌(IR)、內直肌(MR)和下斜肌(IO)。動眼神經另外還支配提上眼瞼肌、虹膜括約肌（瞳孔收縮）和睫狀肌（調視）。

提上眼瞼肌和上直肌的筋膜鞘(fascial sheath)由同一束結締組織連接，由第3對動眼神經對側的上分枝支配，以確保兩個肌肉的協同作用。下直肌(IR)、內直肌(MR)和下斜肌(IO)則由同側的下分枝支配。瞳孔的大小由虹膜括約肌和擴大肌控制，括約肌負責縮小瞳孔，由第3對動眼神經控制，屬於併入下分枝的副交感神經纖維系統；擴大肌負責開大瞳孔，由交感神經控制。

第3對動眼神經支配的肌肉很多，若腦部腫瘤或動脈瘤壓迫、頭部外傷造成神經麻痺或損傷，外觀上會產生眼瞼下垂、眼球往外往下轉、眼球無法向上下看、瞳孔收縮功能受損等症狀。若第3對動眼神經麻痺，有時會由第5對三叉神經的眼分枝來支配提上眼瞼肌，因而產生聯帶運動(oculomotor synkinesis)的現象，此常見於先天性第3對腦神經麻痺或腫瘤慢性壓迫所造成。

4. 滑車神經(CN IV)

滑車神經是唯一起源於中腦背面的腦神經，起於中腦下丘平面對側的滑車神經核，神經纖維在腦幹後交叉，繞過大腦腳外側前行，穿經海綿竇外側壁向前，通過眶上裂進入眼窩而到達眼睛，神經核支配對側眼球的上斜肌(SO)（圖5-7）。

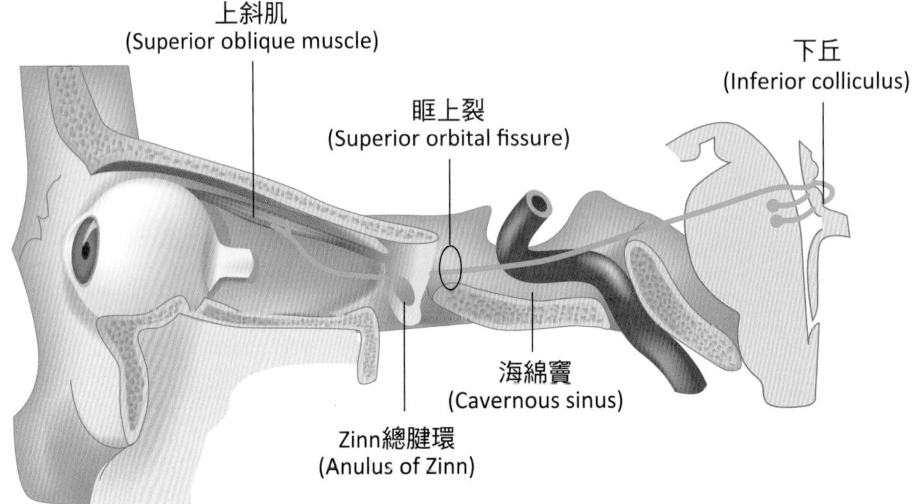

圖5-7 滑車神經

病變原因常見為血管性、後天機能減退、先天性或外傷性，可以檢查舊的相片來排除先天性原因；其他病因包括多發性硬化症、腦幹之動靜脈畸形、眼窩偽腫瘤及重症肌無力等。滑車神經因為路徑長，頭部撞擊特別容易導致神經麻痺而造成垂直複視，病患常為了中和此複視而易有斜頸的現象。若右側滑車神經麻痺時，影響的眼外肌是右眼上斜肌，此肌肉負責右眼的向下、向外及內旋動作，故患者的右眼眼位較左眼高，又因正常人頭部若右傾時，右眼球會因前庭眼睛反射而產生內旋轉動以保持眼球的穩定，為避免動用到此肌肉，患者會習慣性頭往對側傾斜。往左或左下看時因為也動用到此肌肉，患者的垂直複視距離會增加。若有旋轉性斜視(cyclotropia)，可用雙馬竇氏鏡測驗(double Maddox rod test)加以測量，特別是上斜肌功能異常者。

5. 三叉神經(CN V)

三叉神經起源於橋腦(pons)，通過眶上裂穿出頭骨到臉部，有眼枝(ophthalmic, V1)、上頜枝(maxillary, V2)和下頜枝(mandibular, V3)三個主要分枝（圖5-8）。

(1) 眼枝(V1)又再細分出三條細分枝：淚腺神經(lacrimal nerve)、額神經(frontal nerve)和鼻睫神經(nasociliary nerve)，負責來自頭骨、鼻子、鼻腔、角膜、虹膜、睫狀體、脈絡膜、上眼瞼和淚腺的感覺。長睫狀神經支配角膜，長、短睫狀神經支配虹膜、睫狀體和脈絡膜。

(2) 上頜枝(V2)經過蝶骨大翼底部的圓孔(foramen rotundum)到達眼窩的下眼眶裂(inferior orbital fissure)，轉為下眼窩神經(infraorbital nerve)行走於眼窩邊緣的下眼眶溝(infraorbital groove)，再由下眼眶孔(infraorbital foramen)出來支配臉部表面，傳遞來自鼻腔、嘴巴硬軟顎、上唇和下眼瞼的訊息。

(3) 下頜枝(V3)則分布到舌頭、下齒和下巴。

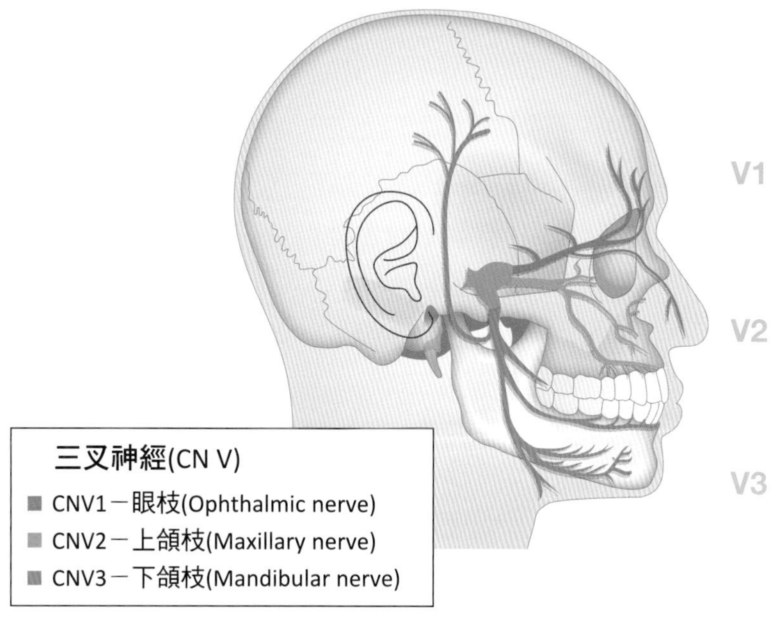

圖5-8　三叉神經

淚腺神經的輸入系統以感覺神經為主，輸出系統則包含交感與副交感神經。淚腺神經纖維連接到圍繞淚腺旁的結膜和皮膚組織，並藉由所攜帶節後神經的副交感神經纖維來促進腺體分泌。淚腺反射分泌主要由眼分枝(V1)及上頜分枝(V2)支配。若神經根本身內部的感覺纖維髓鞘損失，多發性硬化症、中風、外傷或是岩狀顳骨炎(osteitis of the petrous temporal bone)、血管壓迫神經節，可能會造成三叉神經痛(tic douloureux)。最常見影響的區域是上頜神經(V2)，較少影響的區域是眼部神經(V1)。

參與淚液產生之調控神經主要為：(1)三叉神經眼分枝之感覺神經；(2)頸內動脈叢之交感神經；(3)顏面神經之副交感神經。

6. 外旋神經(CN VI)

外旋神經起源於橋腦與延腦之間的下橋腦，外行至枕骨斜坡後穿過硬腦膜及海綿竇，通過眶上裂進入眼窩而到達眼睛，支配眼球的外直肌(LR)。由於外旋神經在顱內的行經路程較長，相對較容易受到海綿竇或頭部的外傷、發炎所影響，若神經麻痺會導致外直肌跟著麻痺，而產生麻痺性內斜視與水平複視；為減少使用外直肌，頭會習慣性轉向麻痺的同側，此常見於全身性高血壓或糖尿病的患者，或中樞神經系統之腫瘤、發炎，亦可見於頭部外傷者。由於外旋神經與顏面神經的起源非常接近，若造成麻痺的原因在腦幹的神經核，會伴隨顏面神經的麻痺。

7. 顏面神經(CN VII)

顏面神經起源於橋腦接近外旋神經的地方，有五個主要的分枝：顳枝、顴枝、頰枝、下頷枝和頸枝（圖5-9），負責臉部的表情、舌頭前2/3的味覺，以及淚腺、鼻腺、顎腺、舌下唾腺、頷下唾腺等的自主神經脈波。

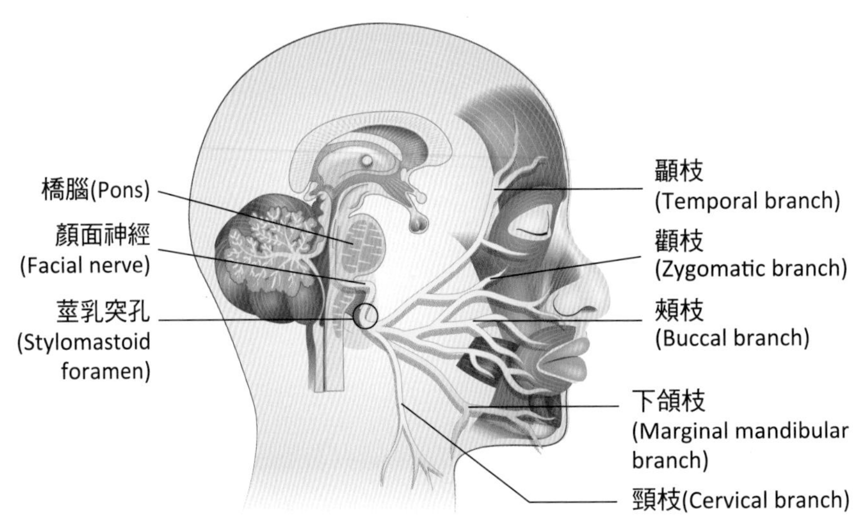

圖5-9　顏面神經及其各分枝

眼輪匝肌(orbicularis oculi muscle)或稱眼環肌，是由顏面神經支配，主要功用是關閉眼瞼。當神經麻痺時，會出現眼瞼閉合不全的症狀。由於顏面神經(VII)與外旋神經(VI)的起源非常接近，當眼睛因外旋神經麻痺無法作外展動作時，需檢查與顏面神經相關之組織，例如檢查鼻咽部病變和其他鼻部症狀以排除鼻咽癌、檢查聽力損失或角膜敏感性以排除聽神經瘤的因素、檢查視神經盤形態以排除因腦壓高造成視乳突水腫；在兒童和年輕人發生時更需進一步腦部影像詳細檢查。

貝爾氏麻痺症(Bell's palsy)是由於第7對顏面神經的功能障礙所引起的面部癱瘓，通常為單側神經短暫的失去功能，受影響的同側眼瞼常不能閉合，必須預防角膜乾燥，否則可能永久損壞導致視力受損。其真正原因不明，有些人認為是一種炎症性疾病導致的顏面神經腫脹，顏面神經由耳朵下方一個狹窄的骨腔穿過顱骨，在狹窄的骨腔里神經腫脹和被壓迫，可能會導致神經抑制、損傷或死亡。通常會自己痊癒，且大多數人恢復正常或接近正常功能。

8. 聽覺神經(CN VIII)

聽覺神經又稱前庭耳蝸神經，起源於橋腦和延腦的接合處，經內耳聽道進入內耳，分兩部分：前庭的和耳蝸的。聲波→兩耳→聽神經，每一邊聽神經都將所攜帶的聲音訊息分成兩個不均等的部分，訊息多的路徑通往對面大腦皮質的聽覺中樞。正常人若頭向右側傾斜(tilt)時，右眼球會產生內旋轉動(introsion)，而左眼球會產生外旋轉動(extrosion)以保持眼球的穩定，此稱為前庭眼睛反射(vestibulo-ocular reflex)。

9. 舌咽神經(CN IX)

舌咽神經起源於延髓，分布到咽喉、耳朵、腦脊髓膜、舌頭後1/3和腮（唾液）腺。舌咽神經有六條分枝：頸動脈、鼓室、咽喉、舌頭、扁桃體和赫林氏竇神經，負責味覺、吞食、嘔吐反射、分泌唾液和血壓調節的角色。五味（酸苦甘辛鹹）→舌（味蕾）→大腦皮質的味覺中樞。

10. 迷走神經(CN X)

迷走神經起源於延腦，延伸到頸部、胸腔和腹部，調控說話、消化、心跳速率、味覺和呼吸，是所有腦神經當中分布範圍最廣的。

11. 脊副神經(CN XI)

副神經是由脊柱和頭顱兩個部分所組成，頭顱的部分連接迷走神經，脊柱部分負責頭部和頸部的運動。

12. 舌下神經(CN XII)

舌下神經起源於延腦，分布到舌頭的外肌和內肌，負責控制說話、吞食和咀嚼時食物的混合。

這12對腦神經是根據它們起源的前後位置來編號，最前面2對起源於前腦，剩下的起源於腦幹（圖5-10）。除了迷走神經延伸進入腹腔外，其餘的11對僅僅支配頭部和頸部的構造。送訊息到大腦的神經被稱為感覺神經，從大腦送訊息到肌肉的稱為運動神經，大部分的腦神經具有感覺和運動的功能，而所有含有運動功能的腦神經也都有自體感覺接受器。

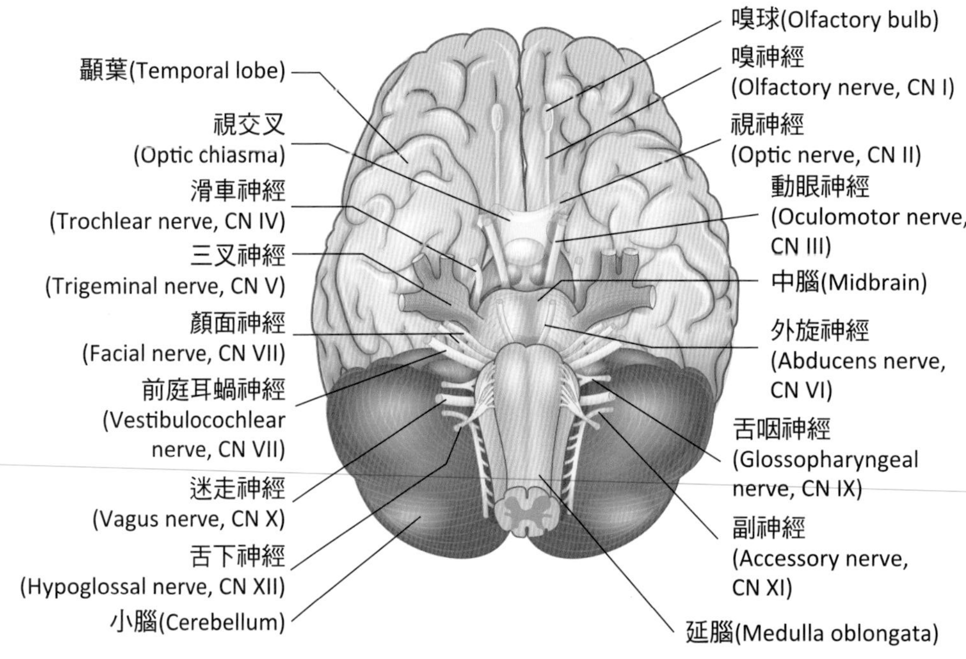

圖5-10 腦幹與12對腦神經之腹面觀

（二）眼睛運動及調節反射

1. 眼睛運動

負責眼睛運動的6對眼外肌受到3對腦神經所支配：第3對動眼神經、第4對滑車神經和第6對外旋神經。其中，第4對滑車神經支配上斜肌，第6對外旋神經支配外直肌，其餘的上直肌、下直肌、內直肌和下斜肌都由第3對動眼神經支配；動眼神經也支配睫狀肌、虹膜括約肌和提上瞼肌。此外，第7對顏面神經分枝支配眼輪匝肌及淚腺的分泌，以上均屬於運動神經。

第2對視神經參與視覺的傳導，第5對三叉神經的眼分枝發出的神經有淚腺神經、額神經、鼻睫神經等司眼部的感覺，屬於感覺神經。

眼睛可以保持穩定地注視一個物體，主要是靠以上肌肉和神經的精密協調。當某一條眼外肌受到神經支配收縮時，它的共軛肌（對側眼的協同肌）會受到相等的支配收縮共同轉動眼球，這是所謂的赫林氏定律(Hering's law)。當某一條眼外肌受到支配收縮時，同一隻眼的相反肌肉（拮抗肌）會受到相等的脈波放鬆，這是所謂的軒立頓氏定律(Sherrington's law)。

睫狀神經節(ciliary ganglion)屬於副交感神經節，位於眼窩尖部的肌肉圓錐(muscle cone)內，其內有自主神經纖維通過，為短睫狀神經的混合纖維，司虹膜睫狀體、角膜和鞏膜的感覺。虹膜括約肌由第3對動眼神經的副交感神經E-W核(Edinger-Westphal nucleus)之神經纖維支配，副交感神經在睫狀神經節中發生突觸後，節後纖維透過睫狀神經傳遞到眼球。虹膜擴張肌由上頸部交感神經節的交感神經節後纖維支配，透過短睫狀神經和長睫狀神經到達眼球。

2. 調節反射

(1) 人類眼睛瞳孔對光的反射途徑為：光線→視網膜→視神經→視交叉→視徑→通過上丘臂進入中腦（對光反射中樞）的頂蓋前核(pretectal nucleus)發生突觸並再度交叉→第二神經元（連接性）→雙側動眼神經副E-W核(Edinger-Westphal nucleus)發生突觸→第三神經元（節前運動神經元）→睫狀神經節(ciliary ganglion)發生突觸→由短睫狀神經到瞳孔括約肌令瞳孔收縮和睫狀肌收縮（圖5-11）。

射向某一眼的光線會引起該眼的瞳孔直接光反射(direct pupillary light reflex)，同時也會產生另一眼立即性的非直接交感性反應。若某一眼有視神經病變存在，則刺激此眼的直接光反射，會比刺激另一正常眼而產生此眼的交感性反應明顯弱許多，此稱為相對傳入性瞳孔缺陷(relative afferent pupillary defect, RAPD)。

(2) 眼睛調節(accommodation)反射之路徑為：光線→視網膜→視神經→視交叉→視徑→外側膝狀體(lateral geniculate body)→視覺皮質(visual cortex)→中腦→雙側動眼神經副E-W核(Edinger-Westphal nucleus)→動眼神經→睫狀神經節→短睫狀神經→瞳孔括約肌和睫狀肌收縮，懸韌帶放鬆及水晶體變凸變厚（圖5-12）。

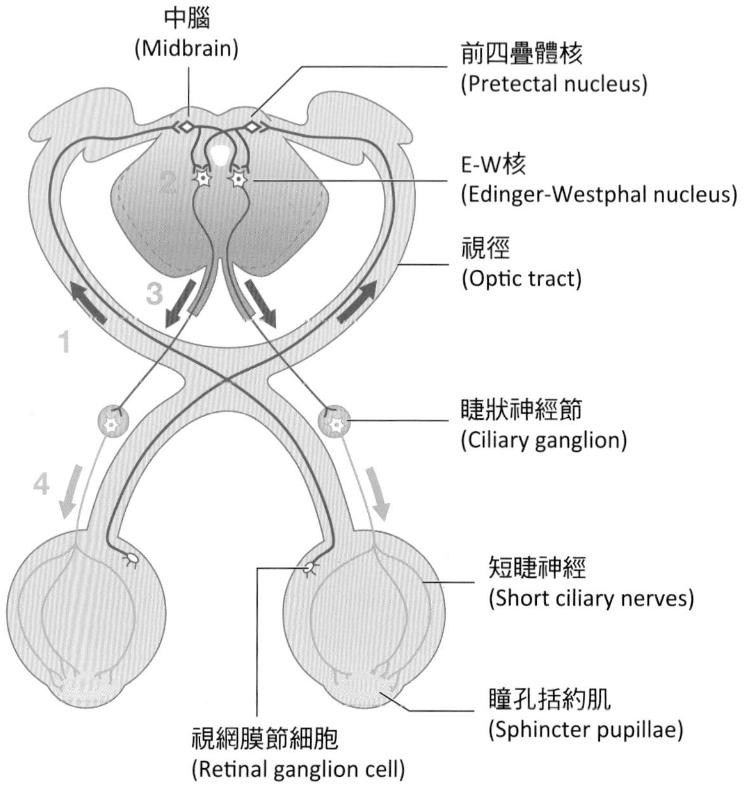

圖5-11　瞳孔對光的反射途徑

(3) 眼睛輻輳反射（又稱為眼球會聚或聚合）之路徑：光線→視網膜→視神經→視交叉→視徑→外側膝狀體→視覺皮質→通過聯合纖維至額葉皮質→皮層腦幹束→中腦→雙側動眼神經副E-W核→動眼神經→兩眼內直肌收縮→兩眼球會聚（圖5-12）。

(4) 角膜反射(corneal reflex)又稱眨眼反射(blink reflex)，是指角膜受到刺激時所引起的不自主眨眼，反射的速率為0.1秒。其機轉為第5對三叉神經第1眼支(V1)的鼻睫神經分枝感應到角膜、眼瞼或結膜的刺激，經延腦中樞的橋腦接受傳入信號並產生反饋信號，再由雙側第7對顏面神經控制眼輪匝肌收縮作出眨眼反應。

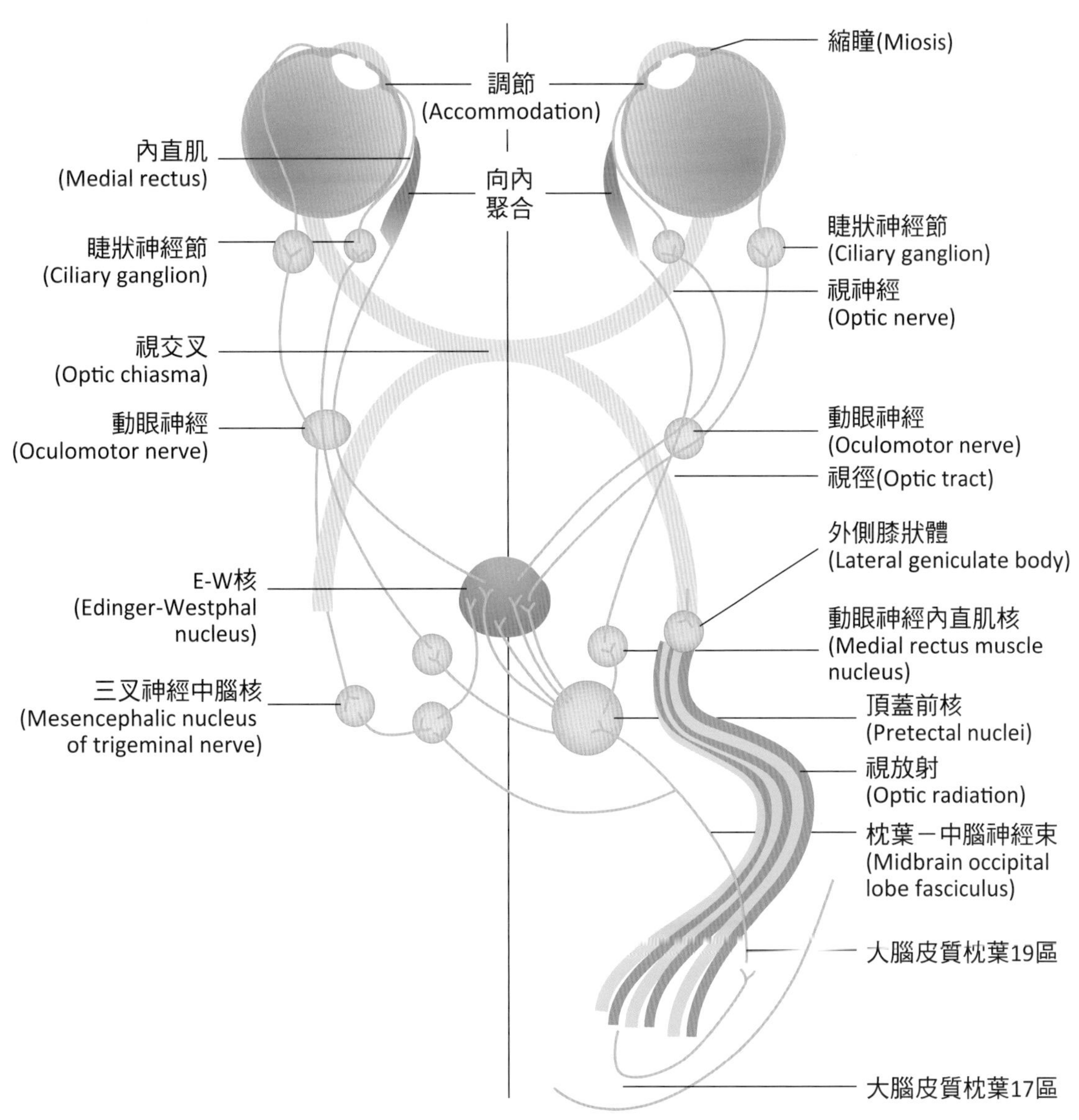

圖5-12 眼睛調節反射或近反射之神經傳導路徑

二、交感神經與副交感神經系統

人體的神經系統包括兩個部分：腦脊髓中樞神經系統(CNS)和周邊神經系統(PNS)，也包括在這周邊神經系統(PNS)中的交感神經（胸與腰椎）和副交感神經（腦神經與薦椎），這些交感神經和副交感神經是自主神經系統(ANS)的一部分。

自主神經系統(ANS)又稱為自律神經系統，顧名思義它是不受意識控制而自發性地協調體腔內許多的器官和肌肉，負責身體上非意識的功能，例如調整平滑肌組織、心臟和各種腺體等。在大多數情況下，我們無法察覺自律神經系統的運作。

自律神經系統可分為交感神經系統和副交感神經系統(sympathetic and parasympathetic systems)兩個部分，交感神經主要負責血壓上升、心跳加快、產生緊張及消化作用減慢，刺激交感神經纖維會造成瞳孔擴張、毛髮豎立、汗流浹背、分泌少量濃稠的唾液、胃腸蠕動和尿道活動減少，因而得以因應「戰鬥或逃跑」之類的「危險、生氣、興奮」等需付出能量消耗的緊張狀態。

副交感神經主要負責血壓降低、心跳減緩、代謝減緩、啟動消化作用和器官修復，因而得以儲存能量。刺激副交感神經纖維會使瞳孔收縮、血管擴張、分泌大量清稀的唾液、鼻腔黏液和增加胃腸的蠕動，與交感神經系統相互拮抗。

（一）交感神經

交感神經系統的神經節突觸以乙醯膽鹼(acetylcholine)來作為神經傳導素，而投射至目標器官上的節後神經元突觸則利用正腎上腺素(norepinephrine)為神經傳導素，例如睜開眼瞼的自主神經部分，就是由交感神經節之節後神經支配。正腎上腺素(norepinephrine)可說是交感神經系統中最主要的神經傳導物質，但有一個例外就是投射至汗腺的節後神經元，其所釋放的神經傳導素仍然為乙醯膽鹼。

（二）副交感神經

副交感神經系統來自延腦或脊髓的節前神經纖維，會投射到非常靠近標的器官的神經節並形成突觸，這些神經節前的神經纖維通過第3對動眼神經、第7對顏面神經、第9對舌咽神經和第10對迷走神經，再加上第2、3、4薦椎神經，它們與位在標的器官附近的自主神經神經節後神經元形成突觸。這個突觸所使用的神經傳導素也同樣是乙醯膽鹼，而節後神經元則由這種神經節投射到標的器官，並在末端釋放出乙醯膽鹼，而乙醯膽鹼則為副交感神經系統唯一的神經傳導物質。

（三）自律神經的作用

眼睛瞳孔的大小由虹膜的括約肌和擴張肌控制，括約肌位於虹膜靠近瞳孔的位置，負責縮小瞳孔減少周圍光線進入視網膜，由第3對動眼神經控制，屬於副交感神經系統；擴張肌呈輻射狀，負責開大瞳孔，由交感神經控制。此外，參與淚液產生之調控神經主要為：(1)三叉神經眼分枝之感覺神經；(2)頸內動脈叢之交感神經；(3)顏面神經之副交感神經。

自律神經系統一直都是處於運作的狀態，它不是只有在抵禦、潰逃或是休息、消化時才運作，它還會和軀體的神經系統交互作用，使身體的生理機能得以正常運作。

交感、副交感這二類的神經纖維分別由腦神經及脊髓神經離開腦及脊髓，以供應器官及其他內部的構造。

MEMO

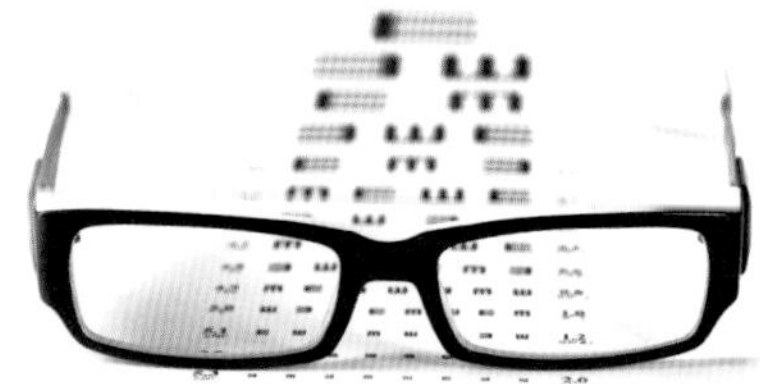

CHAPTER

06

眼睛的血管供給和淋巴系統

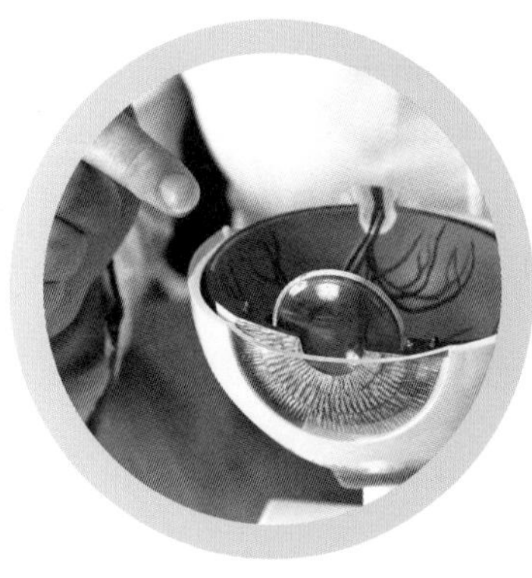

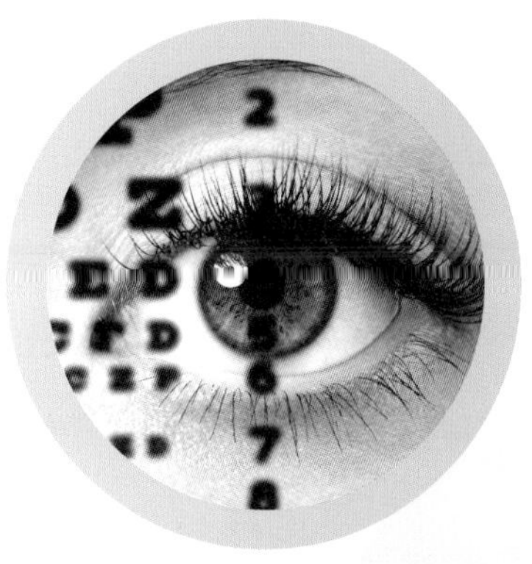

本章大綱

6-1 眼睛的血管供給

眼睛的血管是全身血管中唯一可以被直接觀察到的，而我們全身的血管都是由心臟血管系統(cardiovascular system)分枝而來。心臟血管系統包括心臟和血管，血管分為動脈、靜脈和微血管。動脈將血液帶離心臟，傳送氧氣和營養到組織細胞，藉由微血管網與細胞排出的廢物進行交換，之後再由靜脈將血液帶回心臟。

一、眼睛的動脈

心臟主動脈所分枝的臂腦叢動脈(brachiocephalic artery)再分枝為總頸動脈，左右各自的總頸動脈(common carotid artery)在喉嚨的上面邊緣分開，形成頭頸部的左右兩側均有一組內頸動脈(internal carotid artery)和外頸動脈(external carotid artery)（圖6-1）。

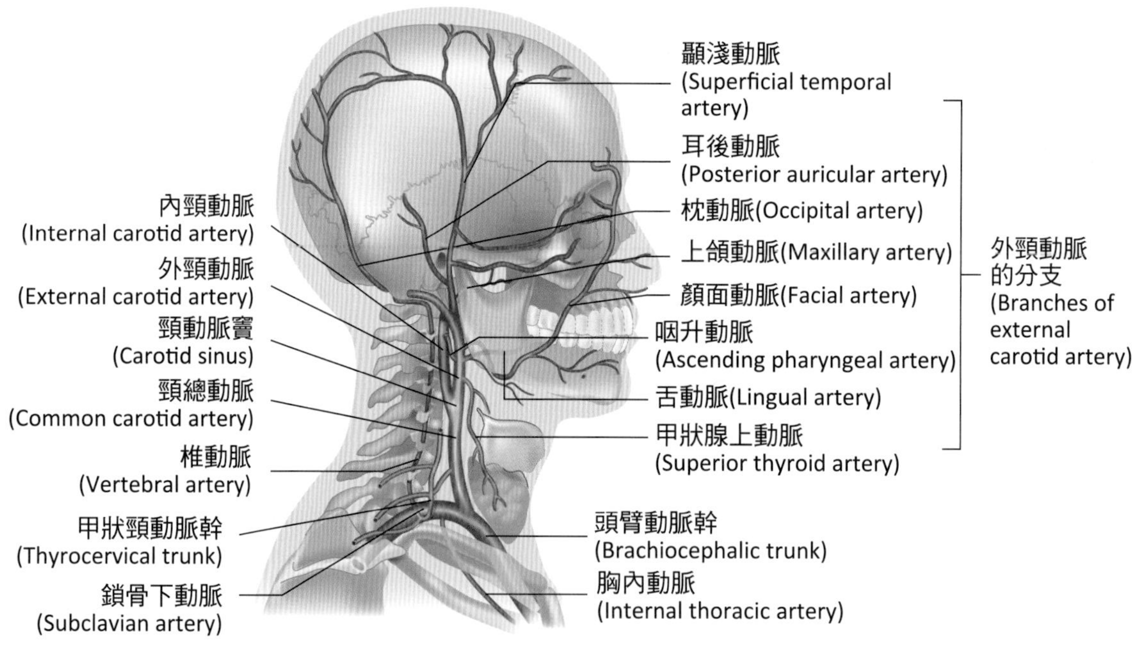

圖6-1　眼睛的血液供應

眼的血液供應(vascular supply)主要來自內頸動脈的分枝，少部分來自外頸動脈系統。眼睛的血液供應由總頸動脈(common carotid artery)（圖6-2）→內頸動脈→眼動脈(ophthalmic artery)。若這些動脈的血流不足可能會讓眼睛的血液供給暫時減少，造成突然短暫性的視力喪失，稱之為暫時性黑矇。

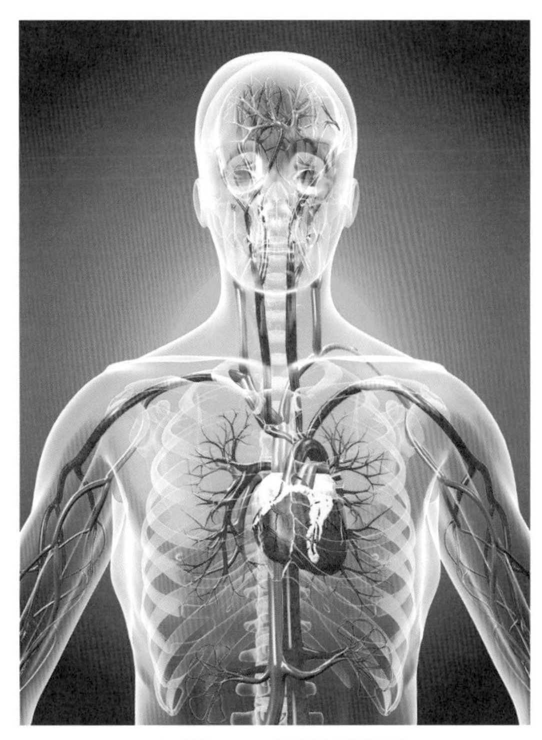

圖6-2　頭頸部動脈

支配外眼的角動脈(angular artery)來自於外頸動脈及顏面動脈(facial artery)。支配眼睛的眼動脈是由內頸動脈的第一分枝負責，供給血液給眼窩內及其周圍的構造，也提供給鼻腔和前頭蓋。眼動脈經由視神經下方和視神經一同進入眼窩後，先位於視神經外側，再經其上方與上直肌之間至眼窩內側。在眼眶內的主要分枝為中心視網膜動脈(central retinal artery)和睫狀動脈(ciliary artery)系統（圖6-3）。此外還有淚動脈(lacrimal artery)供應淚腺及上眼瞼，肌肉分枝負責眼眶的各種肌肉；而軟腦膜循環(pial circulation)則供應眼窩及視神經孔內的視神經。

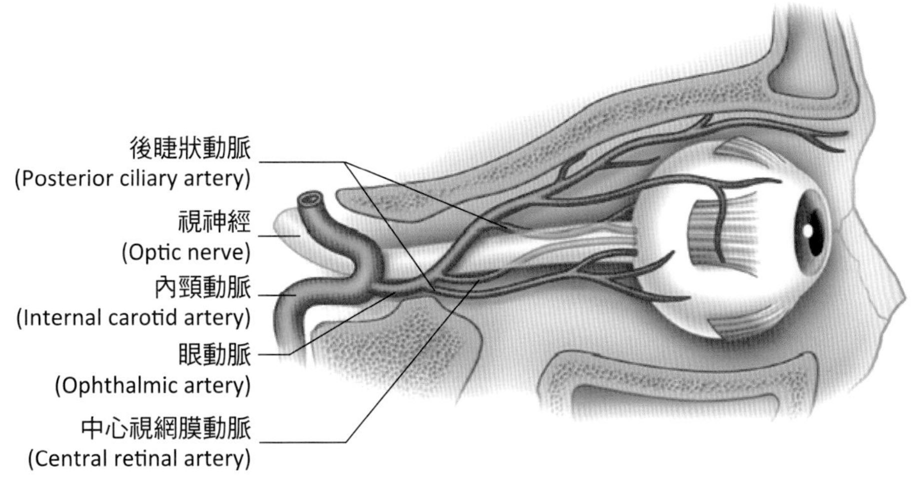

圖6-3　眼部動脈

（一）中心視網膜動脈系統

中心視網膜動脈(central retinal artery)離開眼動脈後，在眼球後10~15 mm處從內下或下方進入視神經，伴隨中心視網膜靜脈一起經視神經乳頭穿出（圖6-4），先在視盤上分成上、下兩支，每一分枝再分出鼻側與顳側分枝，因而成為顳上、鼻上、顳下、鼻下四條視網膜動脈，分布於視網膜神經纖維層內，逐級分枝達周邊部分，支配視網膜的內2/3層、眼神經的最前部（表皮神經纖維層），以及某部分視神經的後板層。視網膜的營養和廢物的排除是由兩個系統來負責，內2/3層由中心視網膜動脈支配，而外1/3層包括感光細胞和視網膜色素上皮細胞，主要是由脈絡膜的微血管網負責。

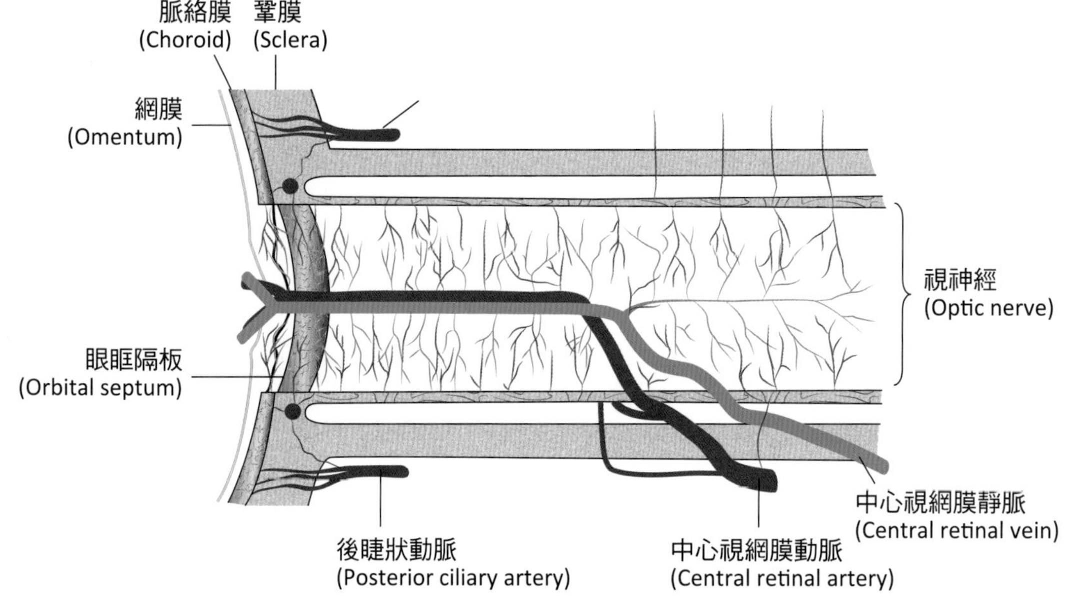

圖6-4 視神經的血液供應

（二）睫狀動脈系統

睫狀動脈系統分成前後兩組分枝，其中後睫狀動脈又再分成長短兩組分枝。

1. 後睫狀動脈(posterior ciliary artery)：自眼動脈分出，共有兩條，分布在視神經的內外兩側，每一條後睫狀動脈會再分出一條長後睫狀動脈(long posterior ciliary artery)及7~10條短後睫狀動脈(short posterior ciliary artery)（圖6-5）。

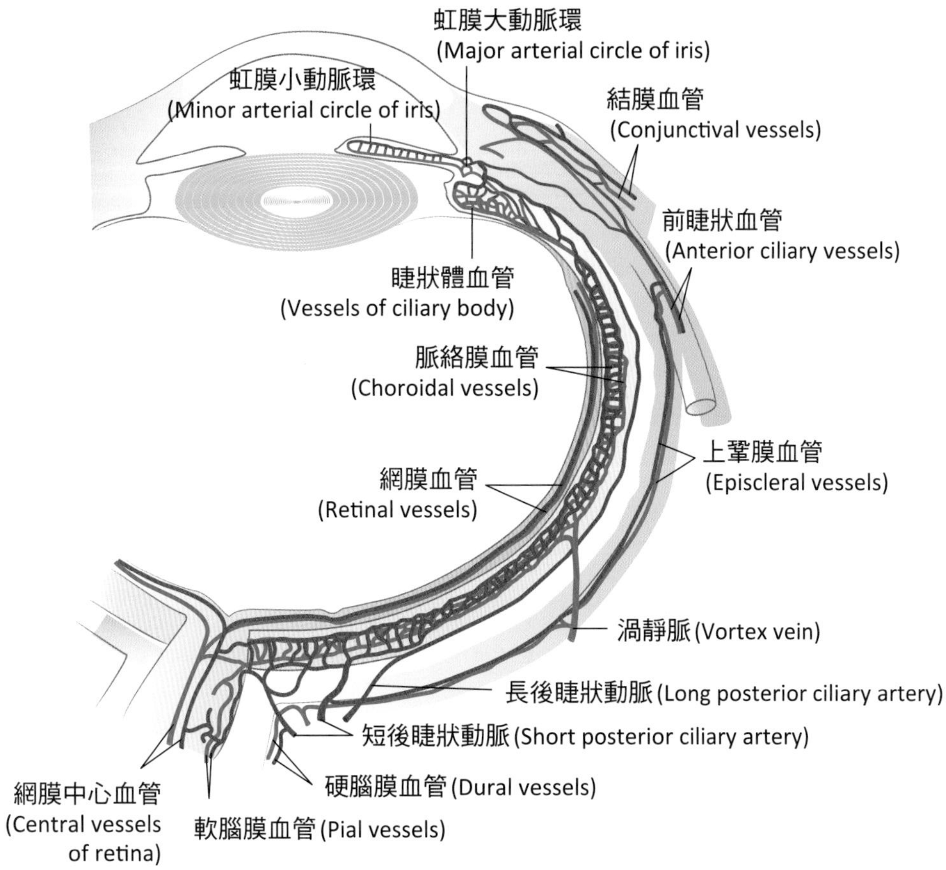

圖6-5 眼球壁的血流供應

(1) 短後睫狀動脈又稱為脈絡膜動脈，分布在眼球後視神經周圍，與視神經血管環(circle of Zinn-Haller)共同支配視神經於鞏膜篩板(lamina cribrosa)區的血管循環系統，是視交叉前的視覺路徑中最主要的動脈血液供應，若阻塞易造成前缺血性視神經病變(anterior ischemic optic neuropathy)。短後睫狀動脈在視神經附近穿過鞏膜進入眼球，於脈絡膜內逐漸分出細支形成脈絡血管網，與黃斑部附近的視網膜形成睫狀視網膜動脈(cilioretinal artery)，可供應視神經乳頭周邊、黃斑部及赤道部後方的脈絡膜。而較前方的脈絡膜與睫狀體則由長後睫狀動脈和前睫狀動脈支配。

(2) 長後睫狀動脈：又稱為虹膜動脈，在離視神經比短後睫狀動脈稍遠處的內、外兩側分別斜行穿入鞏膜，於鞏膜與脈絡膜之間的脈絡膜上腔水平位置前行，直達睫狀體及虹膜後緣，與前睫狀動脈(anterior ciliary artery)吻合形成虹膜大環。虹膜大環再發出分枝，呈輻射狀走向瞳孔遊離緣吻合形成虹膜小環，少數分枝返回脈絡膜前部，主要供應鞏膜、虹膜、睫狀體和脈絡膜前部及視網膜外層。

2. 前睫狀動脈(anterior ciliary artery)：是由四條眼外直肌的動脈分枝而來，除了外直肌為單獨一條血管供應，其他三條直肌均有兩條血管供應。這七條前睫狀動脈分枝沿著鞏膜表面跟隨直肌的肌腱到眼前部，在結膜下形成結膜前動脈及角膜緣血管網，供應結膜動脈血管，然後穿過鞏膜，最後形成虹彩的血管網，參與組成虹膜大環。眼動脈的肌肉分枝形成前睫狀動脈，為眼外肌提供最重要的血液供應；外側的分枝供應外直肌、上直肌、上斜肌和提上眼瞼肌，內側的分枝較為粗大，供應內直肌、下直肌和下斜肌，至於外直肌的部分也由淚腺動脈供應，下直肌和下斜肌的部分由眶下動脈供應。

二、眼睛的靜脈

眼的靜脈回流(venous drainage from the eye)主要有三個途徑：(1)中心視網膜靜脈(central retinal vein)；(2)渦靜脈(vortex vein)；(3)前睫狀靜脈(anterior ciliary vein)。

1. 中心視網膜靜脈(central retinal vein)

視網膜靜脈的直徑大約比動脈大33%，四條視網膜靜脈最後匯集成上分枝靜脈和下分枝靜脈，在篩板附近接合成中心視網膜靜脈（圖6-6），與同名動脈並行貫穿硬膜動脈的後面，之後流入上眼靜脈(superior ophthalmic vein)經眶上裂流到海綿竇(cavernous sinus)。

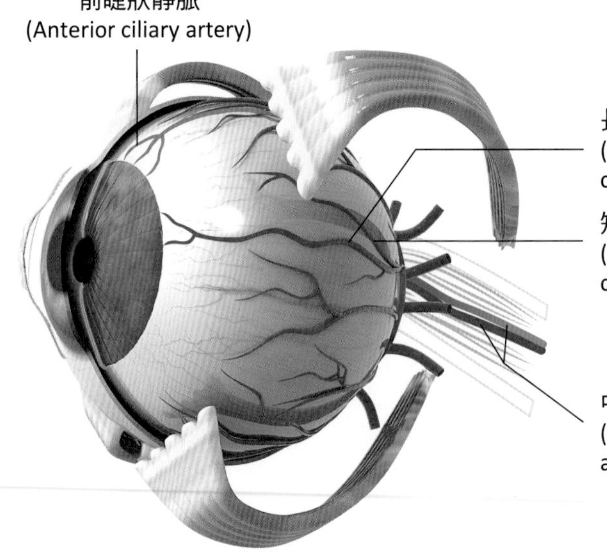

圖6-6　中心視網膜靜脈

2. 渦靜脈(vortex vein)

位於眼球赤道部後方，共有4~7條，匯集脈絡膜及部分虹膜、睫狀體的血液，經上、下眼靜脈(superior and inferior ophthalmic vein)回流到海綿竇（圖6-7）。

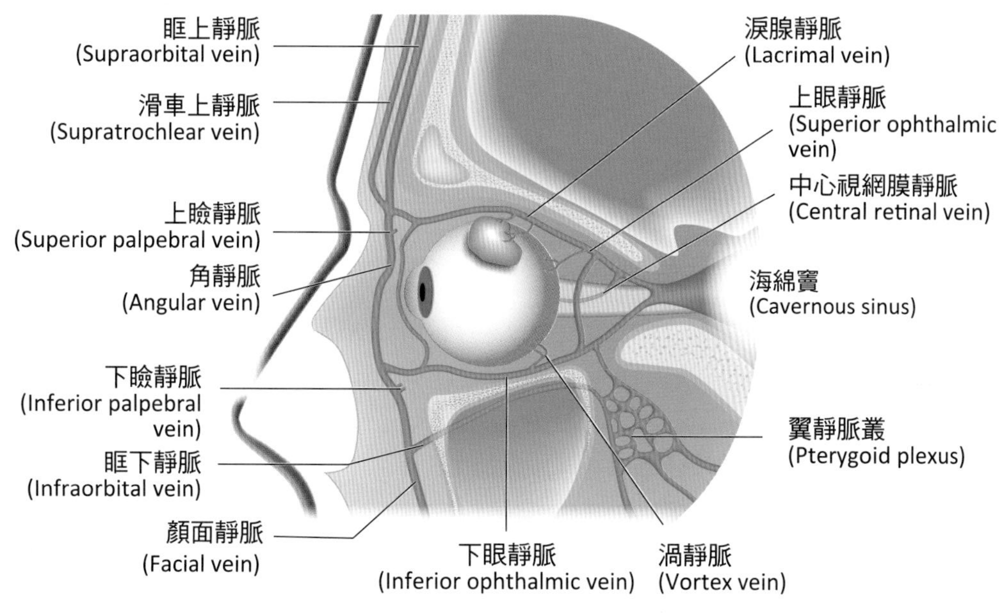

圖6-7 渦靜脈

3. 前睫狀靜脈(anterior ciliary vein)

前睫狀靜脈由上鞏膜集合靜脈形成，收集來自前結膜、邊緣拱體、前上鞏膜靜脈和穿孔鞏膜靜脈的血液，越過直肌離開眼球。

眼靜脈的血液被帶往內頸靜脈(internal carotid vein)，內頸靜脈和鎖骨下靜脈結合形成臂腦叢靜脈(brachiocephalic vein)，左右兩條臂腦叢靜脈會合成上腔靜脈，之後直接回到心臟。

6-2 眼睛的淋巴系統

淋巴系統(lymphatic system)包括淋巴微管、淋巴結、淋巴血管和淋巴管，淋巴系統從組織捕獲淋巴液並將它送回到血液中。淋巴液是一種鹼性的液體，分布在整個身體的所有組織空間。人體的心臟血管系統如果沒有淋巴系統就不能正常運作，而免疫系統如果沒有淋巴系統將會快速被破壞。

淋巴結是由淋巴組織堆積而成，尺寸從小於1釐米到好幾釐米大小不一，主要產生淋巴細胞和單核白血球。淋巴結可以單獨存在或群聚在一起，身體幾個較大的群聚是頸部淋巴結、腋下淋巴結和腹股溝淋巴結，於淋巴液通過時將細菌、病毒等微生物過濾阻擋，是避免侵入感染身體深部重要的組織器官。

眼瞼和結膜淋巴系統的第一個攔截站是耳前淋巴結，位在耳朵的前面，有時在眼瞼和結膜有病毒感染急性發炎時會伴隨此淋巴結的腫大。

淋巴系統和心臟血管系統共同組成身體的免疫系統(immune system)，保護整個身體免於外來物質（抗原）的侵入。免疫系統分成專一的（特異性）和非專一的（非特異性）兩種抗體，專一的抗體只抵抗特定的抗原，非專一的抗體對所有的外來物質都能抵抗。

人類免疫系統的三大功能為免疫防禦、免疫穩定及免疫監視。人類抵抗病原微生物感染的免疫機制包括先天性免疫(innate immunity)和後天性免疫(adaptive immunity)兩類。先天性免疫乃長期生物進化過程中逐漸形成，特徵是個體出生時即具備、起始快及作用範圍廣，非針對特定抗原，故亦稱為非特異性免疫。低等動物僅具有先天性免疫功能，至脊椎動物才出現特異性免疫。先天性免疫在人類防禦機制中具有重要意義，可看作抵禦致病微生物感染的第一道防線。與先天性免疫相反，後天性免疫是人類在生活過程中逐步獲得的，針對某一特定致病微生物而發生的一種免疫反應，故又稱為特異性免疫。

後天性免疫的重要特徵之一是記憶性，針對重複接觸同一微生物發生更為劇烈的反應。後天性免疫具有特異性，能夠區分不同的微生物和大分子，主要的成分是淋巴球及其產物。誘導後天性免疫反應或作為該反應目標物質的外源性物質被稱為抗原。

後天性免疫反應有兩種，即體液免疫和細胞免疫。淋巴球是特異性識別外來抗原並對其發生反應的細胞，它是體液免疫和細胞免疫的媒介者，根據識別抗原的不同方式和不同的反應功能，將其分為T淋巴球和B淋巴球。體液免疫是由循環在體液內的B淋巴細胞(B-cells)所產生的抗體提供，特異性B淋巴球與相對應抗原接觸後將會活化並轉化為漿細胞，合成抗體並釋放到循環系統，這些抗體可特異性識別微生物並透過多種反應機制將其去除；細胞免疫是由胸腺所產生不會生產抗體的T淋巴細胞(T-cells)，受抗原刺激後分化增殖形成致敏淋巴球，可產生各種淋巴因子，主要殺死與循環性抗體不相接觸的胞內微生物，如病毒和某些細菌。

免疫系統會誤解移植器官是侵入物而產生排斥作用，但接受角膜移植的患者，因為角膜無血管及淋巴管組織存在，故能達到幾乎九成的成功率，而角膜緣則因富含朗格漢氏細胞、淋巴球及免疫活性因子，因此角膜周邊部易發生免疫性角膜病變，而一些感染性角膜病則易發生於角膜中央區。

MEMO

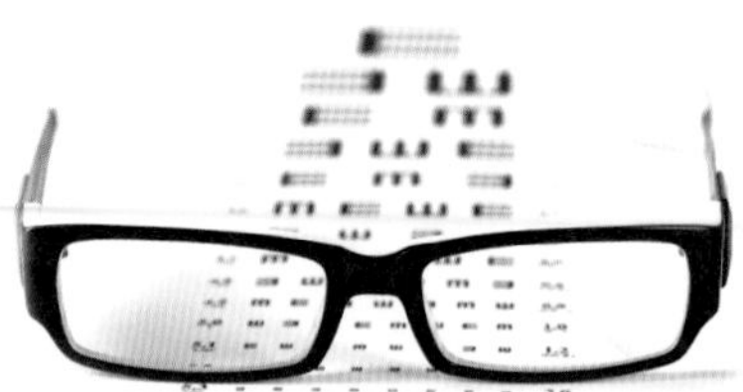

CHAPTER

07

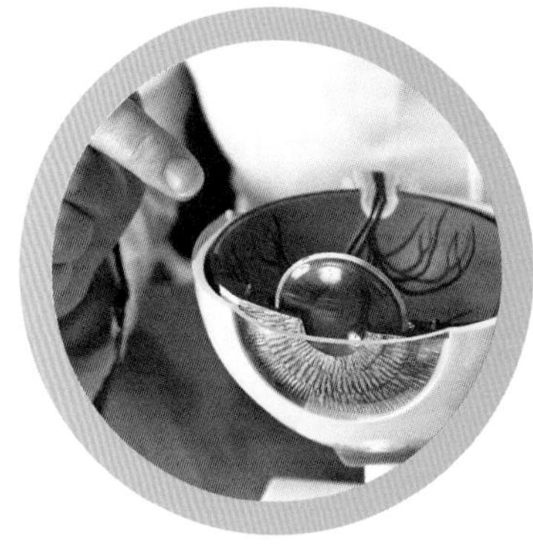

眼睛常見疾病（一）

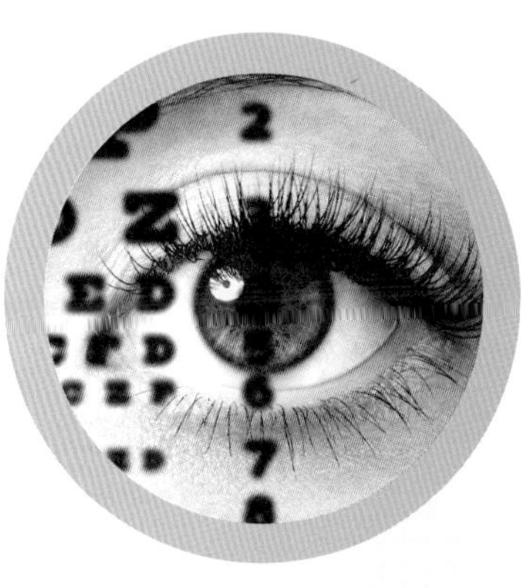

本章大綱

7-1 眼瞼疾病

眼瞼(palpebral)位於眼球前面，對眼球扮演著重要的保護作用，較常見的疾病為感染與發炎，如麥粒腫(hordeolum)、霰粒腫(chalazion)、前眼瞼緣炎(anterior blepharitis)及後眼瞼緣炎(posterior blepharitis)。眼瞼之解剖學異常以眼瞼內翻(entropion)、外翻(ectropion)、內眥贅皮(epicanthus)及眼瞼下垂(blepharoptosis)等較為常見。

一、眼瞼之感染與發炎

(一) 麥粒腫

麥粒腫(hordeolum)又稱瞼腺炎（圖7-1），是眼瞼腺體常見的細菌性感染發炎，病因多為葡萄球菌，尤其以金黃色葡萄球菌(*Staphylococcus aureus*)為最常見。臨床上以眼瞼灰線(gray line)為界，在內側瞼板腺(meibomian glands)感染的膿腫較大稱為內麥粒腫，在外側Zeis腺或Moll腺感染的較小且較表淺稱為外麥粒腫，主要症狀是紅、腫脹和疼痛。疼痛等典型的急性發炎表現程度與眼瞼腫脹大小有關。

內麥粒腫膿點可能朝向皮膚或瞼結膜側，而外麥粒腫膿點則總是朝向眼瞼之表皮側。

(二) 霰粒腫

霰粒腫(chalazion)又稱瞼板腺囊腫（圖7-2），是瞼板腺(meibomian gland)之無菌性慢性肉芽腫，主因瞼板腺出口阻塞導致腺體的分泌物滯留，對周圍組織產生慢性刺

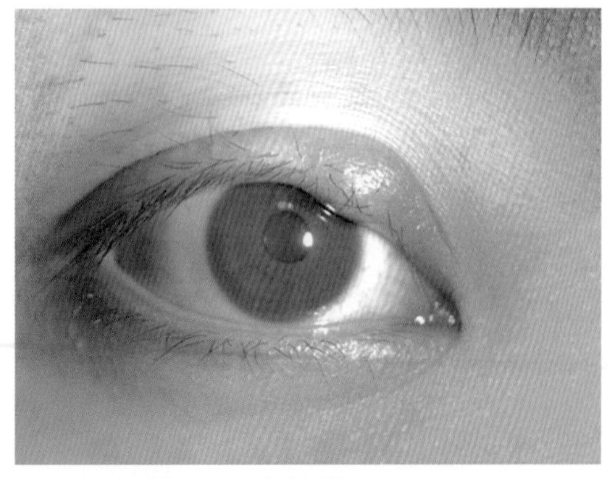

圖7-1 麥粒腫(hordeolum)

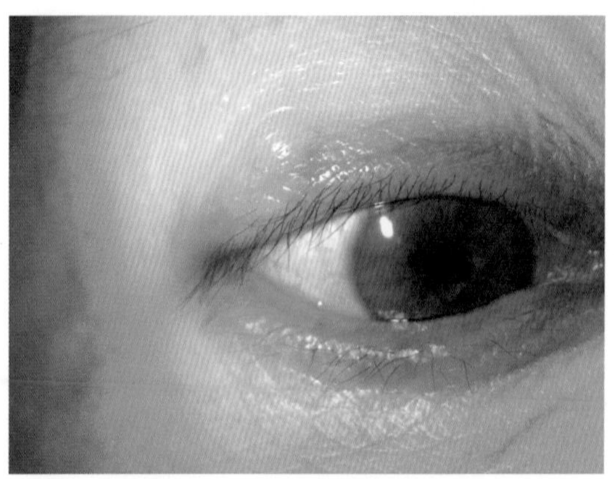

圖7-2 霰粒腫(chalazion)

激，引起肉芽增生形成囊腫。其特徵是無痛性局部腫脹而沒有急性發炎的症狀，於幾週內逐漸成形，大多在朝向眼瞼之結膜側可見到瞼皮下的無痛性腫塊或浮起。病程緩慢，小的囊腫可自行吸收，若長到過大而壓迫眼球引起散光或影響到美觀時，則可以手術刮除之。

（三）眼瞼緣炎

眼瞼緣炎(blepharitis)是眼瞼緣表面、睫毛毛囊及其腺體組織的急性或慢性發炎，大多由於眼瞼皮脂腺及瞼板腺分泌太旺盛，皮脂溢出過多合併輕度感染所導致。主要分成鱗屑性、潰瘍性和眥部瞼緣炎三種，分述如下：

1. 鱗屑性瞼緣炎(squamous blepharitis)：是發生於瞼緣的慢性脂溢性發炎，可能與卵圓皮屑芽孢菌有關；另化妝品等物理化學刺激、視疲勞、屈光不正、營養不良等也是可能的誘因。
2. 潰瘍性瞼緣炎(ulcerative blepharitis)：大多為金黃色葡萄球菌感染睫毛毛囊及其附屬腺體所引起，也可由鱗屑性瞼緣炎受感染後轉變而來，患者可能會感到眼瞼癢、刺痛或燒灼感等，較鱗屑性瞼緣炎更為嚴重。外觀可見睫毛粘連成束，根部有小膿皰和黃痂，去除痂皮後會有出血性潰瘍和小膿皰。
3. 眥部瞼緣炎(angular blepharitis)：多為雙側性，主要見於外眥部。患者自覺眼癢、異物感和燒灼感。外眥部瞼緣和皮膚充血，浸漬糜爛且發炎常波及鄰近結膜，也可依解剖位置分成前眼瞼緣炎和後眼瞼緣炎兩種：
   (1) 前眼瞼緣炎(anterior blepharitis)：主要有兩型，葡萄球菌性與脂漏性(seborrheic)。葡萄球菌性眼瞼炎可能是由金黃色葡萄球菌(*Staphylococcus aureus*)、表皮葡萄球菌(*Staphylococcus epidermidis*)或是其他凝固酶陰性的葡萄球菌所感染。金黃色葡萄球菌性眼瞼炎較常見潰瘍性，脂漏性眼瞼炎則常見卵圓糠疹癬菌(*Pityrosporum ovale*)而不具潰瘍性，患者常伴生頭皮、眉毛和耳朵的脂漏。
   (2) 後眼瞼緣炎(posterior blepharitis)：是因為瞼板腺(meibomian gland)失去功用而造成的眼瞼發炎。

前、後眼瞼緣炎都是慢性、雙側性的發炎，兩者可同時發生。瞼板腺會失去功用的原因可能與脂漏性皮膚炎、葡萄球菌聚落或受葡萄球菌感染有關。細菌的脂肪酶會造成瞼板腺與結膜的發炎，並且破壞淚液層。

二、眼瞼之解剖學異常

(一)眼瞼內翻

眼瞼內翻(entropion)是瞼緣向眼球方向捲曲的位置異常，最常見的原因是痙攣性，是因老化而形成眼瞼向內捲。其機轉可能是由於下眼瞼縮回肌的鬆散、隔板前眼環肌向上移及上瞼板邊緣膨出所共同造成的。

痙攣性瞼內翻通常影響到下眼瞼，由於下瞼縮肌無力，眶隔和下眼瞼皮膚鬆弛，失去對瞼輪匝肌收縮的牽制作用所導致，常見於老年人，故又稱老年性瞼內翻。

其他較不常見的原因則是瘢痕性或先天性。瘢痕性是因瞼結膜與眼瞼板瘢痕性收縮所造成，常見於慢性發炎疾病，例如砂眼。先天性的原因非常罕見，易與內眥贅皮混淆。

先天性眼瞼內翻的眼瞼緣向角膜處旋轉，而內眥贅皮則是瞼板前皮膚與肌肉導致睫毛向瞼板緣旋轉。

(二)倒睫

倒睫(trichiasis)是睫毛倒插入角膜，可因眼瞼內翻、內眥贅皮或只是睫毛生長方向錯誤所造成，它會刺激角膜，增加潰瘍及上皮角化生成的機會，患者常有眼痛、流淚和角膜異物感。慢性眼瞼發炎疾病，如眼瞼緣炎(blepharitis)也會導致睫毛毛孔結疤而使睫毛生長方向錯誤(圖7-3)。雙睫症(dischiasis)是有副睫毛，通常是從瞼板腺的出口長出，治療可採用直接拔除或電解、雷射、手術、冷凍手術等方式。

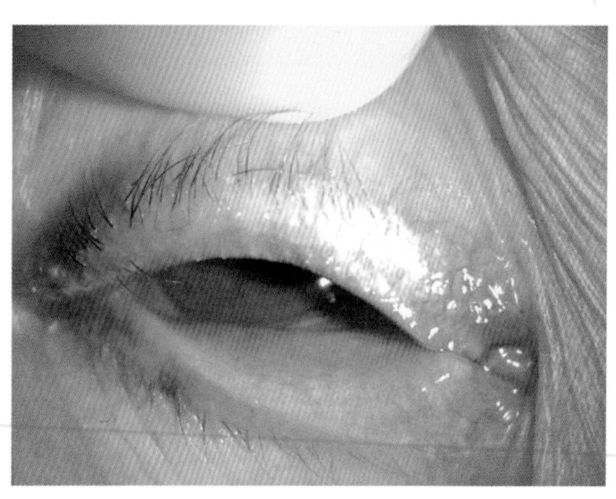

圖7-3　慢性眼瞼炎併倒睫(trichiasis)

（三）眼瞼外翻

眼瞼外翻(ectropion)係指瞼緣向外翻轉離開眼球，常影響淚水的排除而造成溢淚(epiphora)，為老年人常見疾病之一。通常是兩側性的，其主要原因是眼輪匝肌(orbicularis oculi muscle)或稱眼環肌的鬆弛所引起，而眼環肌鬆弛的原因則常常是因為老化過程，或續發於第7對腦神經麻痺後所造成。其症狀為異物刺激感與不自主流淚，常常會引起曝露性角膜炎(exposure keratitis)。

眼瞼外翻可分成老年性、麻痺性及瘢痕性三種。老年性瞼外翻僅見於下瞼，因眼輪匝肌、外眥韌帶及皮膚鬆弛，加上重力作用，使下眼瞼不能緊貼眼球而出現瞼外翻。麻痺性瞼外翻亦僅見於下瞼，主因顏面神經麻痺，眼輪匝肌收縮功能喪失，下眼瞼在重力作用下外翻。瘢痕性瞼外翻是眼瞼皮膚瘢痕性收縮牽引所導致，多為外傷、燒傷、感染等的後遺症，需開刀將結疤解除且常需加上皮膚移植來治療。

（四）內眥贅皮

內眥贅皮(epicanthus)是指眼瞼之內眥(medial canthus)處皮膚有一垂直的半月狀皺襞，常為雙側且東方小孩較常見，但事實上所有種族的小孩都有只是程度不同而已，有時這皺襞甚至會大到蓋住了鼻側鞏膜，導致外觀上常像是內斜視，稱為偽內斜視(pseudoesotropia)（圖7-4）。

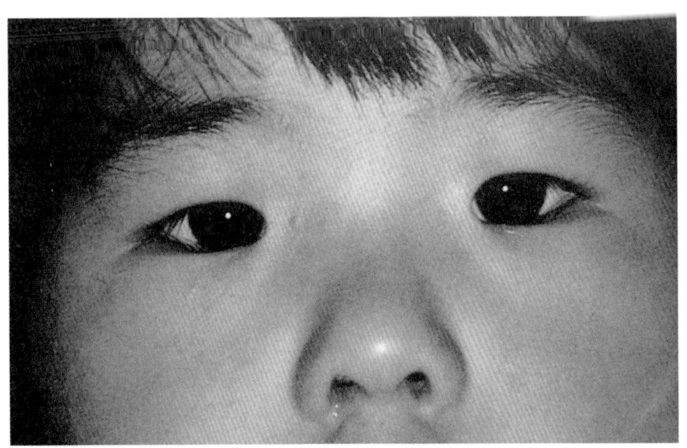

圖7-4　孩童的內眥贅皮(epicanthus)及偽內斜視(pseudoesotropia)

最常見的類型是瞼板內眥贅皮(epicanthus tarsalis)，是內側上眼瞼皺襞與內眥贅皮相連接。第二常見的類型是反向內眥贅皮(epicanthus inversus)，是皮膚皺襞與下眼瞼相融合。其他型式則較少見。

（五）眼瞼下垂

上眼瞼正常的位置是在上角鞏膜緣(superior limbus)與上瞳孔緣(upper pupillary margin)之中間，眼瞼下垂(blepharoptosis)（圖7-5）是一眼或雙眼的上眼瞼不正常低位，向前注視時上瞼緣遮蓋角膜上半部超過2 mm。

眼瞼下垂可以是先天性或後天性，並與遺傳有關。先天性多為雙側但不一定對稱，主要由於動眼神經核或提眼瞼肌發育不良(levator maldevelopment)，先天性眼瞼下垂常自小遮住視線，影響兒童視力發育，有可能是造成兒童低視力的原因之一；後天性多有原發病的症狀，可因動眼神經麻痺、交感神經疾患、重症肌無力、提上瞼肌損傷及機械性開瞼運動障礙等所導致。

若眼瞼下垂伴隨有同側瞳孔放大，可能是由缺血性微小血管病變(microvasculopathy)或血管瘤等原因壓迫到動眼神經所造成。眼瞼下垂目前依肌源性(myogenic)、腱膜性(aponeurotic)、神經性(neurogenic)、機械性(mechanical)等原因分類；提上眼瞼肌、重症肌無力等屬於肌源性，老年退化性、手術後或外傷等屬於腱膜性。

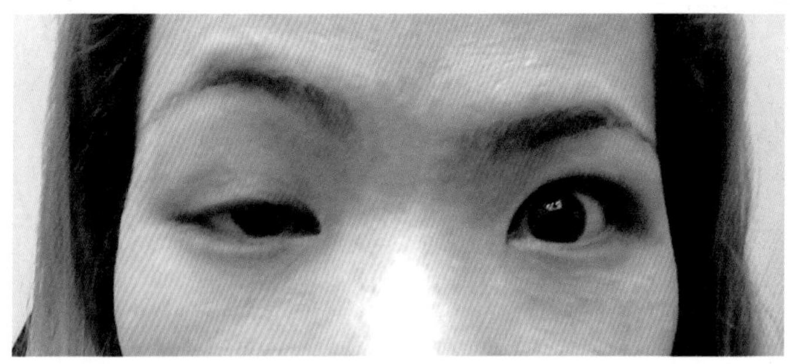

圖7-5　右眼眼瞼下垂(blepharoptosis)

三、眼瞼腫瘤

眼瞼腫瘤(eyelid tumors)分成良性和惡性，較常見之眼瞼良性腫瘤為痣(nevus)、乳頭狀瘤(papillomas)、傳染性軟瘤(molluscum contagiosum)、黃斑瘤(xanthelasma)和血管瘤(hemangioma)。其中血管瘤又以微血管性血管瘤(capillary hemangioma)、焰性痣(nevus flammeus)和海綿狀血管瘤(cavernous hemangioma)三種較常見。

眼瞼的基底細胞癌(basal cell carcinoma)是最常見的眼部惡性腫瘤，佔95%。其餘5%是鱗狀細胞癌(squamous cell carcinoma)及皮脂腺癌(sebaceous gland carcinoma)，其他較不常見之眼瞼原發性惡性腫瘤為伴隨於著色性乾皮症之癌(carcinoma associated with xeroderma pigmentosum)、肉瘤(sarcoma)和惡性黑色素瘤(malignant melanoma)等。

7-2 淚器疾病

淚器(lacrimal apparatus)可分為淚液的分泌部(secretory apparatus)和排出部(excretory apparatus)兩部分。分泌部由淚腺和副淚腺組成，排出部由淚小點、淚小管、總淚管、淚囊和鼻淚管組成。分泌系統的疾病常見為感染與發炎，以急、慢性淚腺炎(dacryoadenitis)較常見。淚液排泄系統的疾病(disorders of the lacrimal apparatus)常見為阻塞與發炎，以急、慢性淚囊炎(dacryocystitis)較常見。

一、淚液分泌系統的疾病

(一) 急性淚腺炎

急性淚腺炎(acute dacryoadenitis)多為細菌、病毒感染所導致，以金黃色葡萄球菌或淋病雙球菌最常見。一般為單側發病，主要見於兒童和青年。淚腺的瞼葉或眶葉可分別或同時受到波及，表現為眶外上方局部性腫脹疼痛，上眼瞼及瞼結膜、淚腺附近的穹窿部結膜水腫，可形成有壓痛感的膿腫和可觸及之腫塊。感染途徑可經由眼瞼、結膜、眼眶或臉部的化膿性發炎直接擴散、遠處化膿性病灶轉移，或來源於全身感染，如兒童腮腺炎(mumps)、麻疹(measles)或流行性感冒之併發症等。

（二）慢性淚腺炎

慢性淚腺炎(chronic dacryoadenitis)是病程進展緩慢的一種增生性發炎，多為雙側性。可續發於急性淚腺炎，或者一開始就為淚腺的慢性發炎。可因良性淋巴球浸潤、淋巴瘤、白血病、結核引起，也可與砂眼、梅毒、不明原因的肉芽腫性病變有關。

（三）淚腺腫瘤

在淚腺腫瘤(lacrimal gland tumors)中，50%為炎性偽瘤或淋巴樣瘤，50%為上皮來源的腫瘤。在原發性上皮瘤中，50%屬於良性，為多形性腺瘤(pleomorphic adenomas)，50%為惡性。在惡性淚腺腫瘤中，又有50%為囊樣腺癌，25%為惡性混合瘤(malignant mixed tumors)，其餘25%為腺癌。

多形性腺瘤又稱淚腺混合瘤，多見於中年男性，一般單側發病。淚腺囊樣腺癌是淚腺最常見的惡性腫瘤，好發於30~40歲女性，病程短。

二、淚液排泄系統的疾病

（一）淚管阻塞或狹窄

淚管起始部包括淚小點、淚小管和淚總管，其管徑狹窄、位置表淺並與結膜囊相鄰，容易受到發炎、外傷的影響而發生淚管阻塞(stenosis of lacrimal passage)。鼻淚管下端也是一個較狹窄的區段，易受到鼻腔病變的影響而出現阻塞。患者主要症狀為溢淚，長期的淚液浸漬可引起慢性刺激性結膜炎、下眼瞼和面頰部濕疹性皮炎。嬰兒溢淚大多數是因為先天的鼻淚管下端發育不完全或留有膜狀物而導致阻塞。

若因顏面受創傷到淚管而有斷裂時，在急性期就須進行手術修補。

（二）急性淚囊炎

急性淚囊炎(acute dacryocystitis)多為慢性淚囊炎的急性發作，或與侵入細菌毒力較強及人體抵抗力降低有關，但新生兒急性淚囊炎很少見。最常見的致病菌為金黃色葡萄球菌或溶血性鏈球菌，嬰幼兒多為流行性感冒嗜血桿菌感染。

發病早期可行局部熱敷，全身和局部使用足量抗生素控制發炎。發炎期切忌淚管探通或淚管沖洗，以免導致感染擴散。

（三）慢性淚囊炎

慢性淚囊炎(chronic dacryocystitis)是因鼻淚管狹窄或阻塞，致使淚液滯留於淚囊內併發細菌感染所引起，表現為溢淚及淚囊膿性分泌物自淚點溢出。在小兒常因鼻淚管之先天性閉塞引起，在成年人則以淚管之外傷或鼻病為多，女性因鼻淚管較男性細長，故較為多見。

常見致病菌為肺炎鏈球菌、鏈球菌、葡萄球菌等。此病也與砂眼、淚管外傷、鼻炎、鼻中膈彎曲及下鼻甲肥大等因素有關。

7-3 結膜疾病

結膜疾病(disorders of the conjunctiva)種類多樣，包含感染發炎、變性、外傷、先天性疾病和腫瘤等。

一、結膜發炎

結膜大部分表面曝露於外界，易受外界環境的刺激和微生物感染，故以結膜炎(conjunctivitis)（圖7-6）最為常見。又因結膜富含血管，容易經由血液循環受全身內臟器官影響，例如肝硬化、膽囊膽管疾病或地中海型貧血等原因造成結膜呈現黃色。

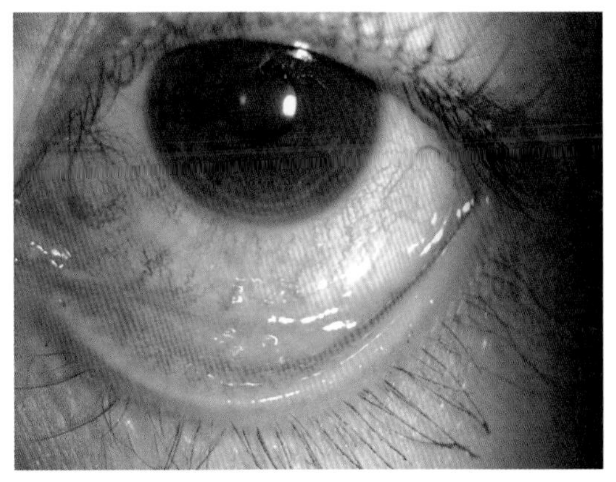

圖7-6 結膜發炎(conjunctivitis)

結膜炎的病理組織學變化是局部組織的變性、滲出和增生，結膜組織內的血管明顯擴張充血。在急性、慢性結膜炎的修復期，可有結膜細胞和纖維結締組織反應性增生，形成乳頭和濾泡。乳頭(papilla)是由血管周圍發炎細胞浸潤及間質纖維增生所導致，在乳頭的中央為一血管束；濾泡(follicles)是結膜上皮下淋巴球聚集而成，與乳頭的區分是中央無血管。

結膜炎病因複雜，一般可分為內源性和外源性兩種，也可分為感染性和非感染性兩類。微生物感染最為常見，包括細菌、病毒、披衣菌、真菌和寄生蟲等；非感染因素包括物理性刺激和化學損傷。其他因素有免疫性和全身疾病。

(一) 由於感染因子造成之結膜炎

結膜由於長期曝露在許多微生物及其他壓迫因子之環境中，須靠數個機轉保護眼球表面以免外來物質侵犯，如淚液中水的成分稀釋了感染物質，並將結膜碎片及微生物透過眼瞼的幫浦作用不斷地沖洗至淚管中，而淚液中更包含了抗微生物的物質，包括溶酶(lysozyme)及抗體（IgG與IgA）。

1. 常見病原體

(1) 細菌：肺炎鏈球菌(*Streptococcus pneumoniae*)、嗜血性流行性感冒菌(*Haemophilus influenza*)、金黃色葡萄球菌(*Staphylococcus aureus*)、奈瑟氏腦膜炎雙球菌(*Neisseria meningitides*)。

(2) 病毒：人類腺病毒(humen adenovirus)之大部分菌型、單純疱疹病毒(herpes simplex virus, HSV)第1型及第2型、兩種小核醣核酸病毒(picornavirus)。

(3) 性接觸傳染：兩種經由性接觸傳染之結膜炎病源為砂眼披衣菌(*Chlamydia trachomatis*)與奈瑟氏淋病雙球菌(*Neisseria gonorrhoeae*)。砂眼(trachoma)和包涵體性結膜炎(inclusion conjunctivitis)是由砂眼披衣菌感染所引起的一類慢性傳染性結膜炎。

2. 主要症狀(symptoms)

(1) 異物感(foreign body sensation)、發癢(itchy)或灼熱感、眼睛周圍腫脹感及畏光(photophobia)。分泌物是由一些上皮殘骸及黏液構成，化膿性分泌物特別會出現於感染性結膜炎。

(2) 異物感、搔癢或灼熱感通常發生於結膜充血而有腫脹及乳頭狀肥厚(papillary hypertrophy)時。

(3) 若有疼痛感可能是角膜有受影響，而虹膜或睫狀體之疼痛可能是角膜之連帶侵犯。

3. 主要徵候(signs)

充血(hyperemia)、流淚(tearing, epiphora)、滲出物(exudation)、偽眼瞼下垂(pseudoptosis)、乳頭狀肥厚(papillary hypertrophy)、結膜水腫(chemosis)、濾泡(follicles)、偽膜及真膜(pseudomembrane and membrane)、肉芽腫(granulomas)和耳前淋巴腺病變(preauricular lymphadenopathy)等，以下分別敘述之。

(1) 充血(hyperemia)：通常以穹窿部最常見，是急性結膜炎最明顯之臨床徵候(signs)（圖7-7）。若紅眼的部分以穹窿處最明顯，而愈接近角膜邊緣處愈消退，此乃後結膜血管擴張所造成。若輪部周圍血管擴張或睫狀體發紅，表示角膜或深部組織發炎；鮮紅色表示細菌性結膜炎。充血而無細胞浸潤表示來自物理性刺激，如風、陽光、煙等，但偶爾也可能發生於血管不穩定之疾病，如酒渣鼻。

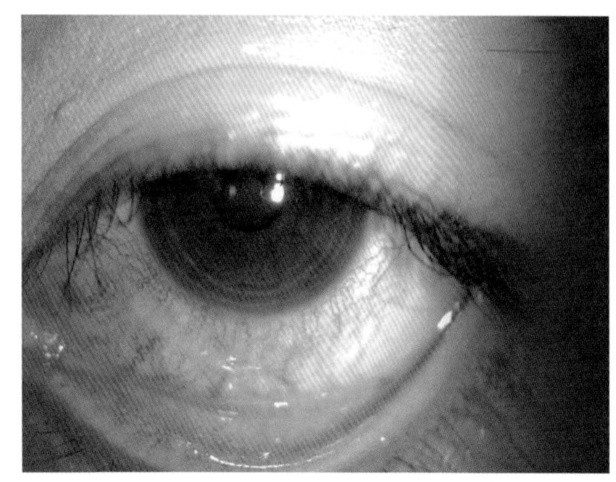

圖7-7 結膜充血(hyperemia)及分泌物

(2) 流淚(tearing, epiphora)：為異物感、搔癢感或灼熱感所引起，充血的血管也會有輕微的滲漏而加重流淚的症狀。

(3) 偽眼瞼下垂(pseudoptosis)：乃續發於穆勒(Müller)氏肌肉細胞之浸潤而使上眼瞼腫脹看似下垂，常見於砂眼及流行性角膜結膜炎。

(4) 乳頭狀肥厚(papillary hypertrophy)：發生之原因乃結膜和其下的眼瞼板或輪部藉由細纖維(fibrils)而粘連，發炎之滲出物聚積在細纖維之間，使得結膜變成小丘狀。

(5) 結膜水腫(chemosis)：是由擴張的結膜血管滲出的液體造成，富含蛋白質的滲出物穿過發炎血管的管壁，而產生一種透明的腫大現象，極可能是急性過敏性結膜炎所引起，但也有可能發生於淋病菌或腦膜炎結膜炎。

(6) 結膜濾泡(follicles)：組成為結膜淋巴層內之局部淋巴組織和漿細胞增生，且通常具有生發中心(germinal center)，外觀為圓形、無血管之白色或灰色構造（圖7-8）。原因包括病毒、披衣菌感染和對局部藥物過敏。

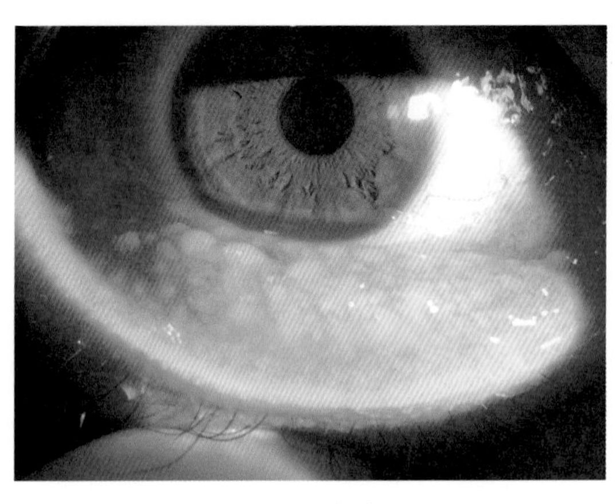
圖7-8　結膜濾泡(follicles)

(7) 偽膜及真膜(pseudomembrane and membrane)：偽膜是結膜發炎滲出的液體附著在結膜上皮表面的凝固物，特徵是很容易被拉起移除（圖7-9）。真膜則是侵犯到整層結膜上皮，若移除會流淚及發生表面出血。

(8) 肉芽腫(granulomas)：幾乎皆會影響到基質且常常是霰粒腫所致，其他內源性之病因包括類肉瘤(sarcoid)、梅毒、貓抓病與少見之球黴菌病（圖7-10）。

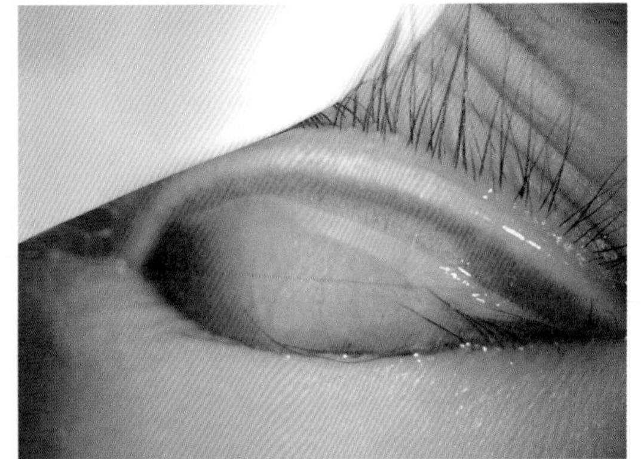
圖7-9　眼瞼偽膜(pseudomembrane)

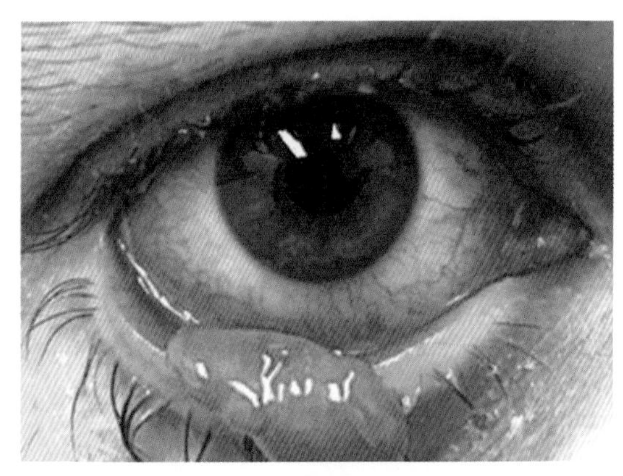
圖7-10　肉芽腫(granulomas)

(9) 小水疱(phlectenules)：代表對微生物抗原之延遲性過敏反應，如葡萄球菌或分枝桿菌之抗原。

(10) 滲出物(exudation)：細菌性結膜炎滲出物通常為黃或綠色之黏稠或薄片狀(flaky)，過敏性結膜炎則通常為白色黏液狀(stringy)。

(11) 耳前淋巴腺病變(preauricular lymphadenopathy)：為結膜炎重要的徵候之一。眼瞼和結膜淋巴系統的第一個攔截站是耳前淋巴結，位在耳朵的前面，有時在眼瞼和結膜有病毒感染急性發炎時，會伴隨此淋巴結的腫大。

4. 結膜炎的分類

(1) 感染性結膜炎(infective conjunctivitis)

A. 細菌性結膜炎(bacterial conjunctivitis)：細菌性結膜炎依據發病快慢可分為超急性（24小時內）、急性或亞急性（幾小時至幾天）、慢性（數天至數週），也可依據病情嚴重情況可分為輕、中、重度。

a. 超急性化膿性結膜炎(hyperacute purulent conjunctivitis)：淋病奈瑟氏雙球菌和腦膜炎奈瑟氏雙球菌所導致，腦膜炎奈瑟氏菌較常見於幼兒。其特徵為潛伏期短，急性進展性病程及大量化膿性分泌物。一般細菌性結膜炎以局部抗生素治療為主，但淋菌性感染則須應用全身抗生素，合併局部抗生素點眼控制以避免併發症。

b. 急性或亞急性結膜炎：又稱急性卡他性結膜炎，也就是一般俗稱的結膜炎。傳染性強但通常有自限性，病程在2週左右，給予敏感抗生素治療後，通常可在幾天內痊癒。

c. 慢性結膜炎：為多種原因引起，發病無季節性且無自限性，可單側或雙側發病。症狀多樣，進展緩慢且持續時間長，主要表現為眼癢、燒灼感、乾澀感、眼刺痛及視力疲勞、結膜輕度充血，可見瞼結膜增厚、乳頭增生，分泌物為黏液性或白色泡沫樣。

B. 披衣菌性結膜炎(chlamydial conjunctivitis)：披衣菌是介於細菌與病毒之間的微生物，披衣菌的眼部感染是影響人類最廣泛的疾病之一。最常見的眼部感染包括砂眼、成人包涵體性結膜炎和新生兒包涵體性結膜炎。

a. 砂眼(trachoma)：是由砂眼披衣菌引起的一種慢性傳染性結膜角膜炎，可造成視力減退甚至失明。通常雙眼發病，常見的徵候包括由上往下侵犯的角膜血管翳(pannus)、結膜瘢痕(conjunctival scar)、濾泡性結膜炎、睫毛倒插及角膜上皮性角膜炎(epithelial keratitis)。透過直接接觸或汙染物間接傳播，節肢昆蟲也是傳播媒介。

b. 包涵體性結膜炎(inclusion conjunctivitis)：是一種透過性接觸或產道傳播的急性或亞急性濾泡性結膜炎，多為雙側。由於表現有所不同，臨床上可分為新生兒和成人包涵體性結膜炎。

C. 病毒性結膜炎(viral conjunctivitis)：病毒性結膜炎可由非常多種病毒引起，

是常見的結膜疾病。臨床上可歸納為兩組，一組以急性濾泡性結膜炎為主要表現，包括流行性角結膜炎、急性出血性結膜炎、咽頭結膜熱、單疱病毒性結膜炎和新城雞瘟結膜炎。一組表現為相對的亞急性或慢性結膜炎，包括傳染性軟疣性瞼結膜炎、水痘－帶狀疱疹性瞼結膜炎、痲疹性角結膜炎等。病毒性感染時結膜刮取物染色大多為單核性白血球。

a. 流行性角結膜炎(epidemic keratoconjunctivitis)：一般為接觸感染所引起，通常由單眼開始發病，但之後雙眼均受感染，主要是由腺病毒(adenovirus)第8、19、29和37型所引起的一種傳染性強、發病急劇的病毒性結膜炎，耳前淋巴結壓痛為其特徵。潛伏期為5~7天，發病後5~7天達到高峰，然後逐漸消退。常見之症狀有異物感或刺痛感導致溢淚、眼部水樣分泌物增多、眼癢、眼痛、畏光、瞼結膜乳突增生和球結膜浮腫等。急性期瞼結膜可合併形成偽膜(pseudomembranes)、咽喉痛和耳前淋巴結腫大，症狀嚴重時會在感染10天後併發角膜炎。

b. 急性出血性結膜炎(acute hemorrhagic conjunctivitis)：又稱流行性出血性結膜炎，是由腸病毒70型引起的一種暴發流行自限性眼部傳染性疾病，也號稱為阿波羅11號結膜炎。這種濾過性病毒是屬於小核醣核酸病毒(picornavirus)，潛伏期短，約8~48小時內發病，且病程也短，一般持續約5~7天左右。單眼或雙眼發病，多發作於夏秋季節。

c. 咽頭結膜熱(pharyngoconjunctival fever)：特徵是發燒、喉嚨痛和眼部濾泡性結膜炎，病程通常持續約10天左右即可自動痊癒。主要是由腺病毒(adenovirus)第3型所引起，第4和7型偶爾也可見。

(2) 過敏性結膜炎(allergic conjunctivitis)

過敏性結膜炎又稱免疫性結膜炎(immunologic conjunctivitis)或變性反應性結膜炎，是結膜對外界過敏原的一種過敏性免疫反應，分為立即型體液性過敏反應和延遲型過敏反應。常見的立即型體液性過敏反應為過敏性鼻結膜炎(allergic rhinoconjunctivitis)或枯草熱結膜炎(hay fever conjunctivitis)、春季角膜結膜炎(vernal keratoconjunctivitis)、異位性角膜結膜炎(atopic keratoconjunctivitis)和巨大乳頭性結膜炎(giant papillary conjunctivitis, GPC)。延遲型過敏反應則以水疱症(phlyctenulosis)及續發於接觸性眼瞼炎之輕微結膜炎較常見。

A. 立即型體液性過敏反應(immediate humoral hypersensitivity reactions)

a. 過敏性鼻結膜炎(allergic rhinoconjunctivitis)或枯草熱結膜炎(hay fever conjunctivitis)、花粉熱結膜炎：此種結膜炎是對特殊的空氣微粒過度敏感，是最常見的眼部及鼻部過敏。春天最常見的過敏原是花粉，秋天則以塵蟎和黴菌最嚴重。症狀表現為流淚和搔癢感，伴隨流鼻涕或流鼻水，徵候為眼皮腫脹、結膜短暫急性紅腫、水腫、瞼結膜可能出現乳突反應，嚴重時甚至影響角膜，造成上角膜血管翳(pannus)、點狀表皮缺損(punctuate epithelial erosions)、盾形表皮潰瘍(shield ulcer)及輪部濾泡(limbal follicles)。病人通常存在對花粉、草或動物毛皮垢屑等之過敏史，病患常抱怨發癢、流淚、紅眼，且常訴說眼睛好像沉入周圍組織中或黑眼球好像陷在白眼球之中。

b. 春季角膜結膜炎(vernal keratoconjunctivitis)：此病又稱為春季卡他(spring catarrh)、季節性結膜炎或溫暖氣候結膜炎，為一種不常見的兩側性過敏性疾病，春夏發作，秋冬季緩解。通常於青春期前開始發作且持續5~10年，男孩比女孩發生率高出甚多，目前很難確定特異性的過敏原可能為花粉、微生物、動物羽毛等。病人常主訴極度發癢與黏性分泌物，常有過敏之家族史，上瞼部結膜常有巨大乳頭而使結膜呈鵝卵石(cobblestone)外觀（圖7-11）。結膜刮片檢查大多數為嗜鹼性及嗜伊紅白血球。

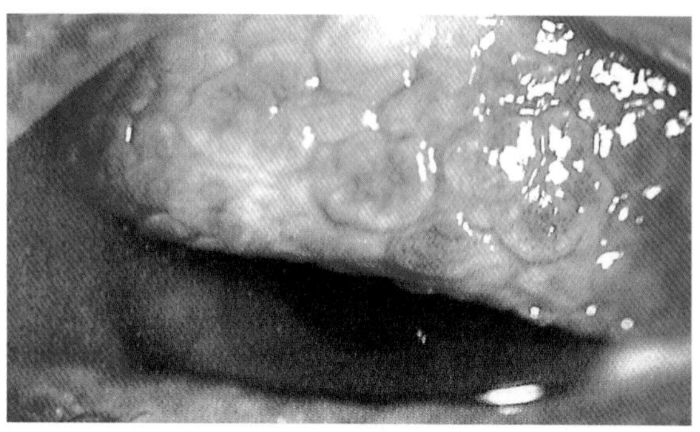

圖7-11 春季角膜結膜炎之鵝卵石巨大乳頭

c. 異位性角膜結膜炎(atopic keratoconjunctivitis)：異位性角膜結膜炎患者病症通常會持續很久，病人也常患有異位性皮膚炎。結膜主要影響下穹窿和瞼部結膜，末期之結膜炎重複發作後會有嚴重的角膜徵候，如點狀上皮糜爛、持續性上皮缺損、盾狀前基質疤痕以及周邊血管化，產生表淺周圍角膜炎且繼發新生血管生成。併發症包括嚴重的單純疱疹性角膜炎和微生物導致的角膜炎。嚴重的角膜併發症病人，可能需要角膜移植來改善視力。

d. 巨大乳頭性結膜炎(giant papillary conjunctivitis, GPC)：巨大乳頭性結膜炎是一種主要波及瞼結膜的非感染性免疫性發炎反應，多與配戴親水性隱形眼鏡、硬性透氣性隱形眼鏡、青光眼濾泡及曝露的角膜縫線等過敏有關，裝戴塑膠義眼或隱形眼鏡的病人偶爾會引起此病。症狀及徵候與春季角膜結膜炎極為相似，病人也常主訴發癢與黏性分泌物，早期主要表現為上瞼結膜輕度充血和增厚，隨著疾病的進展發炎細胞浸潤增加，結膜開始明顯混濁和增厚成巨大乳頭的鵝卵石(cobblestone)外觀。它可能是一種富含嗜鹼性球(basophil-rich)的遲發性過敏反應疾病，也可能含有IgE體液性的成分。治療改採不含塑膠成分的玻璃義眼或配戴普通眼鏡，若想維持配戴隱形眼鏡，就應注意隱形眼鏡的照護，包括使用無防腐劑之試劑且以雙氧水消毒。

B. 延遲型過敏反應(delayed hypersensitivity reactions)

a. 水疱症(phlyctenulosis)：水疱症是對微生物蛋白質的一種延遲性過敏反應，包括結核桿菌、葡萄球菌、白色念珠菌、球黴菌、埃及嗜血桿菌及砂眼病菌之蛋白質。結膜小水疱開始是一小、硬、紅且稍突起的病灶（通常1~3 mm），而其周圍為一充血之區域。若位於輪部其形狀常為三角形且尖端朝向角膜，易形成一灰色之核心且很快產生潰瘍並於10~12天內消退。

b. 續發於接觸性眼瞼炎之輕微結膜炎(mild conjunctivitis secondary to contact blepharitis)：此類結膜炎常因眼睛局部藥物所引起的接觸性眼瞼炎繼之以輕微的浸潤性結膜炎，治療應找出病因直接去除。

(3) 續發於淚囊炎或淚小管炎之結膜炎(conjunctivitis secondary to dacryocystitis or canaliculitis)：此類結膜炎是因淚囊或淚小管之感染發炎而引起。續發於慢性淚囊炎之結膜炎以肺炎球菌性結膜炎及β-溶血性鏈球菌性結膜炎較常見。肺炎球菌性結膜炎常為單側且對治療無反應，β-溶血性鏈球菌性結膜炎常為超急性和化膿性，此兩種結膜炎若不探查淚器系統常無法找到病源。續發於淚小管炎之結膜炎通常為慢性，常見由以色列放線菌(*Actinomyces israelii*)或念珠菌感染所引起的單側黏膜化膿性結膜炎。

(4) 化學性或刺激性結膜炎(chemical or irritative conjunctivitis)

此類結膜炎可經由局部用藥、化學物質和刺激物，甚至毛毛蟲的毛而引起。

A. 由局部用藥引起之結膜炎(conjunctivitis from topical drugs)：此類結膜炎是因頻繁而長期使用含防腐劑的眼藥水、眼藥膏，或者是藥物本身含有毒性或刺激性，及其他有毒性媒介物的藥物所引起毒性濾泡性結膜炎或非特異浸潤性結膜炎。治療應停用致病之藥物，停藥後症狀需幾週才會消失。

B. 化學物質和刺激物引起的結膜炎(conjunctivitis from chemicals and irritants)：此類結膜炎是由酸、鹼、煙、風和任何的刺激性物質進入結膜腔所引起，一些常見的刺激物有肥料、肥皂、除臭劑、噴髮劑、香菸和各類化妝品，某些地區的霧霾甚至已成為最常見之原因。

C. 毛蟲毛結膜炎(caterpillar hair conjunctivitis)：毛蟲的毛偶爾會掉進結膜腔內，引起一或多個肉芽腫（結節性眼炎），放大時可看到每個肉芽腫含有一個小的異物。治療為移除個別引起之毛蟲毛，否則可能會侵犯鞏膜和葡萄膜。

(5) 併發於全身性疾病之結膜炎(conjunctivitis associated with systemic diseases)

此類結膜炎導因於病患之全身性疾病或自體免疫性疾病而造成，全身性疾病以甲狀腺疾病、痛風及類癌性結膜炎較常見，自體免疫性疾病則以修格連氏症候群(Sjögren's syndrome)所造成的乾性角膜結膜炎及結瘢性類天疱瘡較常見。

A. 甲狀腺疾病之結膜炎(conjunctivitis in thyroid disease)：此類結膜炎患者之結膜可能發紅且水腫，而病患主訴大量流淚，隨疾病之進行其結膜水腫加重。上輪部角結膜炎常見於甲狀腺功能亢進的中年婦女。治療直接針對甲狀腺疾病之控制，藉由溫和的藥膏來保護結膜和角膜，必要時可以手術治療眼瞼粘連及眼眶減壓。

B. 痛風性結膜炎(gouty conjunctivitis)：尿酸過高為痛風之特徵，痛風性結膜炎病人於發作時常抱怨眼睛發熱。痛風病人也可能伴有上鞏膜炎或鞏膜炎、虹膜睫狀體炎、尿酸性角膜炎、玻璃體混濁及網膜病變。檢查時可見輕度結膜炎且常較症狀程度輕微。治療可針對痛風之發作，以秋水仙素(Colchicine)及Allopurinol加以治療。

C. 類癌性結膜炎(carcinoid conjunctivitis)：類癌性結膜炎之結膜有時充血及發紺，此乃腸胃道的嗜鉻細胞(chromaffin cell)釋放血管收縮素(serotonin)的結果。此病發作時病患可能抱怨眼睛發熱。

(6) 自體免疫性疾病之結膜炎(conjunctivitis due to autoimmune diseases)

A. 乾性角膜結膜炎(keratoconjunctivitis sicca)（伴有Sjögren's syndrome）：此類結膜炎特徵為球部結膜充血，尤其是在眼瞼隙縫，且出現與輕度發炎不成比例的刺激感。常由伴以黏性分泌物的輕微結膜炎開始發病，角膜上會有點狀的上皮病變且以下半部較明顯，同時可見絲狀物(filaments)。

B. 結瘢性類天疱瘡(cicatricial pemphigoid)：此病通常以非特異性之慢性結膜炎開始發病且對治療無反應，可能單獨侵犯結膜或合併侵犯口、鼻、食道、外陰部和皮膚。結膜炎會導致漸進性之瘢痕化，使得穹窿堵塞和眼瞼內翻併睫毛倒插，病人的主訴有疼痛、刺激感和視力模糊。此病婦女較男性嚴重，典型為中年之疾病，於45歲以前非常少發病，婦女可能在一年內逐漸地變瞎；男性則進行較慢。一般而言，通常病程長且預後不良，且常因完全性瞼球粘連和角膜乾燥而失明。

(7) 其他不明原因的結膜炎

A. 濾泡症(folliculosis)：是一種瀰漫性、兩側發生的非炎性結膜病變，病因不明，其特徵為濾泡性肥厚，在小孩比成人常發生且症狀較輕微。濾泡多位於下穹窿和瞼板結膜，無合併發炎或乳頭肥厚。

B. 慢性濾泡性結膜炎(chronic follicular conjunctivitis)：特徵為上及下瞼板結膜有多數的濾泡，結膜滲出物很少，發炎輕微且無併發症。

C. 眼部酒渣鼻症(ocular rosacea)：是酒渣鼻常見的併發症且較可能發生於淺膚色的人，尤其是愛爾蘭的後裔。病人主訴輕度充血和刺激感，常伴有葡萄球菌性眼瞼炎，眼瞼緣血管擴張且結膜充血，尤其是在曝露的瞼內區域。

D. 乾癬症(psoriasis)：通常侵犯不曝露於陽光之皮膚，但約有10%的病例，病灶出現在眼瞼之皮膚且可能延伸到結膜而引起刺激感、異物感及流淚。

E. 主要型多形性紅斑症(erythema multiform major; Stevens-Johnson syndrome)：是一種黏膜及皮膚的疾病，皮膚病灶為突發性的紅色蕁麻疹般水疱突起且常呈對稱性分布。病人主訴疼痛和刺激感、分泌物、畏光，角膜的續發性侵犯引起血管生成及結疤而嚴重的影響視力。

F. 疱疹樣皮膚炎(dermatitis herpetiformis)：主要侵犯後腋部皺襞、髖骨區域、臀部和前臂，常覺極度癢感。偶爾會有偽膜性結膜炎且可能形成瘢痕化。

G. 上輪部角膜結膜炎(superior limbic keratoconjunctivitis)：通常為兩側性且局限於上眼瞼板和上輪部。主訴為刺激感及充血，而徵候為上瞼板乳頭肥厚、上球部結膜發紅、上輪部變厚且角質化、表皮性角膜炎、復發性之上方絲狀物和上方微血管翳。約50%病例有甲狀腺功能異常。

H. 木質化結膜炎(ligneous conjunctivitis)：此為少見兩側性、慢性或復發性、偽膜性或膜性結膜炎。早年發病且常持續好幾年，最常見於年輕女孩。常伴有肉芽腫而使眼瞼感覺堅硬。

二、結膜變性

結膜變性以瞼裂斑、翼狀贅肉和瞼結膜結石為最常見。

（一）瞼裂斑

瞼裂斑(pinguecula)（圖7-12）常出現在眼瞼裂區域靠近角膜緣內外兩側之球結膜，而以鼻側較多的一種黃白色結節，此結節包含膠質(hyaline)與黃色彈性組織，一般而言不需特別治療。

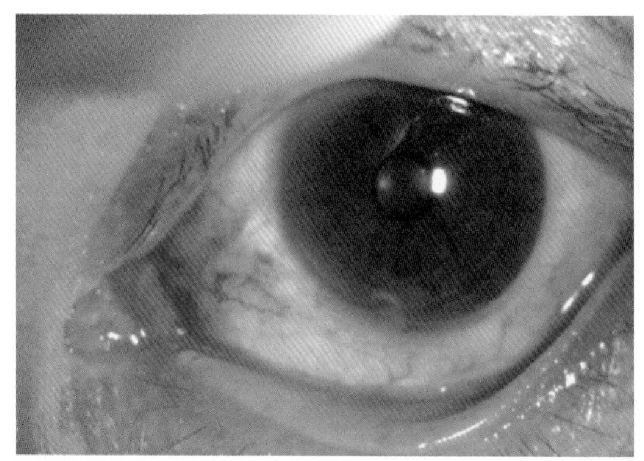

圖7-12 瞼裂斑(pinguecula)

（二）翼狀胬肉

翼狀胬肉(pterygium)又稱眼翳或翼狀贅片（圖7-13），通常與瞼裂斑同樣易出現在角膜的鼻側或顳側，眼瞼裂區域靠近角膜緣內外兩側之球結膜，但以鼻側較多且侵犯到角膜，是一種呈三角形的肉狀肥厚物，因其形態似翼狀而得名。其病理組織學變化和瞼裂斑相類似。

眼翳常見於日常工作為戶外易接觸陽光、塵土飛揚、強風的人，嚴重的容易造成患者散光的屈光變化並影響隱形眼鏡的配戴。治療以手術切除為主。

（三）結石

結石(concretions)（圖7-14）臨床上常見於慢性瞼板腺(meibomian gland)發炎的病患，檢查可見單一或多發性黃白色沉積凝結物。通常不需特別治療，但若結石太大而造成不舒服，則可以在局部麻醉下利用針頭來移除。

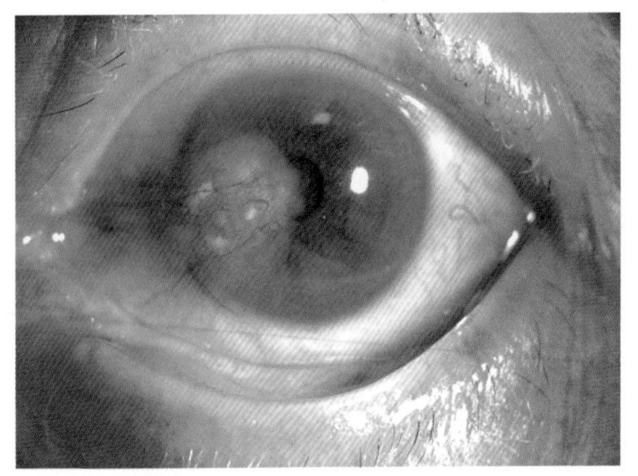
圖7-13　翼狀胬肉(pterygium)

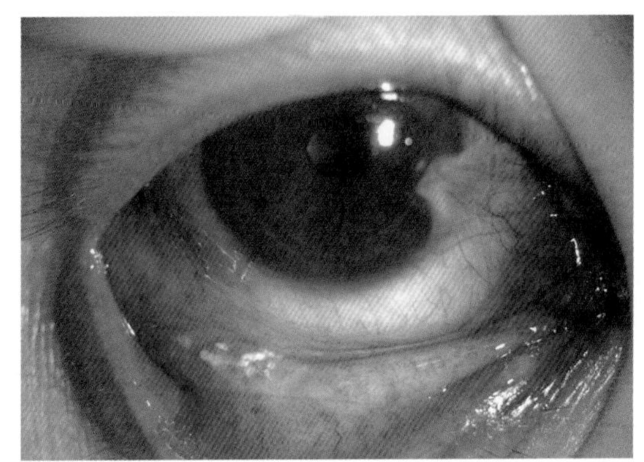
圖7-14　結石(concretions)

三、結膜的其他異常

（一）淋巴擴張症

淋巴擴張症(lymphangiectasis)之特徵為結膜有局部小的、清晰、彎曲的擴張淋巴血管，除非有刺激感或美觀上之缺陷，否則不需治療。治療可以採用燒灼或手術切除。

（二）先天性結膜淋巴水腫

先天性結膜淋巴水腫(congenital conjunctival lymphedema)之特徵為球部結膜有粉紅色、肉狀水腫；單側或雙側性。通常見於出生時，此情形可能是因結膜的淋巴引流有先天性之缺陷所致。

（三）胱胺酸症

胱胺酸症(cystinosis)是一種先天性胺基酸代謝異常，其特徵為廣泛性的胺基酸結晶之細胞內沉積。有三種形式：小孩型、青春期型及成人型。前兩種型患者平均壽命較短。

（四）結膜下出血

結膜下出血(subconjunctival hemorrhage)（圖7-15）為球結膜下小血管不明原因破裂或滲透性增加所引起，一般7~12天內會自行吸收不須特別治療，如果反覆發作則應注意全身系統疾病的檢查。

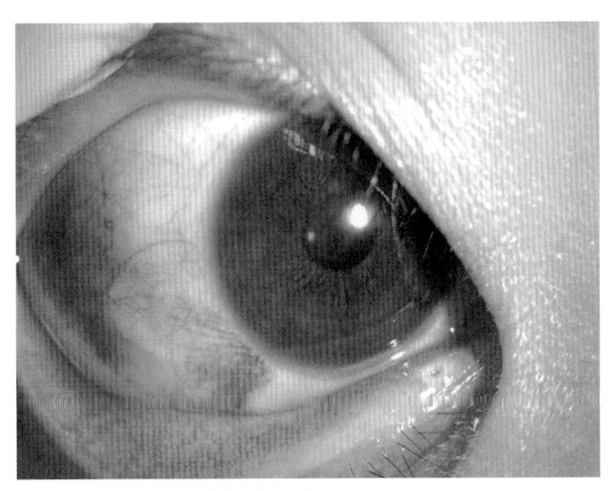

圖7-15　結膜下出血(subconjunctival hemorrhage)

（五）新生兒眼炎

新生兒眼炎(ophthalmia neonatorum)為分娩期間嬰兒通過母親之子宮頸和陰道時，眼睛受汙染所引起的結膜感染，主要為淋病。淋菌性新生兒結膜炎若不立即給予治療，會引發角膜潰瘍及失明。披衣菌性新生兒結膜炎具有較小之破壞性，若不加以治療會持續幾個月且可能繼發肺炎。其他病因包括葡萄球菌、肺炎鏈球菌、嗜血性桿菌、單純疱疹性病毒和次硝酸銀（化學性結膜炎）。

四、結膜腫瘤

結膜腫瘤(conjunctival tumors)分為良性和惡性，原發性良性腫瘤較常見的為痣(nevus)、乳頭狀瘤(papillomas)、肉芽腫性炎症(granulomatous inflammation)、皮樣腫瘤(dermoid tumor)、皮脂瘤(dermolipoma)、淋巴瘤及類淋巴性增生(lymphoma & lymphoid hyperplasia)、血管瘤(hemangioma)等。

較常見之原發性惡性腫瘤為癌(carcinoma)、惡性黑色素瘤(malignant melanoma)和淋巴肉瘤(lymphosarcoma)。

7-4 角膜疾病

角膜疾病(disorders of the cornea)主要有發炎、外傷、先天性異常、變性和營養不良。其中發病率最高的是感染性角膜炎，角膜受損後可導致不同程度的視力減退甚至失明。

一、角膜炎及角膜潰瘍

角膜炎(kcratitis)的病因一般分為感染性、內源性和局部蔓延三種。相較於非感染性角膜潰瘍，感染性角膜潰瘍通常與外傷所造成的表皮缺損有關，且常位於角膜較中心的區域。角膜潰瘍(corneal ulcer)引起之瘢痕化是全世界眼盲及視力障礙的主要病因，依侵犯部位分成中心角膜潰瘍和周邊角膜潰瘍。

(一) 中心感染性角膜潰瘍

中心角膜潰瘍通常是伴隨於角膜表皮破損後之感染性潰瘍（圖7-16），病灶位於角膜中央而遠離血管多的輪部。細菌是最常見的感染因素，其次有病毒、真菌、披衣菌、棘狀阿米巴和分枝桿菌等。致病細菌中較常見的有葡萄球菌、肺炎鏈球菌、鏈球菌、綠膿桿菌、分枝桿菌等。潰瘍通常伴生前房積膿(hypopyon)，此為炎性細胞聚集所形成位於前房下方之層狀物，為細菌性及黴菌性中心角膜潰瘍的特徵。前房積膿於細菌性潰瘍時是無菌的，除非角膜之德斯密氏膜(Descemet’s membrane)破裂，但黴菌性潰瘍時可能含有黴菌成分。

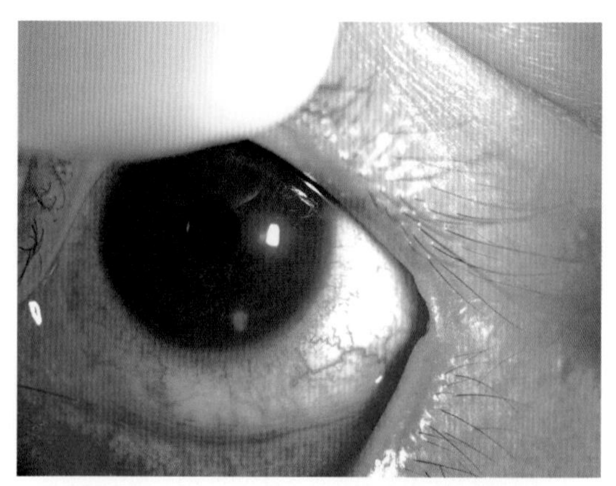

圖7-16　旁中心感染性角膜潰瘍

1. 細菌性角膜炎(bacterior keratitis)

細菌性角膜潰瘍常伴隨於角膜因氧氣供應不足，表皮破損後之感染，尤其是透氧度較低之矽水膠軟式隱形眼鏡配戴者，或是配戴各式隱形眼鏡過夜者。病原菌透過細菌外毒素、內毒素、黏附力侵襲，先引起角膜緣周圍血管充血。許多類型的細菌性角膜潰瘍外觀看來相似，唯獨嚴重程度有差別，特別是由伺機性細菌如 α 溶血性鏈球菌、金黃色葡萄球菌、表皮葡萄球菌、土壤絲黴菌等引起的潰瘍，其會造成無痛的角膜潰瘍且容易緩慢及表淺地擴散。

革蘭氏陽性球菌感染者，例如金黃色葡萄球菌、表皮葡萄球菌、α 溶血性鏈球菌等病原菌所引起之中心角膜潰瘍，大部分發生於使用過局部皮質類固醇之角膜。此種潰瘍通常為無痛性及表淺性，但可能伴有前房積膿及一些周圍角膜浸潤。角膜上一般表現為圓形或橢圓形局部性膿腫病灶，伴有邊界明顯的灰白色基質浸潤和小範圍的周邊上皮水腫。但如為肺炎鏈球菌引起的角膜炎，其臨床表現則為橢圓形匍匐性邊緣及中央基質較深的潰瘍，且其德斯密氏膜有放射狀皺摺，並常伴有前房積膿及角膜後纖維蛋白沉著。肺炎球菌性角膜潰瘍目前仍為世界上大部分地區最常引起細菌性角膜潰瘍之病原菌，在淚囊鼻腔造口術尚未流行之前，此病常發生於鼻淚管阻塞的病人。

革蘭氏陰性細菌所導致的角膜炎，典型表現為快速發展的角膜液化性壞死，如綠膿桿菌(*Pseudomonas aeruginosa*)所導致的角膜潰瘍為配戴軟式隱形眼鏡最常見之致病菌，其症狀發展非常迅猛且嚴重，主因是由於綠膿桿菌會產生蛋白分解酶，使角膜出現迅速擴展的浸潤及黏液性壞死。常有大量的前房積膿且伴隨潰瘍進行而逐漸變大，因細菌產生之色素的關係，浸潤及滲出物為藍綠色。若前房積膿嚴重又不及時控制，數天內可導致全角膜壞死穿孔、眼球內容物脫出或發生全眼球炎。

2. 單純疱疹病毒性角膜炎(herpes simplex keratitis, HSK)

單純疱疹病毒性角膜炎為單純疱疹病毒(herpes simplex virus, HSV)第1及第2型所引起的嚴重角膜感染性發炎，有原發型及復發型兩種型式。

原發型臨床症狀不明顯，可能無症狀或輕微發燒、不適和上呼吸道感染。初始症狀通常是刺激感、畏光及流淚，若波及中心角膜視力會降低，最具特徵的病灶是角膜表面會出現界限清楚的樹枝狀(dendritic)（圖7-17）或地圖狀(geographic)損害。

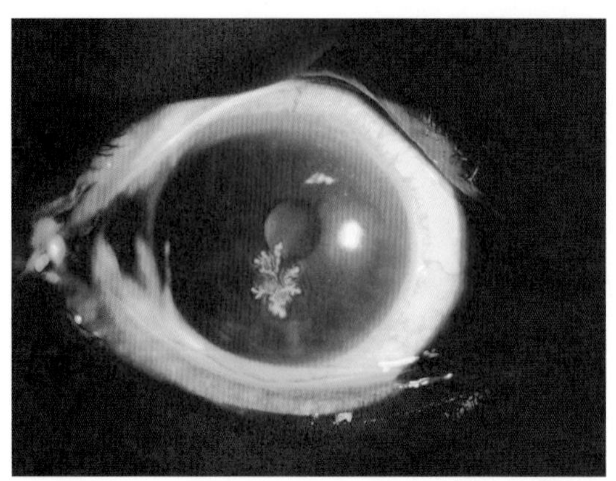

圖7-17　樹枝狀(dendritic)角膜上皮損害

復發型是因之前潛伏在神經節的病毒再度活動、增生，並順著神經軸突移行至目標組織而發病。常見症狀包括神經性表皮缺損(neurotrophic epithelial defect)、地圖樣表皮缺損、盤狀角膜炎(disciform keratitis)及基質壞死性角膜炎(stroma necrotic keratitis)。復發型較常見，可由發燒、紫外線過度曝露、外傷、精神壓力、月經來潮或其他局部或全身性的免疫抑制性原因而誘發。

此病毒之眼部感染於免疫健全者通常是自限性的，但在免疫力受抑制的宿主，包括接受局部皮質類固醇的患者，其病程可為慢性且具有破壞性。在病程長或復發病例，發炎可隨之侵犯角膜基質層並緩慢進展成為盤狀角膜基質炎，在基質層可見到大量多形核白血球、淋巴球和漿細胞浸潤。在病變的晚期，有大量巨噬細胞浸潤、血管長入、後基底膜出現典型的炎性肉芽腫性病變，並可見到巨噬細胞，電子顯微鏡檢查可發現病毒顆粒的存在。

3. 黴（真）菌性角膜炎(fungal keratitis)

黴菌性角膜炎是一種由真菌引起的感染性角膜病變，以往常見於農夫，但自從皮質類固醇開始使用於眼科後就常發生於都市之居民，大部分的黴菌性角膜潰瘍由伺機性黴菌引起，較常見的致病菌為念珠菌(*Candida*)、梭黴菌(*Fusarium*)、麴菌(*Aspergillus*)、青黴菌(*Penicillium*)、頭孢子菌(*Cepharosporium*)及其他黴菌，但光憑表象無確切之特徵可用來幫助鑑別是由何種菌種所引起之感染。

此種潰瘍常為無痛性且有灰色的浸潤，通常有前房積膿及眼球極度發炎。其主要病變為早期角膜膿瘍呈灰白色或乳白色，表面粗糙、緻密、邊緣不整，常在周圍或底部出現浸潤壞死而形成角膜潰瘍。潰瘍處下方出現邊緣不規則的內皮斑塊，且伴有嚴重的前房反應與膿瘍(abscess)，角膜有表淺性潰瘍及衛星狀之浸潤病灶(satellite lesion)，內有破碎的板層嗜中性球浸潤，在壞死病灶內很少見到完整的真菌，在基質層內有大量菌絲，有些真菌在組織切片上用GMS、PAS染色可被觀察到。

4. 棘狀阿米巴性角膜炎(acanthamoeba keratitis)

此病症是由棘狀阿米巴原蟲(Acanthamoeba)感染引起的一種角膜炎（圖7-18），角膜神經束膜炎(corneal perineuritis)為其特徵。近年因軟式隱形眼鏡或角膜塑型片配戴者漸增，發病率有上升趨勢。棘狀阿米巴原蟲是自由營生的原生動物，繁殖於汙染且含有細菌及有機物質的水中。此種角膜炎常因角膜接觸棘狀阿米巴原蟲汙染的水源或泥土之後，特別是透過汙染的隱形眼鏡或清洗鏡片的藥液，尤其是使用自製的鹽水而感染。

初始症狀為與臨床發現不成比例的疼痛、發紅及畏光，其特有之臨床徵候是輕微疼痛的角膜潰瘍、基質環形物和神經周圍浸潤。臨床表現上頗似盤狀角膜炎，常有前房積膿，初期常被誤診為疱疹性角膜炎。診斷建立在從角膜病灶中取材抹片染色可找到棘狀阿米巴原蟲，或從角膜刮片培養出棘狀阿米巴原蟲，必要時可作角膜活體檢驗，可發現棘狀阿米巴滋養體和包囊。

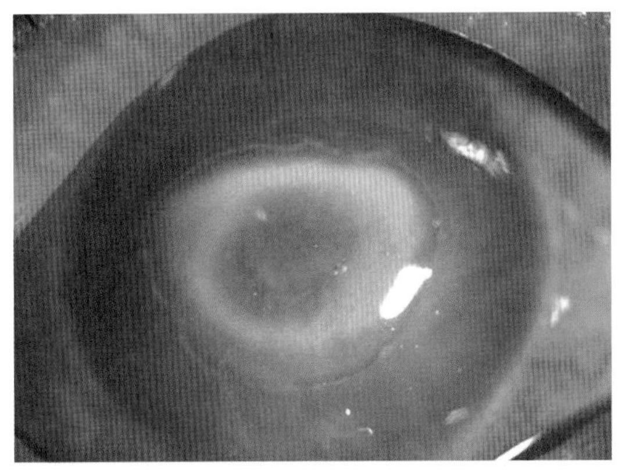

圖7-18a　棘狀阿米巴性角膜炎(acanthamoeba keratitis)治療前

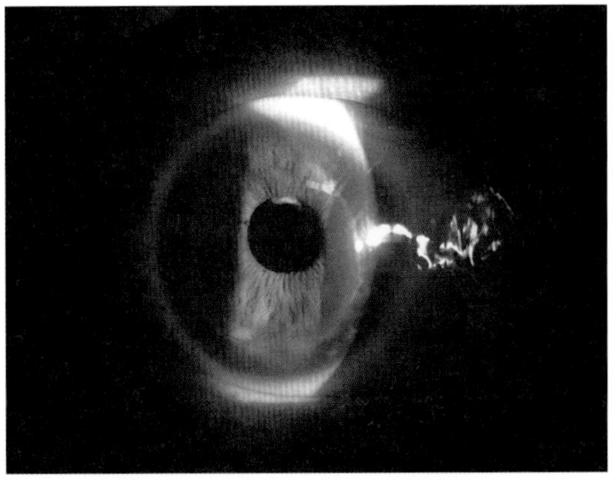

圖7-18b　棘狀阿米巴性角膜炎(acanthamoeba keratitis)行角膜移植術後

5. 非結核分枝桿菌性角膜炎(non-tuberculosis mycobacterium keratitis)

非結核性分枝桿菌又稱非典型分枝桿菌，廣泛存在於自然界之土壤及水中，亦存在於牛奶、消毒水、動物體表與體液中。屬於需氧桿菌，具有抗酸染色陽性的特性，故又稱抗酸桿菌。可以引起人類很多疾病，包括頸淋巴結炎、角膜感染、肺部疾病及皮膚潰瘍等。其潛伏期長，發病過程緩慢，並可呈持續帶菌狀態。現代免疫學的觀點認為此是一種免疫紊亂狀態下發生的疾病，細菌使角膜的免疫平衡失調，向病理性免疫反應方向發展。

眼睛感染大多數都與角膜手術、外傷及配戴隱形眼鏡有關，症狀包括眼睛紅、畏光、流淚及異物感。角膜典型的徵候包括角膜基質多灶性點狀浸潤、無痛性角膜潰瘍及基質膿腫，進展期呈現碎擋風玻璃狀或類似衛星狀病灶及前房積膿，少數患者可發生角膜穿孔，嚴重時可能導致角膜破裂溶解甚至會失明。

（二）周邊免疫性角膜潰瘍

周邊角膜潰瘍因角膜周邊靠近輪部區之血管，大多因自體免疫因素所導致，常見的有邊緣性浸潤及潰瘍、蠶蝕性角膜潰瘍(Mooren’s ulcer)、小水疱性角膜結膜炎、自體免疫疾病的邊緣性角膜炎、維生素A缺乏引起之角膜潰瘍、神經性角膜炎及曝露性角膜炎，有時鞏膜發炎也會波及角膜，造成發炎。

1. 邊緣性浸潤及潰瘍(marginal infiltrates and ulcers)

此病症大部分是良性的，但通常極為疼痛。開始時為橢圓形或線形的浸潤，而與輪部間有透明區域的間隔，一段時間後才有潰瘍及血管生成（圖7-19）。對嚴重的病例可能需要局部皮質類固醇縮短病程和緩解症狀。

2. 蠶蝕性角膜潰瘍(Mooren’s ulcer)

蠶蝕性角膜潰瘍（圖7-20）是一種特發性非感染性角膜邊緣性潰瘍。病因仍不明，可能起因於自體免疫疾病，60~80%的病例是單側性，特徵為疼痛、進行性輪部和角膜周緣的凹洞，且常導致眼睛損失。

組織病理學特徵可見角膜上皮及前基底膜壞死、淺層固有層內膠原纖維壞死變性、嗜中性球、漿細胞、淋巴球浸潤、膠原纖維板層結構破壞、深層固有層有反應性纖維母細胞增生及巨噬細胞浸潤。病變晚期由纖維血管組織修復。

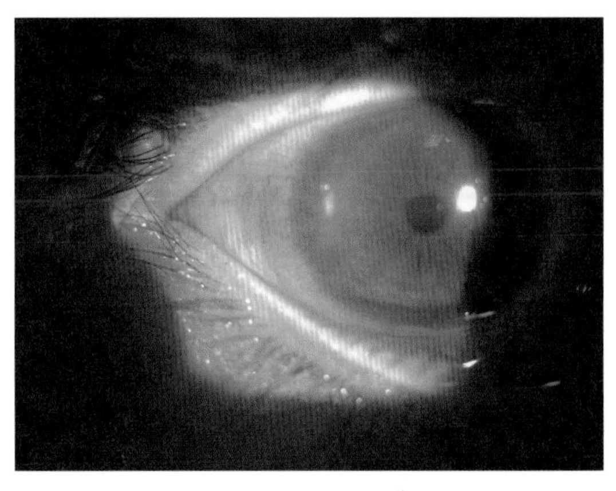

圖7-19　早期邊緣性結膜炎

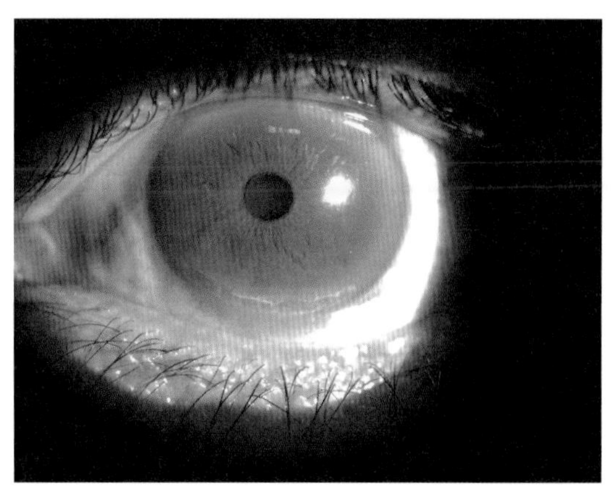

圖7-20　蠶蝕性角膜潰瘍

3. 小水疱性角膜結膜炎(phlyctenular keratoconjunctivitis)

此病症屬於對細菌產物之遲發性過敏反應。小水疱為淋巴球、單核球、巨噬細胞及嗜中性球的局部聚積，最早出現於輪部，於反復發作後可能侵犯球部結膜與角膜。

角膜的小水疱通常為雙側性，會產生結瘢和血管化，未治療的小水疱約10~14天痊癒，但局部點類固醇製劑明顯能使病程縮短至1~2天。而葡萄球菌型對皮質類固醇反應較不佳，其治療應包括去除致病的感染細菌。

4. 自體免疫疾病的邊緣性角膜炎(marginal keratitis in autoimmune diseases)

輪部微血管網與腎小球微血管網間有極顯著之相似，兩者微血管網內皮細胞基膜均會有免疫複合體(immune complexes)沉著而引起之免疫性疾病，因此自體免疫性疾病常在角膜邊緣有顆粒性沉積，如類風濕性關節炎、結節性多動脈炎、全身性紅斑性狼瘡、硬皮症、潰瘍性大腸炎等。臨床徵候包括角膜的血管生成、浸潤、不透明及周緣變薄且可能變成穿孔（圖7-21）。治療須針對主要之全身性疾病控制。

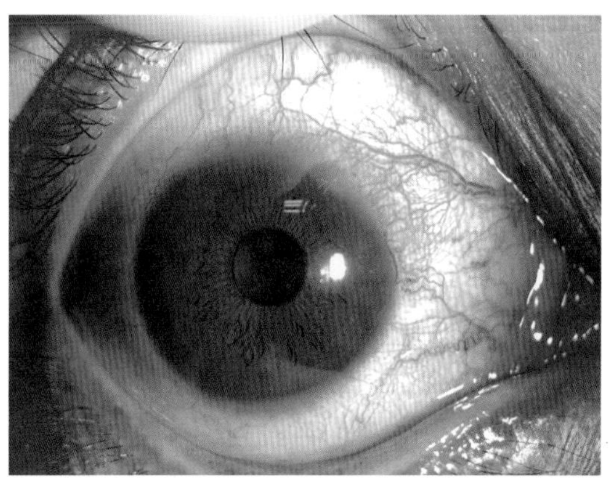

圖7-21　自體免疫疾病的邊緣性角膜炎

5. 維生素A缺乏引起之角膜潰瘍(corneal ulcer due to vitamin A difficiency)

此病症典型為兩側性位於中央、灰色、無痛且角膜周圍區域光澤喪失，角膜軟化(keratomalacia)、壞疽且常併發角膜穿孔，可因飲食中缺乏維生素A或胃腸道吸收不良和身體之利用不良所引起。維生素A平均每日需求量小孩為1,500~5,000 IU，成人則約5,000 IU。缺乏維生素A會造成夜盲、全身性上皮角質化、結膜與角膜之變化（乾眼症），亦會造成全身性骨頭發育遲滯。許多病患因維生素A缺乏未治療最後造成呼吸道上皮受波及而死於肺炎。

6. 神經性角膜炎(neurotrophic keratitis)

神經性角膜炎或神經麻痺性角膜炎(neuroparalytic keratitis)，又稱神經營養性角膜病變，是支配角膜的三叉神經受外傷、手術、腫瘤、發炎或其他原因破壞時，角膜之感覺喪失，眨眼作用減退，因而失去其對變性、潰瘍及感染的抵抗力，以致角膜上皮受到損害所引起的角膜病變。

7. 曝露性角膜炎(exposure keratitis)

角膜若無適當的濕潤及眼瞼的覆蓋均可能發生此病，例如任何原因引起的眼球突出症、眼瞼外翻、外傷或第7對腦神經麻痺(cranial nerve VII palsy)造成的眼瞼部分缺失或眼瞼閉合不良。治療原則是提供保護及濕潤整個角膜表面。

（三）上皮性角膜炎

上皮性角膜炎(epithelial keratitis)主要有下列幾種原因，包括披衣菌性、藥物誘生的、乾性角膜結膜炎、腺病毒性及其他病毒性角膜病變等所造成。

1. 披衣菌性角膜炎(chlamydial keratitis)

五個主要類型的披衣菌性結膜炎包括砂眼、包涵體性結膜炎、原發性眼部花柳性淋巴肉芽腫、鸚鵡熱結膜炎和貓肺炎性結膜炎等均伴有角膜之病灶，然而只有砂眼和花柳性淋巴肉芽腫會引起失明或破壞視力。披衣菌性角膜結膜炎以全身性磺胺藥治療有反應，四環素或紅黴素亦有效。砂眼的角膜病灶出現順序包括：

(1) 侵犯角膜上1/3的上皮微糜爛(epithelial microerosions)。

(2) 微血管翳(micropannus)。

(3) 上皮下圓形混濁，通常稱為砂眼膿疱(trachoma pustules)。

(4) 輪部濾泡及其瘢痕化遺跡，稱為赫氏周緣小凹陷(Herbert’s peripheral pits)。

(5) 大的血管翳。

(6) 廣泛且瀰漫性之上皮下瘢痕化。

2. 藥物誘生的上皮性角膜炎(drug-induced epithelial keratitis)

常見於使用抗病毒藥物如Idoxuridine及Trifluridine，和數種廣效性與中效性抗生素，如Neomycin、Gentamicin及Tobramycin的病患，通常侵犯角膜下半部和眼瞼縫區域的表淺性角膜炎。

3. 乾性角膜結膜炎(keratoconjunctivitis sicca)

簡稱為乾眼症(dry eye syndrome)，是因眼球表面淚膜的穩定性遭到破壞所造成。穩定的淚膜依賴於淚膜各層的量和質的正常及淚液動力學的正常，淚膜從外向內分別為脂質層、水樣層和黏液層，這三層中任何成分缺少均可導致乾眼症。

大部分乾眼症病人眼睛的外觀看不出異常，患者最常抱怨的症狀是發癢、砂礫感或異物感，其他常見的症狀還有黏液分泌過多、無法產生眼淚、灼熱感、對光敏感、眼睛紅、眼睛痛和眼瞼運動困難等。以裂隙燈檢查可見下眼瞼緣淚半月(tear meniscus)和角膜上皮缺損或絲狀物(filaments)，偶爾在下結膜穹窿處可見黏性黃色黏液線，球部結膜失去正常光澤且較紅腫充血。

乾眼症在臨床上有許多種形式，但伴生於類風濕性關節炎(rheumatoid arthritis)或其他自體免疫疾病時，通常稱為修格連氏症候群(Sjögren’s syndrome)。

角膜下1/4有上皮絲狀物(epithelial filaments)為重要特徵，淚腺和副淚腺的分泌會減少或消失。有時會引起大斑點狀上皮性角膜炎，主要侵犯角膜下1/4，嚴重的病例會有黏於角膜上皮的偽絲狀物產生。目前多採用人工淚液及潤滑軟膏或淚點阻塞(punctal occlusion)治療，局部點維生素A藥膏可幫助角膜上皮角質化好轉。

4. 腺病毒性角膜炎(adenovirus keratitis)

所有類型的腺病毒性結膜炎通常均伴有角膜炎，於結膜炎發病後5~7天達到最高峰。以螢光染色及裂隙燈檢視易發現其呈微細的上皮性角膜炎。

5. 其他病毒性角膜病變

微細的上皮性角膜炎可見於其他之病毒感染，如麻疹、德國麻疹、腮腺炎、感染性單核球症、急性出血性結膜炎等。常出現上方上皮性角膜炎和血管翳伴隨於眼瞼緣的傳染性軟疣。

二、角膜變性

角膜變性(corneal degeneration)是指角膜組織退化性病變使其功能減退，常續發於發炎、外傷、代謝的退化性改變等因素，與遺傳無關，可單眼或雙眼發病。

（一）脂質角膜病變

脂質角膜病變(lipid keratopathy)又稱為角膜老年環(corneal arcus senilis)（圖7-22），可發生於任何年齡，但最常見於老年人角膜周邊部基質內的類脂質沉著，可能與高血脂蛋白和血清膽固醇增高有關。臨床上一般無症狀，表現在透明角膜周邊部形成一個寬約2毫米的灰白色環，其與輪部間有一透明的空間分隔。組織病理學上，整個角膜厚度均有類脂質小滴侵犯但大多集中於表淺及深層，角膜基質相對較少。

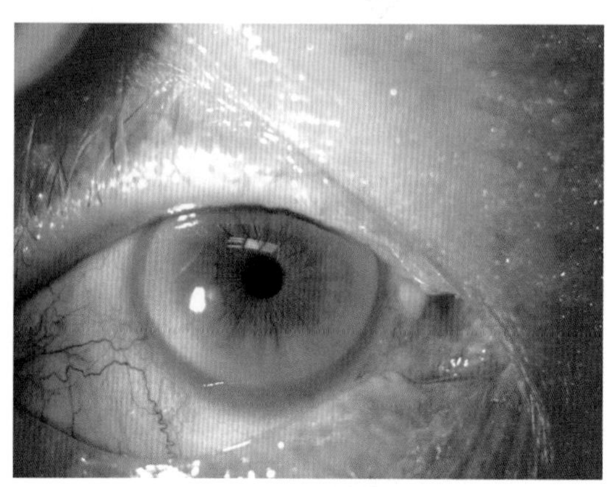

圖7-22　角膜老年環

（二）帶狀角膜病變

帶狀角膜病變(band-shaped keratopathy)病因不明，常續發於慢性眼病或全身高血鈣狀態。病變位於瞼裂曝露部偏下方，自鼻顳兩側向中央發展融合成帶狀，帶狀病變中間常見空洞，最終變成白色斑片狀，常高出於角膜上皮表面。組織學特徵常分布於淺層角膜，包括上皮細胞基底膜、前基底膜和淺部基質層內有嗜鹼性的顆粒狀鈣質沉著，繼而前基底膜可見鈣質沉著及斷裂。

（三）大疱性角膜病變

大疱性角膜病變(bullous keratopathy)是指角膜上皮層因角膜內皮細胞失去代償功能，不能維持角膜正常的脫水狀態而形成的水腫。最常見的病因是傅氏(Fuchs)角膜內皮細胞失養或角膜內皮細胞損傷。內皮細胞損傷的原因可能是眼內手術，如白內障手術傷及角膜內皮、人工水晶體植入設計不良或位置不正所造成。其他如眼外傷、青光眼晚期、嚴重的色素膜炎、角膜移植等均可能引起角膜內皮細胞的破壞和減少。

臨床表現為角膜上皮水疱形成，出現疼痛、畏光、流淚等症狀，可以配戴隱形眼鏡來減少角膜疼痛。

（四）圓錐角膜

圓錐角膜(keratoconus)是一種先天性角膜發育異常，此疾病真正的原因不明，可能為體染色體隱性遺傳，多於青春期發病且進展緩慢。大多為雙側性發病，角膜的中央部或靠近中央旁邊的基質變薄，角膜頂點呈錐狀向外凸起，容易出現不規則散光，若使用檢影鏡檢查法可見剪刀狀反射光的影像。病患可以眼鏡或硬式隱形眼鏡矯正視力，嚴重者可能需角膜移植來改善視力。

圓錐角膜易併發於成骨不全症、唐氏症(Down syndrome)、馬凡氏症候群(Marfan's syndrome)及埃勒斯－當洛二氏症候群(Ehlers-Danlos syndrome)等眼疾，且和異位性皮膚炎、過敏性結膜炎相關。組織病理學變化早期為鮑曼氏膜(Bowman's membrane)斷裂伴有角膜上皮細胞水腫、變薄，德斯密氏膜(Descemet's membrane)破裂，圓錐形尖端有不規則的表淺線狀結疤，少數可能看到鐵質沉積環(Fleischer ring)。隨著病情發展，基質層(stroma)細胞數減少及變薄擴張，德斯密氏膜出現條紋及內皮層破裂，導致角膜基質層及上皮層嚴重水腫，角膜迅速變混濁，視力急劇下降。

（五）糖尿病性角膜病變

糖尿病性角膜病變(diabetic keratopathy)常見於糖尿病患者併發腎衰竭時，造成磷和鈣不平衡而導致角膜病變，角膜及結膜部位常見沉澱物而引起發炎、紅腫及刺痛感。患者視力因角膜病變幾乎都會受到影響，可運用藥物或手術方式改善症狀。

（六）薩爾斯曼氏結節變性

薩爾斯曼氏結節變性(Salzmann nodular degeneration)為少見的單眼或雙眼角膜疾病，其特徵為許多表淺性藍白色，大小約為1~3 mm的結節位於角膜的中央外圍(midperipheral cornea)（圖7-23）。一般發作在眼睛發炎疾病之後，患者初期多無症

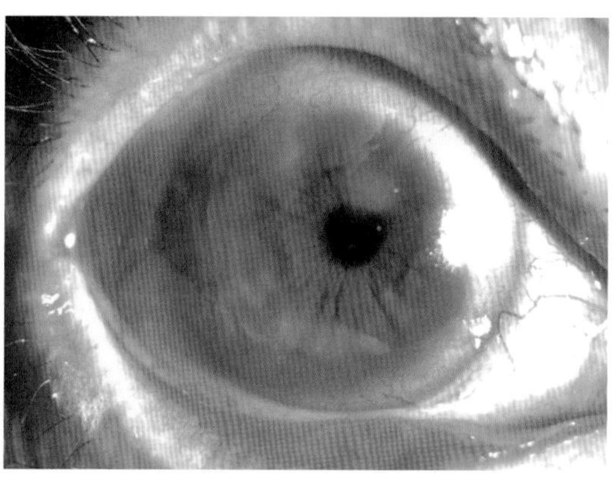

圖7-23 薩爾斯曼氏結節變性

狀，後期可發生畏光、眼瞼痙攣、流淚及視力減退等類似乾眼的症狀。嚴重時可發生角膜糜爛、充血、水腫及前房反應等症狀。

最早發現於砂眼(trachoma)及小水疱性角膜炎(phlyctenular keratitis)的後遺病症，目前發現春季角膜結膜炎(vernal keratoconjunctivitis)、間質性角膜炎(interstitial keratitis)、痲疹(measles)、猩紅熱(scarlet fever)及各種角膜手術之後都有可能發生。

發生原因仍不明，有可能只是角膜結疤的一種形式，其病理特徵為耐酸彈性纖維(oxytalan elastic fibers)沉積在角膜鮑曼氏膜(Bowman’s membrane)之前，當堆積持續增厚時，可造成鮑曼氏膜破損、前上皮基底膜再生和前部間質膠原蛋白解體等。

治療主要是施予潤滑劑、熱敷、局部類固醇等，如果併有角膜上皮破損則需輔予抗生素藥水，若是結節嚴重時，須考慮施行表層結膜切削術(superficial keratectomy)，甚至角膜環層切開或移植術(lamellar or penetrating keratoplasty)。

三、遺傳性角膜失養症

遺傳性角膜失養症(hereditary corneal dystrophy)為一群不明原因且罕見的角膜遺傳性疾病，特徵為兩側性有異常物質的沉積及伴有正常角膜的結構改變，通常於10~20歲時開始發病。可根據受波及的角膜層分為上皮性、基質性及後限膜性三大類。

(一) 角膜上皮基底膜失養症

角膜上皮基底膜失養症(epithelial basement membrane dystrophy)也稱為地圖－點狀－指紋狀失養症，是最常見的前部角膜失養症。為顯性遺傳，常為雙側且女性多見。

患者反覆出現上皮剝脫，有疼痛、畏光、流淚及視物模糊的症狀。組織學上表現為上皮層內含有異常基底膜樣物質，基底膜增厚並向上皮內延伸，上皮細胞伴有微小囊腫，在基底部和前基底膜之間可見微絲物質。

(二) 基質性角膜失養症

基質性角膜失養症(stromal corneal dystrophies)常見的有顆粒狀角膜失養症、格子狀角膜失養症和斑塊狀角膜失養症等三種原始類型。

1. 顆粒狀角膜失養症(granular dystrophy)：為角膜基質營養不良，病理學上表現為嗜酸性的玻璃樣物質以叢狀沉積於基質。臨床上見角膜基質內有分散的局部病灶性白色顆粒狀沉積物，發病初期時沉積於基質淺層，隨病程延長，逐漸沉著於基質深層，病變界限清楚，其間隔有透明區。病變不擴展至角膜周邊部，但可突破前基底膜向前部發展。
2. 格子狀角膜失養症(lattice dystrophy)：病變主要在角膜中央的淺中基質層內，可見基質內有樹枝狀交叉分布的玻璃樣線，還可伴有淺基質的點狀或霧狀混濁，不規則散光是影響視力的重要因素。
3. 斑塊狀角膜失養症(macular dystrophy)：早期角膜病變從淺基質開始，隨病情的進展逐漸侵襲角膜的全層及周邊。病變為邊緣不清的斑或塊狀有內皮的贅疣，其主要成分為黏多醣類(mucopolysaccharides)，還可見上皮反覆剝脫及中央角膜變薄。

（三）傅氏角膜內皮失養症

傅氏角膜內皮失養症(Fuchs endothelial dystrophy)屬角膜後部營養不良，雙眼的角膜內皮細胞數量會有明顯的減損。多為體染色體顯性遺傳，易發於50~60歲女性且病程緩慢。德斯密氏膜(Descemet’s membrane)會呈散布性增厚，即角膜小滴(corneal guttata)，也稱角膜贅疣。角膜小滴首先出現在中央，逐漸向周圍擴展。

由於角膜內皮功能代償消失，致使角膜基質出現水腫及上皮水泡性角膜病變，視力嚴重受損。

四、其他角膜疾病

（一）蒂傑森氏表淺點狀角膜炎

蒂傑森氏表淺點狀角膜炎(Thygeson superior punctate keratitis, SPK)是一種常復發的角膜慢性疾病，不分性別或年齡均可能發生。目前仍未確定致病的病原菌，較懷疑是水痘－帶狀疱疹病毒(herpes zoster virus, HZV)；症狀一般為輕度刺激感、視力稍模糊及畏光。

(二)復發性角膜糜爛症候群

復發性角膜糜爛症候群(recurrent corneal erosion syndrome)主因角膜上皮之基底膜損傷，導致上皮無法與鮑曼氏膜黏著而反覆性崩解，常隨角膜表面損傷，特別是抓傷所致；也可能發生在角膜失養，特別是上皮基底膜失養症。

病患常在早晨張開眼睛時因眼瞼沾黏，將疏鬆的上皮剝離產生連續性疼痛，也會伴隨眼睛變紅、刺激感且畏光，可以配戴隱形眼鏡改善症狀。

(三)間質性角膜炎

間質性角膜炎(interstitial keratitis)是一種角膜基質深層的非潰瘍性發炎，組織病理學上以角膜基質水腫、淋巴球浸潤，並有深層血管形成為主要特徵，先天性梅毒(congenital syphilis)為最常見的原因，為先天性梅毒晚期之表徵。

近年來此病的發生率已大幅降低；其次是結核、單純疱疹、帶狀疱疹、麻風、腮腺炎等，其他如巨細胞病毒(cytomegalovirus, CMV)、麻疹病毒、流行性腮腺炎病毒、萊姆氏病(Lyme disease)的螺旋體等，也均被認為是引起間質性角膜炎的可能病因。

病患會主訴眼痛、畏光和視力模糊。理學檢查則包括結膜充血、角膜水腫、角膜深層有血管生成和瞳孔縮小等。治療方法通常為症狀治療。

五、角膜色素沉著

角膜色素沉著(corneal pigmentation)可能伴有眼部或全身性疾病，常見的種類如下所述。

(一)克魯肯柏格氏梭

克魯肯柏格氏梭(Krukenberg's spindle)為褐色的葡萄膜色素沉積在兩側的內皮表面中心區域，呈垂直的紡錘體狀。視力只有輕微受影響且病程進行極慢。

(二)血液染色

血液染色(blood staining)為偶發之外傷性前房出血的併發症，乃因血色素沉著於角膜基質而引起。角膜呈金褐色，視力變得模糊，大部分的病例角膜於1~2年內逐漸透明。

（三）角膜色素環

角膜色素環(Kayser-Fleischer ring)顏色差異頗大，可由鮮紅色至鮮綠色、藍色、黃色或褐色，環的直徑約為1~3毫米且位於輪部內正後方。色素是由微細顆粒所組成，侵犯德斯密氏膜而較少侵犯基質。電子顯微鏡檢查顯示此色素是一種銅的化合物，為威爾森氏病(Wilson's disease)的特徵（圖7-24）。

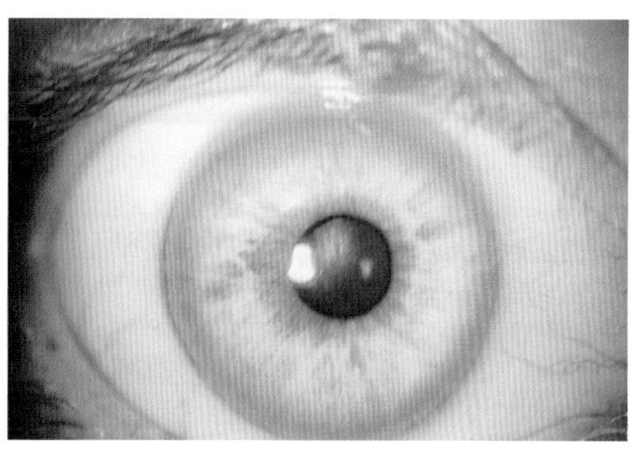

C 圖7-24 威爾森氏病的角膜色素環

（四）鐵線

鐵線(iron lines)為角膜局部性鐵沉積：Stocker氏線伴生於翼狀贅片的垂直線條；Ferry氏線產生於鄰近輪部濾性皰疹；Hudson-Stähli氏線位於角膜中及下1/3交界處的水平線，與眼瞼閉合線相吻合。

六、治療性隱形眼鏡

治療性隱形眼鏡(therapeutic contact lens)須根據患者角膜病情的變化選擇適當的鏡片。

1. 光學目的：主要用於角膜表面不規則、不規則散光或兩眼不等視等情況。
2. 促進角膜上皮癒合：主要用於持續性角膜上皮缺損及復發性角膜糜爛等情況。
3. 減緩疼痛：主要用於大疱性角膜病變、濕性絲狀角膜炎、蒂傑森氏表淺點狀角膜炎及阻擋睫毛倒插等情況。
4. 其他如暫時防止角膜穿孔、固定和支持幫助角膜癒合、吸附藥物增加局部吸收等情況。

七、角膜移植

角膜移植(corneal transplantation)或稱角膜整形術(keratoplasty)，適用於許多嚴重的角膜病變，如瘢痕、水腫、角膜變薄及變形。

所謂全層角膜移植意指整層的角膜置換手術；層狀角膜移植則指部分厚度的角膜置換手術。外傷（包括化學性灼傷）是中心角膜混濁最常見的原因，據估計在美國每年約有一萬名病患接受角膜移植，其中90%結果良好。

角膜內皮細胞的死亡速率極快，故眼睛必須於死後立即摘取並冷藏，且須於48小時內使用，最好是24小時內。而角膜因為沒有血管，血型的配對對角膜移植手術並無重要的價值。

控制移植後的散光及角膜移植排斥反應一直是處理上的大問題，尤其是接受者的角膜先前曾有發炎性疾病損害者更容易發生，因為此種角膜可能已產生淋巴管與血管，會使移植角膜之免疫反應有輸出管道。

7-5 鞏膜與葡萄膜疾病

一、鞏膜疾病

鞏膜的血管很少，損傷後自我修復能力較差，疾病以發炎最為常見，其次為反應性疾病。鞏膜疾病(disorders of the sclera)易受鄰近組織影響，也常常波及鄰近組織。

（一）鞏膜炎

鞏膜炎(scleritis)分為上鞏膜炎和鞏膜固有層發炎，病因多不易確定，大致可分為內源性感染、外源性感染及與全身結締組織疾病有關者。感染性通常是由角膜潰瘍擴散而來，致病菌以綠膿桿菌、肺炎鏈球菌、金黃色葡萄球菌及帶狀疱疹病毒最常見，手術導致通常出現在眼眶手術後六個月內發生，女性較多；鞏膜炎病患大約有一半是全身性組織疾病有關者，以類風濕性關節炎(rheumatoid arthritis)最常見，其次是韋格納氏肉芽腫(Wegener's granulomatosis)、復發性多軟骨炎(relapsing polychondritis)及多發性結節性動脈炎(polyarteritis nodosa)。

若依據發病部位來分，則有前鞏膜炎和後鞏膜炎之稱。病變表淺時，結膜下及鞏膜淺層均會受到侵犯，淺層鞏膜血管充血、淋巴管擴張，鞏膜水腫可顯示層間分離及間隙淋巴球浸潤；侵犯鞏膜前部的發炎可波及到角膜，而前房積膿性角膜炎可波及到鞏膜而產生表淺鞏膜炎，深層鞏膜炎亦可波及淺層鞏膜。

（二）鞏膜葡萄腫

鞏膜葡萄腫(scleral staphyloma)是由於鞏膜的先天異常或病理性損害，導致其張力降低及變薄，在眼內壓作用下，變薄的鞏膜以及深層的葡萄膜向外擴張膨出，並顯露出葡萄膜的顏色而呈藍黑色，故稱之為鞏膜葡萄腫。

膨出位於睫狀體區者稱為前鞏膜葡萄腫，常見於發炎、外傷或合併續發性青光眼；赤道部鞏膜葡萄腫多為鞏膜炎或絕對期青光眼的併發症；後葡萄腫位於眼底後極部及視盤周圍，多見於高度近視眼，常伴有後部脈絡膜萎縮（圖7-25）。

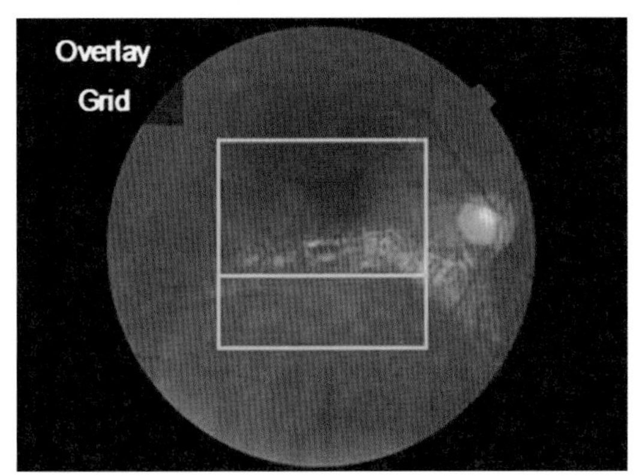

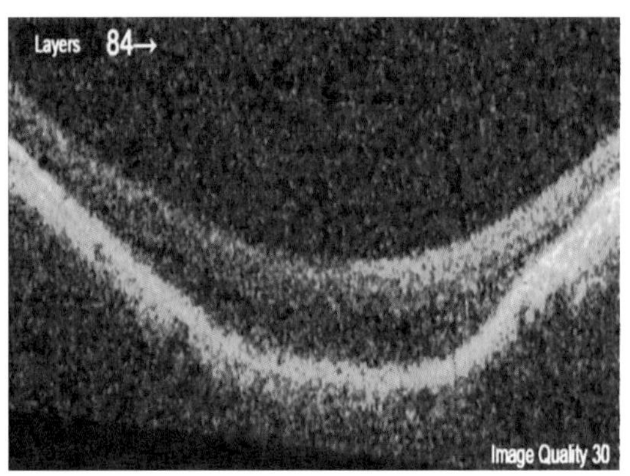

圖7-25　後鞏膜葡萄腫

二、葡萄膜疾病

眼內組織的血液供應主要來源於葡萄膜，所以葡萄膜病變(disorders of the uvea)比較複雜，主要為發炎及新生血管。葡萄膜發炎時其滲出物常導致屈光物質混濁，裂隙燈檢查常見角膜後沉積物或前房積膿，亦可因病情反覆引起續發性青光眼、白內障等併發症。

（一）葡萄膜炎

1. 葡萄膜炎的分類

葡萄膜炎(uveitis)是一類由多種病因引起的葡萄膜發炎，可依據以下原因分成幾類：(1)解剖結構；(2)臨床特徵；(3)病因學。

(1) 依解剖結構

可分成前葡萄膜炎、中間型葡萄膜炎、後葡萄膜視網膜炎及全葡萄膜炎等類。

A. 前葡萄膜炎可再分為：

a. 虹彩炎：主要在虹膜部位的發炎。

b. 虹膜睫狀體炎：虹膜和睫狀體的血液供應同為虹膜大環，兩者經常同時產生發炎。

B. 中間型葡萄膜炎：主要影響睫狀體後部、周邊視網膜及其下之脈絡膜。

C. 後葡萄膜炎：玻璃體基部之後的視網膜及脈絡膜發炎。

D. 全葡萄膜炎：整個葡萄膜炎；包括虹膜、睫狀體和脈絡膜同時發炎。

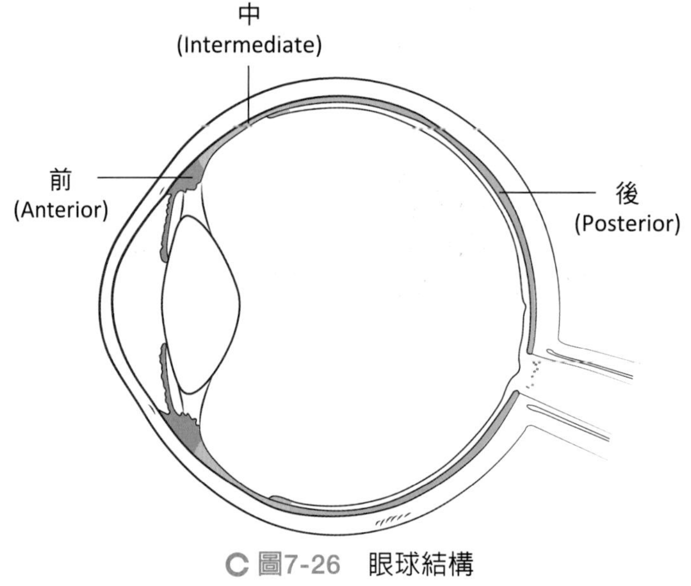

圖7-26 眼球結構

(2) 依臨床特徵

分成急性和慢性。

A. 急性葡萄膜炎：通常症狀突然出現，有時可長達3個月。

B. 慢性葡萄膜炎：症狀持續大於3個月以上。

(3) 依病因學

主要分成內源性和外源性兩種或如下分類。

A. 全身疾病相關：如類肉瘤病(sarcoidosis)、僵直性脊椎炎(ankylosing spondylitis)、貝西氏症(Behcet's disease)、梅毒(syphilis)等。

B. 微生物感染：如細菌、黴菌、病毒。病毒性葡萄膜炎以水痘帶狀疱疹病毒及巨細胞病毒感染為最常見，巨細胞病毒視網膜炎是免疫不全病患最常見的眼部感染。急性視網膜壞死(acute retinal necrosis, ARN)是少見但深具破壞性的視網膜炎，眼部可見前葡萄膜炎合併角膜沉澱物、重度阻塞性視網膜血管炎，其病因在15歲以下的年少者主要為單純疱疹病毒第2型，年紀較大者則為水痘帶狀疱疹病毒及單純疱疹病毒第1型，以男性較多。

C. 原蟲侵入：如弓漿蟲症(toxoplasmosis)或毒蛔蟲症(toxocariasis)。視網膜外層由脈絡膜提供營養，脈絡膜發炎常波及視網膜而形成脈絡膜視網膜炎(chorioretinitils)，原因以弓漿蟲病為最多。弓漿蟲是一種寄生在動物細胞內的單細胞原蟲寄生蟲，感染溫血動物及少數冷血動物，以貓科動物為最終宿主，中間宿主除了人，還包括豬、牛、羊等。人類受感染主要是因誤食或接觸被貓排出的卵囊汙染的食物、器械而間接傳染，或因母體經胎盤傳染給胎兒。大部分免疫功能正常的患者並不需要特別治療，僅有少數視網膜脈絡炎或明顯器官傷害病患需要特別的抗微生物製劑。

D. 原因不明。

2. 葡萄膜炎的症狀及徵候

(1) 前葡萄膜炎

A. 急性：症狀是畏光、疼痛、發紅、視力下降及流淚。徵候是環繞角膜周圍的結膜充血、角膜後沉澱(keratic precipitates, KPs)或前房積膿（圖7-27）、虹彩結節、房水細胞和閃亮(aqueous cells and flare)。

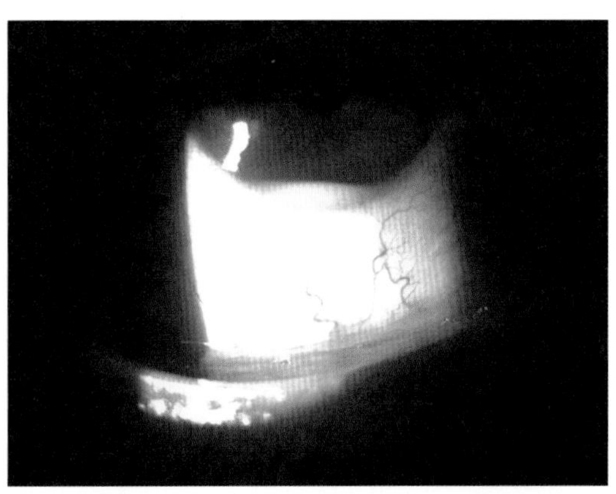

圖7-27 前葡萄膜炎之前房積膿

B. 慢性或復發性：常見症狀包括帶狀角膜病變、白內障、青光眼、黃斑部水腫、睫狀體膜形成、眼球癆等，也可能無症狀或微發紅、有漂浮物。

C. 併發症：初期血液中一些大分子物質和細胞滲入到前房或玻璃體腔內，眼房水呈現混濁，裂隙燈下檢查可見眼房水閃亮。蛋白質凝固、沉積於虹膜組織表面，可誘發纖維細胞增生結節。長期反覆發作的前葡萄膜炎易形成虹膜與水晶體前囊粘連（圖7-28），後粘連延伸會形成瞳孔閉鎖，最終導致續發性隅角閉鎖性青光眼。

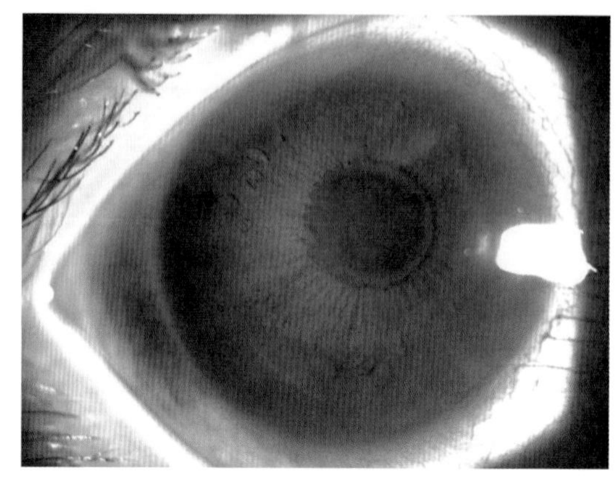
圖7-28　葡萄膜炎之瞳孔虹膜沾粘

(2) 中間型葡萄膜炎

症狀包括漂浮物及因黃斑部水腫的視力模糊。徵候是玻璃體細胞浸潤（玻璃體炎）。併發症有囊狀黃斑部水腫、睫狀體膜、白內障及牽引性視網膜剝離。

睫狀體膜是由於睫狀體上皮增生或纖維化、前部出血、炎性滲出物的有機化，在水晶體後方與睫狀體之間形成一個纖維血管性或炎性纖維性膜，此膜易引起續發性睫狀體剝離、脈絡膜剝離或視網膜剝離，隨著病情的發展，出現脈絡膜微血管增生、視網膜膠質細胞增生，最終導致眼球萎縮。

(3) 後葡萄膜炎

症狀包括漂浮物及視力模糊。徵候是玻璃體可見細胞、閃亮、混濁及後方玻璃體剝離。

脈絡膜炎特色是黃灰色斑塊或界限分明的脈絡膜視網膜萎縮，視網膜炎界限不明顯，血管炎常發生在視網膜靜脈。併發症有囊狀黃斑部水腫、黃斑部缺血、血管阻塞、脈絡膜新生血管、視網膜剝離及視神經病變。

3. 葡萄膜炎的類型

依據臨床和病理特徵可將葡萄膜炎分為非肉芽腫性和肉芽腫性兩大類。

(1) 非肉芽腫性葡萄膜炎

此型又分為化膿性和非化膿性發炎兩種。病理學特徵為受波及組織內瀰漫性發炎細胞浸潤，以淋巴球、單核球為主。

A. 化膿性發炎的發病因素：包括致病微生物直接感染、鄰近組織發炎蔓延、經血行內源性轉移或續發於惡性腫瘤等。臨床表現為球結膜混合性充血、角膜全層水腫、角膜結構模糊不清和前房積膿等，嚴重可導致化膿性眼內炎。

B. 非化膿性發炎的發病因素：主要由內源性因素或不明病因引起，較常見的為前葡萄膜炎、中間葡萄膜炎(intermediate uveitis)和傅氏異色性虹膜睫狀體炎(Fuchs heterochromic iridocyclitis)；部分與自體免疫性疾病有關，如瑞特症候群(Reiter syndrome)、僵直性脊椎炎(ankylosing spondylitis)等。此類患者虹膜睫狀體內有數量不等的瀰漫性或灶狀淋巴球、漿細胞及單核球浸潤。前房內有發炎細胞或蛋白性滲出物，滲出物可沉積於虹膜表面、角膜內皮細胞後表面。病變後期虹膜睫狀體基質萎縮、虹膜血管消失、睫狀突變細、短及睫狀體上皮增生等均可能發生，也可能出現虹膜後粘連、虹膜前表面血管膜或纖維血管膜形成、水晶體混濁和續發性青光眼。

(2) 肉芽腫性葡萄膜炎

病理特徵與非肉芽腫性葡萄膜炎不同，在病變部可見慢性發炎細胞浸潤，並有聚集性的上皮細胞增生灶，或可見有巨噬細胞。如交感性眼炎，病灶中可見達倫－傅氏結節(Dalen-Fuchs nodules)，為視網膜色素上皮細胞下方由類上皮細胞和巨噬細胞組成的小病灶；由結核桿菌引起的葡萄膜炎病灶中多出現乾酪樣結節等。臨床上代表性疾病包括交感性眼炎(sympathetic ophthalmia)、水晶體皮質過敏性眼內炎(phacoanaphylactic endophthalmitis)、小柳原田症候群(Vogt-Koyanagi-Harada syndrome, VKHS)以及某些特殊致病菌感染，如結核、麻風桿菌、梅毒螺旋體等。

A. 交感性眼炎：是一種因一眼受傷而導致雙眼瀰漫性肉芽腫性葡萄膜炎，症狀常於眼部受銳器損傷後幾日到幾年內出現，並可導致病人完全失明。通

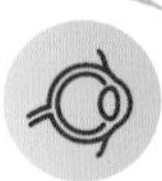

常眼睛會在炎症擴散至整個葡萄膜時持續疼痛，患者可能同時出現視神經盤水腫、繼發性青光眼、白癜風和睫毛白化。現代醫學認為此是一種因眼部抗原引起的自體免疫疾病，由視網膜感光細胞層外節上包含的黑色素引起的超過敏反應引發。

B. 小柳原田症候群(VKHS)或稱原田氏症（圖7-29、7-30）：是一種多器官的自體免疫疾病，主要發生在有色人種。此症以雙側肉芽腫性後葡萄膜炎(posterior uveitis)並常伴隨滲出性視網膜剝離為特徵，發病器官包括有眼睛（葡萄膜炎）、耳朵（耳鳴）、皮膚（色素喪失）、中樞神經（頭痛、頸部僵硬），眼部發病症狀多為雙眼急性視力下降合併畏光眼痛。患者常有的前驅期為腦膜炎、耳鳴、眩暈及耳聾，恢復期有時可見局部禿頭、白髮症及白化症。

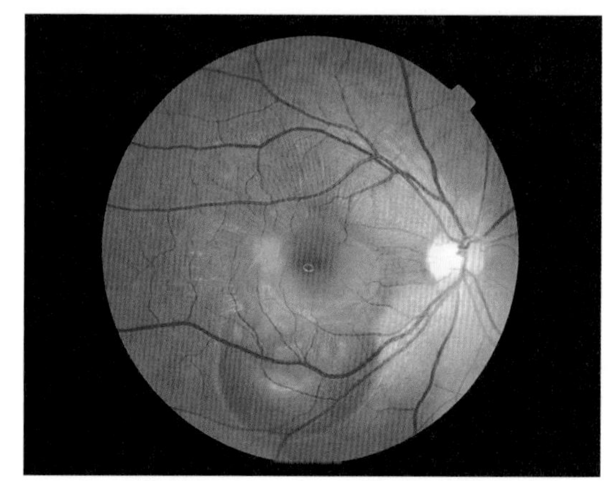

圖7-29　小柳原田症候群

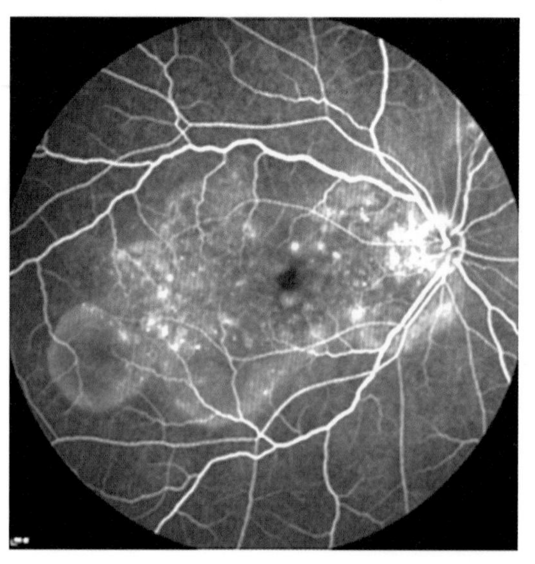

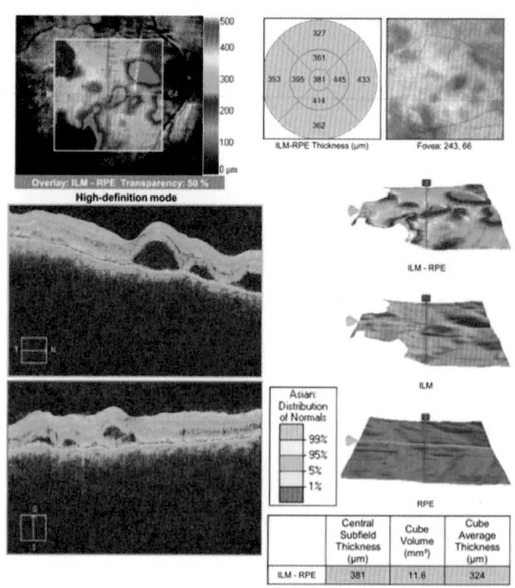

	Central Subfield Thickness (μm)	Cube Volume (mm³)	Cube Average Thickness (μm)
ILM - RPE	381	11.6	324

圖7-30　小柳原田症候群之眼底循血綠螢光攝影(ICG)及光學同調斷層掃描(OCT)

4. 葡萄膜炎的治療

目前西醫對葡萄膜炎並無特別有效的治療方法，最常用的藥物是類固醇眼藥水或口服類固醇，甚至針劑控制發炎。

（二）葡萄膜新生血管

1. 虹膜發紅(rubeosis iridis)

指由虹膜前表面的新生血管形成，臨床常見於糖尿病性視網膜病變、視網膜中央靜脈或動脈阻塞、視網膜剝離術後及慢性虹膜睫狀體炎等。此種新生血管性膜的血管壁僅由一層內皮細胞組成，細胞間無緊密連接也無肌纖維層，故容易破裂導致前房反覆出血。

2. 脈絡膜新生血管(choroid neovascularization)

指由於脈絡膜微血管供血不足而出現新生血管芽，經Bruch氏膜破損部位進入視網膜色素上皮或視網膜下方的一種病理變化。臨床常見於老年黃斑退化、局部病灶性脈絡膜炎、近視眼性脈絡膜變性及脈絡膜外傷破裂等疾病。由於新生血管通透性高，血管內液體滲漏到視網膜下，形成脂性或蛋白性滲出物的聚集，而且新生血管壁比較脆弱易破裂出血，血液聚積在視網膜下發生纖維化，最終形成瘢痕嚴重影響視力。

7-6 水晶體疾病

水晶體的主要病變(disorders of the lens)是透明性及水晶體位置、形態的改變。水晶體透明性變混濁稱為白內障(cataract)，水晶體懸韌帶的異常可引起水晶體移位或變形。

一、白內障

白內障(cataract)是全球第一位致盲性眼病，任何造成影響視力的水晶體混濁即稱為白內障，其原因包括水晶體囊膜損傷使其屏障作用喪失而滲透性增加、水晶體內鈉離子濃度增加或水晶體蛋白質受到自由基的攻擊，而產生結構變性或生化上的改變等。

（一）常見分類

可大致分為五類：

(1) 依據病因：先天性、發育性、年齡相關性（老年性）、外傷性、併發性、代謝性、藥物及中毒性、後發性。藥物引起之白內障最常見於長期使用類固醇(steroid)的患者，少數見於心臟科用藥，如Amiodarone及長期接觸某些化學藥品，因藥物沉積於水晶體，使光線散射增加；代謝性白內障常見於糖尿病患者；併發性白內障常見於全身免疫系統疾病或某些異位性皮膚炎(atopic dermatitis)患者。

(2) 依據水晶體混濁部位：皮質性(cortical)（圖7-31）、核質性(nuclear)、前或後囊下性(subcapsular)、聖誕樹型性(christmas tree)。

(3) 依據發病時間：先天性、後天性。

(4) 依據水晶體混濁程度：未熟期、腫脹期、成熟期（圖7-32）和過熟期。

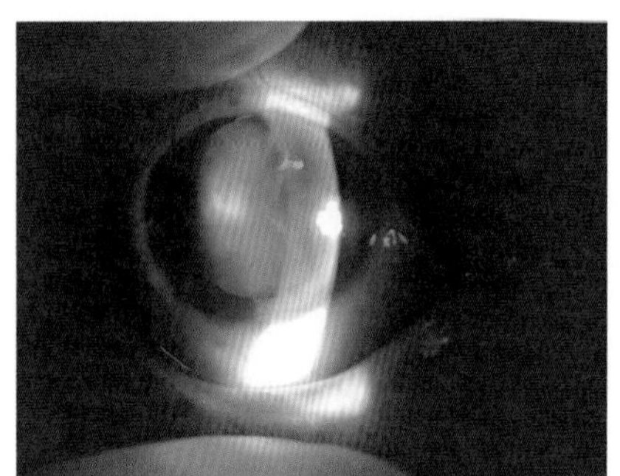

圖7-31　皮質性白內障

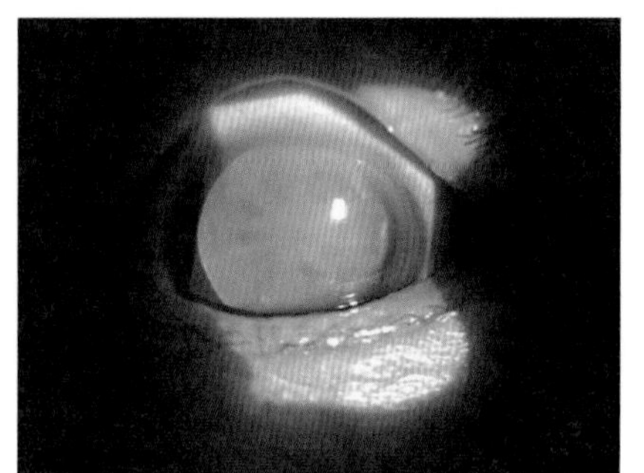

圖7-32　成熟期核性白內障

(5) 依據水晶體混濁形態：點狀、冠狀、板層狀及全內障等。

1. 年齡相關性白內障(age-related cataract)

年齡相關性白內障或稱為老年性白內障(senile cataract)，約佔白內障發病率50%以上，大多40歲以上發病，隨著年齡的增加發病率明顯增高，形成雙眼大多是不對稱的核性白內障。

病因為水晶體老化的退化性病變，可能是年齡、營養、代謝、環境等綜合因素對水晶體長期作用的結果，與紫外線輻射、吸菸、飲酒等也可能有關。隨著年齡的增長，水晶體皮質纖維不斷加入水晶體核中，使水晶體核體積增大，蛋白質結構變得更緻密，故稱之為核硬化性白內障(nuclear sclerotic cataract)（圖7-33）。

核性白內障因水晶體核變性，折射率增加，常導致近視度數增加而抵銷看近時的老花，造成所謂的二次視力(second sight)現象。高度近視者因眼軸較長，眼睛結構改變造成水晶體長期營養供應不良退化，亦最常合併此核硬化性白內障型態。

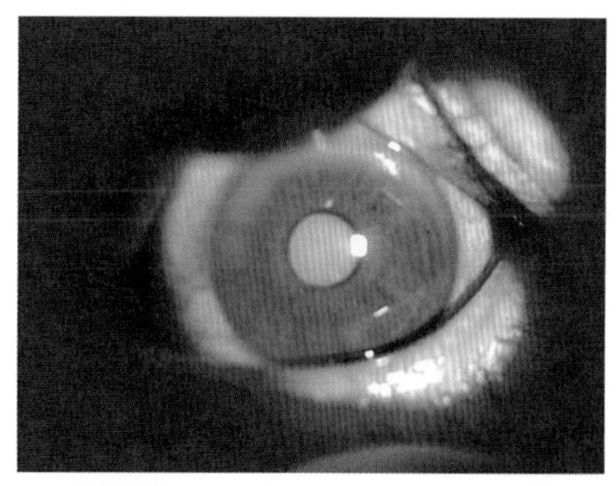
圖7-33　老年性核性白內障

2. 皮質性白內障(cortical cataract)

為水晶體皮質放射狀輪狀混濁（圖7-34），因混濁的位置在水晶體周邊赤道部，故疾病早期較不影響中心視力。

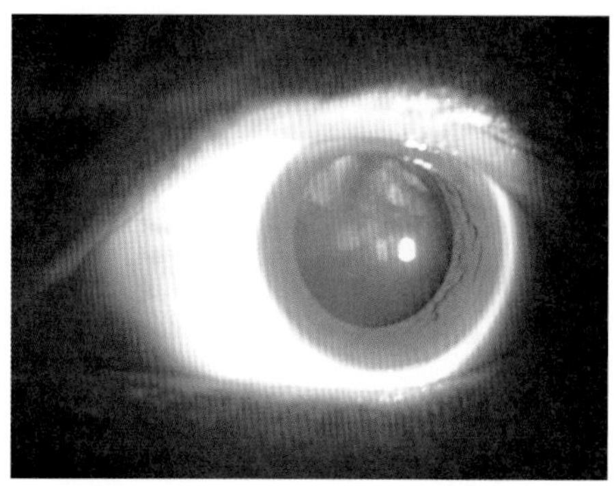
圖7-34　皮質性白內障

3. 後囊性白內障(posterior subcapsular cataract, PSC)

後囊性白內障（圖7-35）為長期使用類固醇的典型特徵，或是由外傷、糖尿病、輻射照射所造成。水晶體混濁從水晶體後極部囊前開始直接遮住中心視線，對於視覺的影響比核心型白內障更早且更明顯。

病人在有強光時因瞳孔縮小特別感到困擾，故近視力比遠視力更易受到影響，反而夜間因瞳孔放大視力較白天好。

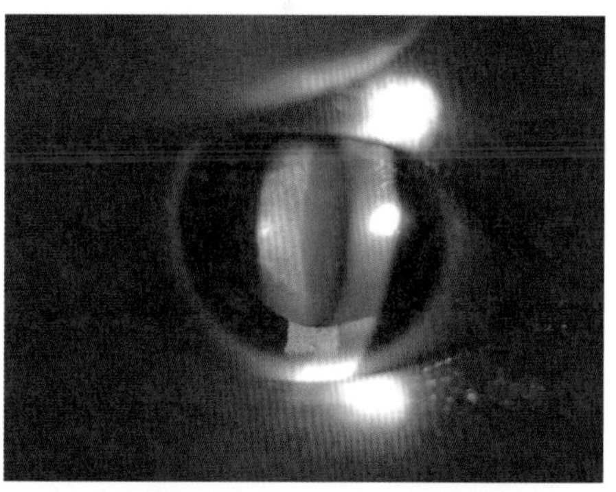
圖7-35　後囊性白內障

4. 先天性白內障(congenital cataract)

是指出生時或出生後第一年內發生的水晶體混濁（圖7-36），是一種與先天遺傳及發育障礙相關的兒童眼病，新生兒發病率約0.03%，2/3為雙側性。可為家族性的或隨機性的，可併發眼部或全身其他先天性異常。

其他可能原因如妊娠期營養不良、維生素極度缺乏、骨盆腔受放射線輻射、弓漿蟲症等；或妊娠期病毒感染，如梅毒(syphilis)、巨細胞病毒

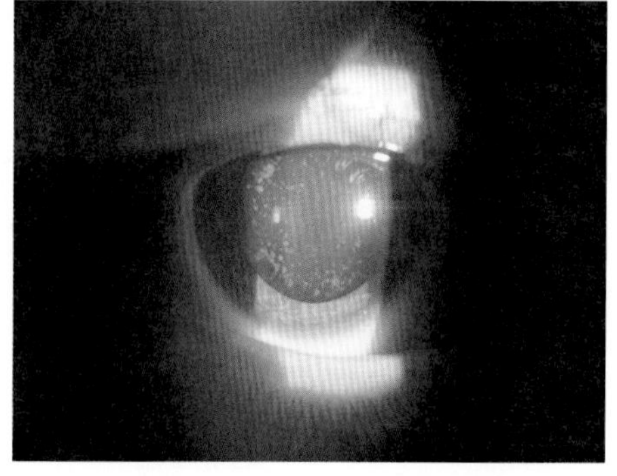
圖7-36　先天性白內障

(cytomegalovirus, CMV)、德國痲疹病毒(rubella virus)和單純性疱疹、水痘病毒等；染色體異常如唐氏症，妊娠時期用藥（尤其前3個月）或患有心臟病、腎炎、糖尿病等，都會導致胎兒水晶體發育不良。

其多數為體染色體顯性遺傳(AD)，少數為隱性遺傳或伴有性聯遺傳。水晶體可出現不同部位和程度、形態學各異的混濁，患者會產生白色瞳孔，需與視網膜腫瘤做鑑別診斷。

先天性白內障會因嚴重影響兒童視力發育，造成剝奪性弱視，治療方針為盡快手術。手術時機分成下列四種情況：

(1) 雙側嚴重性白內障：建議在4~10週大時手術。

(2) 雙側局部性白內障：先觀察即可，若隨後評估有需要手術時可隨時進行安排。

(3) 單側嚴重性白內障：尤其是位於中央和直徑超過2毫米的單側性先天性白內障，因容易形成弱視，所以可能更需要提早進行手術；但手術時機除了6週是公認的底限外，尚未達成共識，目前大多認為4~6週手術最適合。術後接著是積極的抗弱視治療，儘管治療效果有限。而白內障如果拖到16週後才手術其預後往往較差。

(4) 單側局部性白內障：可能不需要手術，先觀察即可。

5. 外傷性白內障(traumatic cataract)

外傷性白內障（圖7-37）多因眼球鈍挫傷、穿刺傷、爆炸傷、眼內異物、電擊傷等引起的水晶體混濁。常單眼發病，多見於兒童或青年，有時會併發前房出血、水晶體脫位、續發性青光眼或葡萄膜炎。

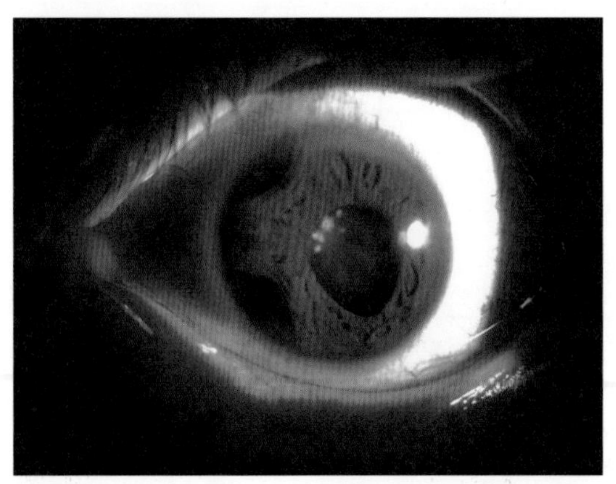

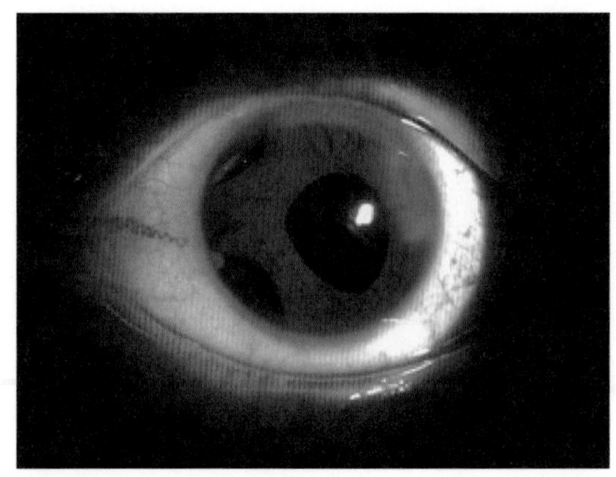

圖7-37　外傷性白內障併內側虹彩分離及手術後

6. 放射性白內障(radiation cataract)

因各種放射線所導致的水晶體混濁稱為放射性白內障。常見病因為紅外線、電離輻射（中子、X射線、γ射線、β射線）、微波（太陽射線、宇宙射線、電視、雷達、微波爐）、大量紫外線等放射線損害所導致白內障。因水晶體囊膜上皮細胞對放射線最敏感，吸收後細胞受損不能發育成正常水晶體纖維，細胞向後移動，形成後囊下各種形態的混濁。

紅外線性白內障多見於煉鋼廠、玻璃廠工人，開始水晶體後皮質似蜘蛛網狀混濁，呈金黃色結晶樣，逐漸發展為盤狀混濁，最後為全白內障。

7. 次發性白內障(secondary cataract)

次發性白內障或稱為複雜性白內障，是由於一些其他原發性眼部疾病所造成，最常見的原因為慢性前葡萄膜炎。若葡萄膜炎停止，則白內障可能不會繼續發展；其他原因包括急性充血性隅角閉鎖性青光眼、高度近視、遺傳性眼底失養症等。

8. 後發性白內障(after-cataract)

後發性白內障或稱為續發性白內障（圖7-38），為白內障囊外摘除術後或水晶體外傷後，由殘留的皮質及水晶體上皮細胞增生向後囊移行而形成的水晶體後囊膜混濁，一般可在眼科門診使用釹鋁雷射 (Nd:YAG laser) 清除。

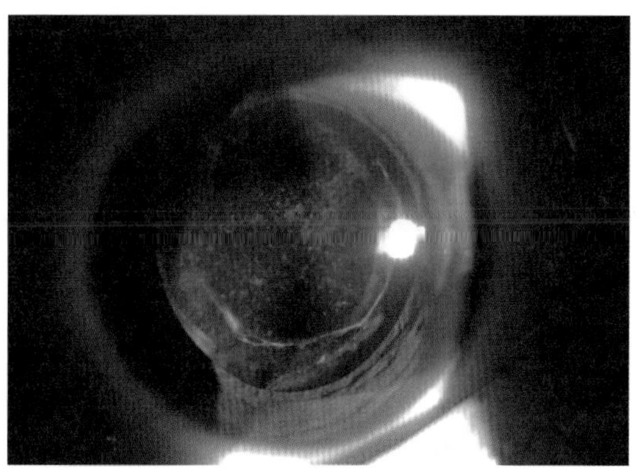

圖7-38 後發性白內障

（二）白內障的症狀

白內障造成的對比敏感度下降往往比視力喪失更早產生，但視力減退是最主要的症狀，而且是無痛無癢不自覺地進行。初期患者會看東西模糊或有多重影像，也可能在視野內有固定黑點或毛玻璃狀遮蔽物；光線強時反而視力較差，對光線敏感、畏光，其造成的單眼複視無法用鏡片矯正。其他症狀包括流淚、明暗對比辨識力降低、眼睛容易疲勞等。

（三）白內障的治療

目前主要分為藥物和手術兩大類。

1. 藥物治療

理論上認為白內障是水晶體內部的蛋白質，因紫外線照射而產生胺基酸分子結構的破壞形成鍵結，若適度使用藥物，可破壞鍵結進而減緩白內障的進程。

目前在臺灣市面上最常用的藥物為Quinax及Catalin等硫鍵類，但一般認為其效果僅止於減緩而非根治。

2. 手術治療

手術摘除白內障及囊袋內置入人工水晶體，是目前治療白內障最主要也是最有效的治療方法。一般來說，影響病人正常生活時便需要考慮手術。白內障手術最早的文獻紀錄是出現在中國唐朝以前的「金針剝障術」，利用火烤消毒過的金針，由外側角鞏膜輪部刺入眼球後房與水晶體之間，將水晶體脫位至玻璃體中。西方醫學近一百年來發展出「囊內摘除術」，20世紀中期進展為「囊外摘除術」，70年代更發展出「囊外水晶體摘除併後房人工水晶體植入術」。1967年首度發表「超音波晶體乳化術」，80年代末期進展到「小切口超音波晶體乳化術」，近幾年更發展出「微創切口超音波晶體乳化術」。

手術移除水晶體後，約使眼球屈光度減少20 D，無水晶體的眼睛大多呈現遠視，置入術前測量好屈光度數之人工水晶體後便可中和。白內障術後屈光狀態的目標，須以病人實際需求做調整，術前生物參數(biometry)必須採用超音波A-scan測量，包含角膜曲率度及眼軸長，再計算出適合的人工水晶體屈光度數。

二、水晶體異位和脫位

某些原因使懸韌帶發育異常或斷裂，譬如水晶體懸韌帶先天性發育不全、外傷引起缺損、斷裂或眼內某些病變導致懸韌帶機械性伸長、變性，如葡萄腫、牛眼及眼內發炎等，均可導致水晶體位置的異常。

出生時位置就不正常，稱水晶體異位；出生後因先天因素或外傷、其他疾病使水晶體脫離正常位置，稱水晶體脫位(lens dislocation)。常見的併發症有視網膜剝離、續發性青光眼、水晶體溶解性青光眼、水晶體過敏性葡萄膜炎及角膜混濁。

CHAPTER 08

眼睛常見疾病（二）

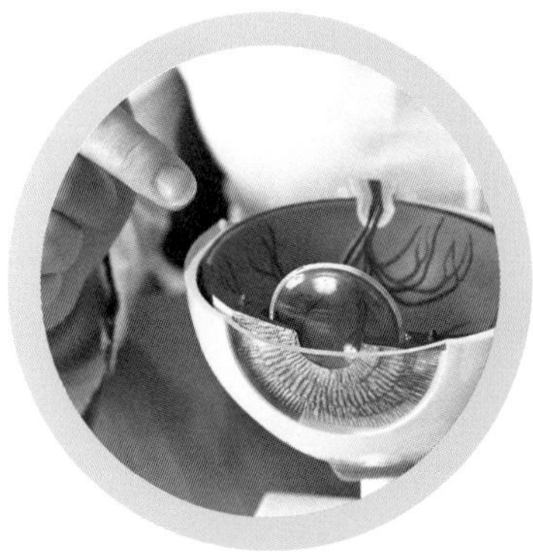

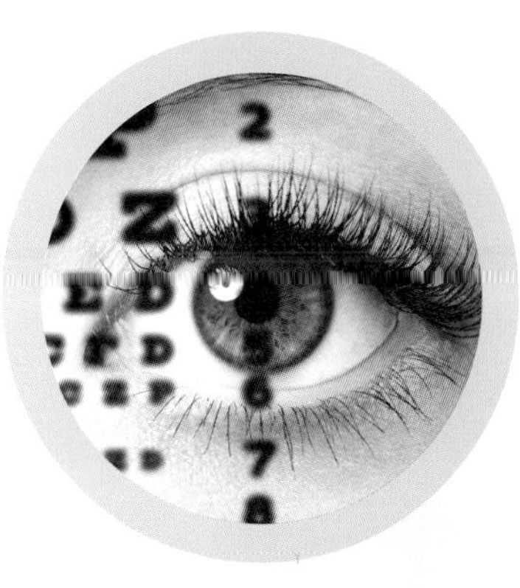

本章大綱

8-1　玻璃體疾病
8-2　視網膜疾病
8-3　青光眼與視神經疾病
8-4　眼外傷
8-5　屈光異常與斜弱視

8-1 玻璃體疾病

玻璃體(vitreous body)是一種特殊的透明膠質體，正常的玻璃體無血管，常見的玻璃體疾病(disorders of the vitreous)為液化、後剝離、出血、增生和發炎。

一、玻璃體液化

玻璃體的基本病理變化是玻璃體變性，是由於玻璃體內代謝變化等因素使透明質酸大分子降解，膠原纖維支架塌陷、濃縮、水分析出，凝膠變性而成為液體，稱為玻璃體液化(syneresis or liquefaction of the vitreous)（圖8-1）。

如果玻璃體凝膠減少，液化玻璃體不含膠原纖維，玻璃體網狀支架纖維組織脫水收縮而變得緻密稱為玻璃體濃縮。液化和濃縮常常同時存在，隨著年齡增長，玻璃體中發生膠體脫水凝縮，形成點狀、線狀、蜘蛛網狀等各種形態的漂浮物(floaters)，稱為飛蚊症。

玻璃體變性最常見的原因是老年人和高度近視眼，其次為葡萄膜發炎、穿透性眼外傷、異物等。

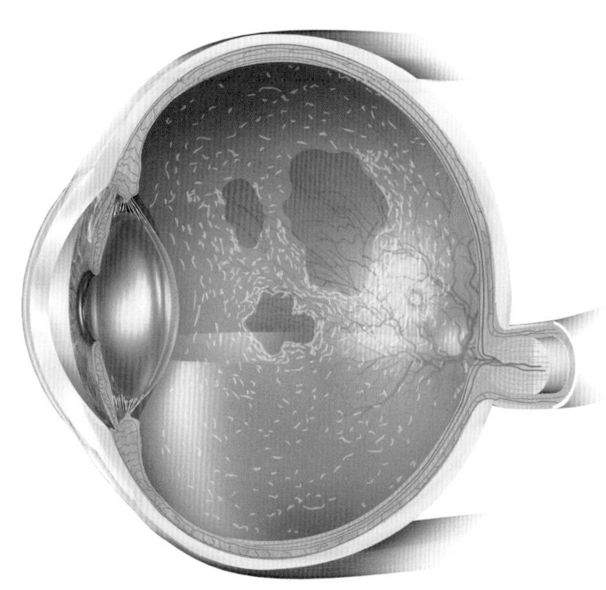

圖8-1　玻璃體液化

二、玻璃體後剝離

玻璃體後剝離(posterior vitreous detachment, PVD)是指玻璃體後皮質從視網膜內表面分離，通常是在玻璃體液化的基礎上發生。隨著玻璃體中央部的液化腔擴大，玻璃體後皮質層變薄而出現裂孔，液化的玻璃體通過裂口進入玻璃體後間隙，使後皮質與視網膜迅速分離；由於玻璃體與視盤邊緣有緊密的粘連，分離後蛋白質及膠原濃縮，加之膠質細胞增生，視網膜前出現一個如視盤大小的白色環形混濁物，臨床上稱為衛斯環(Weiss ring)。

當玻璃體後剝離發生時，有些人會有閃光感(flash lights)或眼前有漂浮物(floaters)，在其形成過程中雖然大部分區域的玻璃體與視網膜分離，但與視網膜未分離的部分仍存在著牽扯(traction)，此牽扯部位的視網膜若已存在變性或變薄，則這種牽扯會造成裂孔，甚至進而發生視網膜剝離(retinal detachment, RD)。

三、玻璃體出血

玻璃體出血(vitreous hemorrhage)的症狀主要是視力模糊、飛蚊、畏光等。玻璃體出血較常見的原因是視網膜疾病，包括糖尿病視網膜病變、玻璃體剝離、視網膜裂孔、視網膜靜脈阻塞、視網膜血管炎、特申氏徵候群(Terson's syndrome)、搖晃嬰兒徵候群、早產兒視網膜病變等，此外則為外傷或各種疾病所造成的眼球內部組織出血。

特申氏徵候群指的是因為大腦蜘蛛膜下出血造成腦壓增高，導致視網膜靜脈及毛細血管破裂所引起的玻璃體出血。

視網膜下出血滲出到玻璃體的情況中，以老年性黃斑部病變及脈絡膜黑色素瘤較為常見。由視網膜血管病、外傷或手術、年齡相關性黃斑退化、玻璃體後剝離、眼內腫瘤等疾病所導致的少量玻璃體出血可自行吸收，較多的出血則難以吸收完全，可伴有膽固醇或血色素沉著、玻璃體部分液化或濃縮、後剝離等，大量出血還會使得紅血球變性，導致青光眼。新生血管的管壁易破裂，常致使反覆大量出血，有時可刺激眼底發生增殖反應，形成緻密血管纖維增生膜，膜收縮會讓視網膜產生裂孔及發生牽扯性視網膜剝離。

四、增生性玻璃體視網膜病變

增生性玻璃體視網膜病變(proliferative vitreoretinopathy, PVR)是裂孔性視網膜剝離及視網膜復位手術後的併發症，其病理過程是視網膜裂孔形成後，視網膜色素上皮(retinal pigment epithelium, RPE)細胞在生長因子等刺激下，通過裂孔向視網膜表面和玻璃體腔內遊走、移行、增生並向表型轉化。

視網膜色素上皮細胞附著於視網膜，吸引星形膠質細胞及纖維母細胞，在玻璃體內和視網膜前後表面形成具有收縮特性的膜，此膜主要由視網膜色素上皮細胞、膠質細胞、纖維母細胞和巨噬細胞所組成。

五、玻璃體發炎

玻璃體發炎(vitreous inflammation)玻璃體內大量滲出，可出現淋巴球、單核巨噬細胞、漿細胞等，還可見有色素顆粒及吞噬色素顆粒的細胞，更嚴重可形成膿腫。

進入慢性期則可見由鄰近組織向玻璃體內長入含有微血管的增生組織，這種增生膜可以收縮，從而導致玻璃體收縮及視網膜脈絡膜脫離。

8-2 視網膜疾病

人類的視網膜是一種高度組織化的構造，可分為中央的黃斑部疾病、周圍的視網膜疾病(disorders of the retina)、視網膜血管疾病、色視覺缺陷和眼球內腫瘤幾大類。

一、黃斑部疾病

(一)老年性黃斑部病變

1. 老年性黃斑退化(senile macular degeneration)

老年性黃斑退化（圖8-2）又稱為年齡相關性黃斑部退化，是一種隨著年齡的增長，逐漸出現網膜中央部位的退化。視覺上常出現視力模糊、視物扭曲變形、視野出現中央暗影甚至視野缺損。阿姆斯勒方格表(Amsler grid)可檢查人眼中心大約10度左右的視野，故臨床上可用以迅速檢測黃斑部附近的病變。

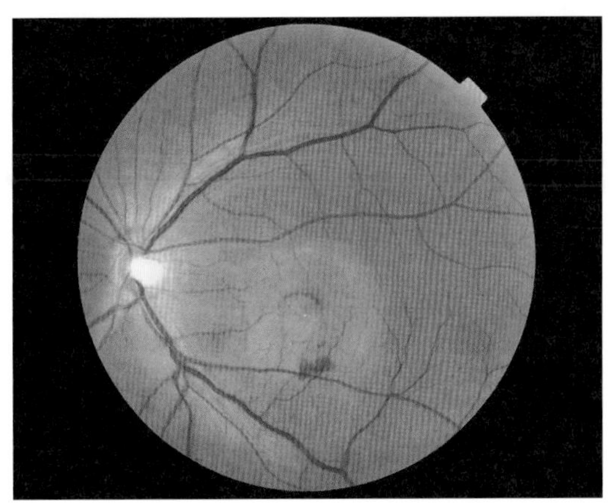

圖8-2　老年性黃斑退化

黃斑部病變通常是兩側性發作，目前仍無法確定其真正病因，除年紀外，其他因素還包括種族（高加索人最多）、性別（女性較多）、家族遺傳和抽菸等。此外，藍光傷害及缺少抗氧化劑攝取也可能會增加病變的風險。

視網膜色素上皮層、布魯赫氏(Bruch)膜和脈絡膜微血管在生理功能上相輔相成缺一不可，此病症可能是由於黃斑部的視網膜色素上皮細胞及布魯赫氏膜受到破壞、異常所導致。黃斑部的病變逐漸形成纖維瘢痕，瘢痕形成後仍然可能有新的出血，出血和有機化瘢痕的反覆發作使視功能損害更嚴重；隨著年齡的增長，常會出現許多在視網膜色素上皮層下和布魯赫氏膜表面之間，由嗜伊紅物質集聚形成的贅疣隱節(drusen)。

脈絡膜的微血管穿過病變的布魯赫氏膜，長入視網膜色素上皮下的空間，形成視網膜下新生血管(subretinal neovascularization, SRNV)，脈絡膜新生血管會破壞黃斑部感光細胞，黃斑部新生血管容易產生油脂滲出物。

按照病程發展和預後的不同，通常將之分成非滲出性(non-exudative)及滲出性(exudative)二種：

(1) 非滲出性(non-exudative)：又稱乾性或硬性，較滲出性常見，約占90%，臨床特徵是邊緣清晰的圖形色素上皮萎縮及脈絡膜微細血管喪失。

(2) 滲出性(exudative)：又稱濕性或軟性，雖少見但卻會造成嚴重之視力喪失，臨床特徵是視網膜色素上皮剝離和脈絡膜新生血管。

西醫目前仍無特別有效的治療方法，但對於會造成視力嚴重喪失的濕性病變患者，可以考慮光動力療法或眼內注射藥物控制。

2. 中心性漿液性視網膜脈絡膜病變(central serous chorioretinopathy, CSCR)

病因不明確，可能與情緒波動，精神壓力過大有關，或因使用類固醇而誘發；症狀表現為患側視力模糊或視物變形、變小、變暗，部分患者可於3~6個月內自行恢復。

其發病機制為視網膜色素上皮的連接複合體（即外屏障）病變，脈絡膜微血管內的液體透過視網膜色素上皮病變處滲漏，造成限局性視網膜神經上皮的剝離。

病理組織學變化為脈絡膜微血管通透性改變或布魯赫氏膜的變性，視網膜色素上皮細胞屏障功能破壞和輸送離子功能的異常，造成視網膜黃斑部的神經上皮下積液，可伴有較小的視網膜色素上皮剝離（圖8-3）。

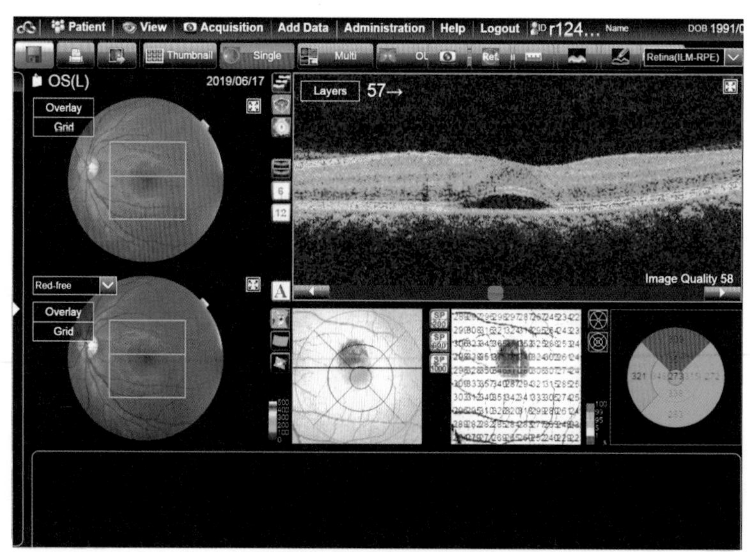

圖8-3　中心性漿液性視網膜脈絡膜病變之OCT檢查

3. 近視性黃斑部萎縮(myopic macular degeneration)

此病症見於高度近視患者，眼底出現退化性病變，眼球後極部向後擴張呈後鞏膜葡萄腫，後極部視網膜脈絡膜萎縮變薄，尤其是後極部外層感光細胞更為顯著。黃斑部的布魯赫氏膜可出現小的破裂，導致視網膜下的新生血管形成，出現出血、有機化、色素上皮變化，形成小的類似於黃斑盤狀變性，也就是眼底所見的傅氏(Fuch)斑（圖8-4）。

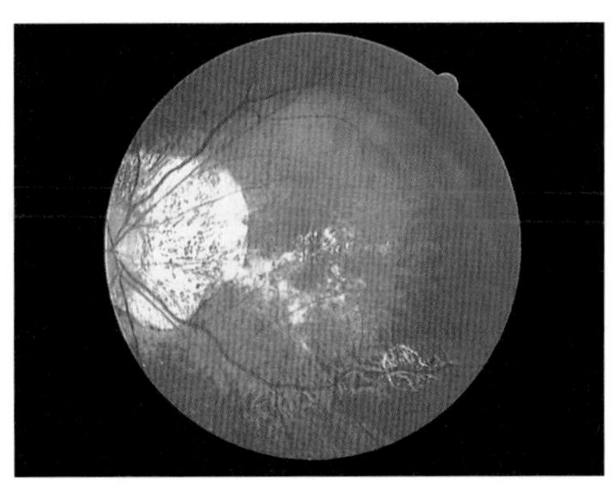

圖8-4 高度近視患者眼底之近視性黃斑部變性

由於黃斑區視網膜萎縮變性常合併有周邊部視網膜格子樣退化(peripheral retinal lattice degeneration)，同時有玻璃體變性、液化、後剝離形成，容易形成視網膜裂孔，導致視網膜剝離的發生機率增高。

二、周圍視網膜的疾病

（一）視網膜剝離

視網膜剝離(retinal detachment, RD)是指視網膜神經上皮層與色素上皮層之間的分離（圖8-5），病患常見的典型症狀包括閃光幻視(photopsia)、飛蚊症、影像扭曲、視力模糊和周邊視野缺損等。一般分為裂孔性、牽引性和漿液性三種。

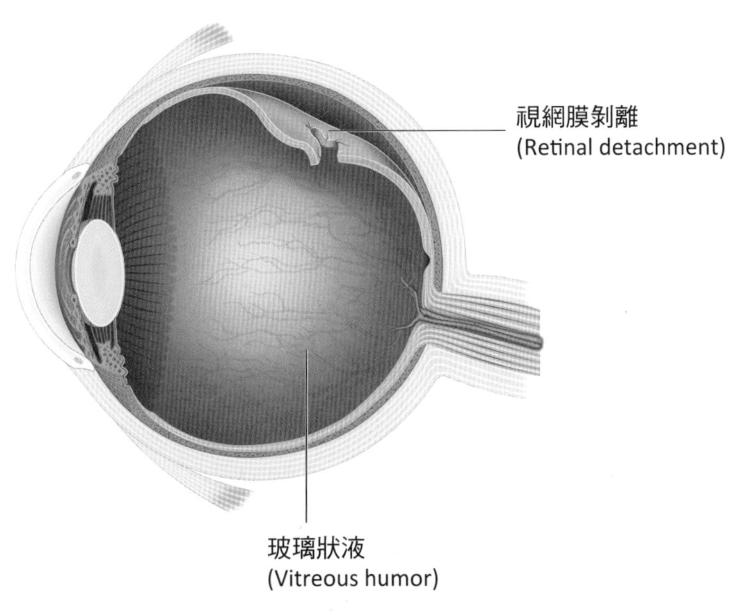

圖8-5 視網膜剝離

1. 裂孔性視網膜剝離(rhegmatogenous retinal detachment, RRD)

孔源性視網膜剝離較為常見，通常由視網膜萎縮變性或玻璃體牽引形成視網膜裂孔，液化的玻璃體經裂孔進入視網膜下形成的視網膜剝離。原發性裂孔(primary break)好發的位置以顳上側及顳下側較常見，若患者有新的飛蚊症症狀，則應該散瞳檢查視網膜，如發現視網膜裂孔，應視情況做預防性的雷射治療。

高度近視、視網膜格子狀退化、巨細胞視網膜炎、家族病史、白內障手術後及眼球外傷是其危險因子。

視網膜裂孔是一全層視網膜感覺層缺失，當視網膜剝離後，色素上皮細胞與感光細胞之間分離，脈絡膜對外層視網膜的血液供應便發生障礙，於是視網膜開始發生退化性病變；首先是感光細胞外段遺失，隨後整個感光細胞出現萎縮，隨著病程進展，視網膜色素上皮細胞及膠質細胞增生，視網膜周圍膜形成，最終形成嚴重的增生性玻璃體視網膜病變(proliferative vitreoretinopathy, PVR)。

2. 牽引性視網膜剝離(traction retinal detachment, TRD)

牽引性視網膜剝離是第二常見的類型，常導因於增生性糖尿病視網膜病變、增生性玻璃體視網膜病變及早產兒視網膜病變或眼部外傷。牽引的力量將感覺網膜拉扯遠離其下的色素上皮，持續進行的結果可能將視網膜拉出新的裂孔。

3. 漿液性及出血性視網膜剝離(serous and hemorrhagic retinal detachment)

漿液性及出血性視網膜剝離的原因，主要來自感覺網膜下方液體之積聚，通常導因於視網膜色素上皮和脈絡膜之疾病所引起的變性、發炎和感染，包括網膜下新生血管或全身性血管疾病、發炎性疾病。

（二）早產兒視網膜症

早產兒視網膜症(retinopathy of prematurity, ROP)是由於放置保溫箱的早產兒，可能因過度吸氧造成正在發育的視網膜血管閉鎖，進而形成血管增殖性網膜病變(vasoproliferative retinopathy)，稱為早產兒視網膜症。

增殖早期在視網膜神經纖維層出現微血管內皮增殖小結，血管常呈小球狀，周圍有紡錘狀間葉細胞增殖導致視神經纖維層變薄，可見小出血及水腫；隨著病變發展，新生的微血管芽穿破內界膜達視網膜表面，嚴重的會進入玻璃體，在其中繼續生長成血管纖維膜，產生出血或牽扯性視網膜剝離，晚期可續發青光眼。

（三）視網膜變性

視網膜變性(retinal degenerations)包含數種不同種類的異常，較常見的為色素性網膜症、周邊脈絡膜網膜萎縮及格子狀變性。

1. 色素性視網膜炎(retinitis pigmentosa, RP)

色素性網膜症是一群視功能進行性損害的遺傳性視網膜疾病，以夜盲、視野縮小、視網膜骨刺樣色素沉著(bone-spicule pigmentation)和感光受器功能不良等為特徵。組織病理學變化為感光受器細胞喪失，感光細胞的外節退化性病變逐漸波及其內節，到晚期除了黃斑部有一些視錐細胞外，其餘感光細胞大量遺失。視網膜色素上皮增生並移行，並有巨噬細胞出現吞噬釋出的色素，進入視網膜圍繞視網膜血管生長，後期出現血管壁增厚呈玻璃樣，視網膜血管變狹窄及微血管退行性變化，視神經可顯示瀰漫的或扇形的萎縮和神經膠質增生。

臨床表現主要是以夜盲症、視野縮小、視網膜骨刺樣色素沉著和感光受器功能不良等為特徵，病患常常出現白蠟狀視神經盤及視網膜色素沈積物。

2. 周邊脈絡膜網膜萎縮(peripheral chorioretinal atrophy)

周邊脈絡膜網膜萎縮又稱鋪路石狀變性(paving stone degeneration)，是一種常見的脈絡膜網膜變性，目前認為是因脈絡膜血管供應不足所引起。眼底鏡檢查周邊視網膜呈現單獨或成群且不連續的黃白色萎縮區塊，其下方具有脈絡膜血管及著色邊緣。

3. 格子狀變性(lattice degeneration)

是最常見的遺傳性玻璃體網膜變性；較常發生在近視眼且常與視網膜剝離有關。眼底鏡檢查周邊視網膜呈現局部性圓形、卵圓形或條棒狀變薄和凹痕，其邊緣輪廓鮮明且緊密地與玻璃體粘連。

三、視網膜血管疾病

全身其他組織器官的疾病或眼部的部分疾病，常常影響視網膜的血管，破壞視網膜血管屏障與自動調節功能，可引起視網膜血管本身和其他續發病變(retinal vascular diseases)，如血管壁形態的改變、血管硬化、滲漏、水腫及新生血管等。

(一)糖尿病視網膜病變

糖尿病視網膜病變(diabetic retinopathy)(圖8-6)主要發生於視網膜微血管，按照病程發展、預後和治療方式的不同，通常將之分成非增殖性、前增殖性及增殖性三種。控制血糖對於延緩疾病的進展很有幫助，故應定期眼底檢查評估病變的進展程度。

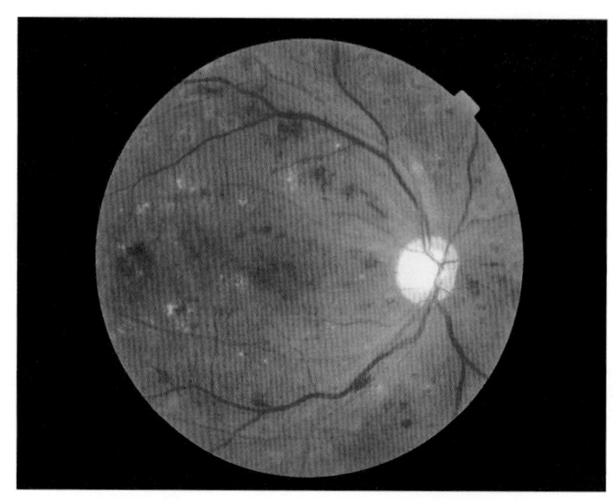

圖8-6 糖尿病視網膜病變

1. 非增殖性糖尿病視網膜病變(nonproliferative diabetic retinopathy, NPDR)

非增殖性糖尿病視網膜病變也稱背基性糖尿病視網膜病變(background diabetic retinopathy, BDR)，初期沒有明顯症狀，是一種漸進性的微小血管病變(microangiopathy)，其特徵是小血管的受損及閉塞，開始時微血管外被細胞(pericyte)數目減少，內皮細胞增生及基底膜增厚，之後微血管擴張，內皮細胞減少，繼而導致微血管萎縮；內皮細胞受到損害，血管壁擴張、滲漏，引起視網膜水腫、出血和微血管瘤(microaneurysm)。

早期黃斑部水腫可能只輕微影響視力，若長期水腫則可能引起永久性囊樣變性，導致不可逆的視力喪失。

2. 前增殖性糖尿病視網膜病變(preproliferative diabetic retinopathy, PPDR)

隨著病情發展而血管壁損傷擴大，微血管發生廣泛閉塞，出現多數棉絮狀斑(cotton-wool spots)、網膜靜脈念珠狀(beading)外觀及網膜微血管床不規則的分段性擴張。

大面積視網膜缺血、缺氧導致新生血管膜增生，類脂質硬性滲出增多，此時期應考慮提早接受全網膜鐳射光凝固治療(laser photocoagulation)，利用雷射光能量減少視網膜新生血管以預防眼底出血，若拖延等到眼底出血，則常因玻璃體內有懸浮血液干擾而不利於檢查及治療。

3. 增殖性糖尿病視網膜病變(proliferative diabetic retinopathy, PDR)

進行性的網膜缺血最終會刺激形成易破裂的新生血管，新生血管常發生在視網膜缺血區周圍或視盤及其他部位，也可位於視網膜內或視網膜表面，亦可能發生虹膜新生血管或虹膜發紅(rubeosis iridis)。視網膜前新生血管壁薄，內皮細胞間有間隙，故而容易產生滲漏，纖維增生膜形成，並沿著玻璃體後界膜向前生長，其中含神經膠質細胞、色素上皮細胞及纖維樣細胞。

造成糖尿病視網膜病變惡化常見的可能危險因子，包括高血壓、懷孕、抽菸等，新生血管膜收縮和組織纖維細胞內肌動蛋白細胞收縮導致對視網膜的牽引，可出現視網膜皺摺、黃斑異位、視網膜裂孔及牽引性視網膜剝離，症狀嚴重病患可考慮接受玻璃體內藥物注射(intravitreal injection)或玻璃體切除手術(pars plana vitrectomy)治療。

（二）視網膜動脈阻塞

視網膜動脈阻塞(retinal artery occlusion)較少見，但常引起嚴重的視功能損害，動脈阻塞後視網膜表現為水腫混濁，通常發生於鞏膜篩板或後部，少數可發生於篩板前。阻塞後首先出現視網膜水腫，由於視網膜缺血、缺氧，視細胞迅速死亡，即使經過治療，視力仍然大多無法恢復；內層視網膜出現細胞核皺縮，繼而視網膜動脈供應區出現變性、壞死，缺血性萎縮，以致視神經纖維層、神經節細胞層、內網狀層及內顆粒層的內2/3均呈缺失狀，但感光細胞層、外顆粒層、神經膠質細胞仍保存。

臨床上將視網膜動脈阻塞分為：(1)中心視網膜動脈阻塞(central retinal artery occlusion, CRAO)；(2)視網膜分支動脈阻塞(branch retinal artery occlusion, BRAO)。中心視網膜動脈阻塞後，全視網膜均因缺血呈蒼白色，唯有黃斑區部分血液供應來自短後睫狀動脈及脈絡膜血管，因此呈現櫻桃紅點(cherry red spot)。

（三）視網膜靜脈阻塞

視網膜靜脈阻塞(retinal vein occlusion)是常見的視網膜血管病變，危險因子包括高血壓、全身性紅斑性狼瘡及服用避孕藥等，臨床上將之分為中央視網膜靜脈阻塞(CRVO)與視網膜分支靜脈阻塞(BRVO)（圖8-7～8-11），兩者的分別主要為中央視網膜靜脈是在篩板(lamina cribrosa)之後的阻塞。

視網膜靜脈阻塞後，視網膜立即出現明顯水腫，有時會有軟性滲出(soft exudate)。視網膜水腫間隙多位於視網膜內層，而表層出血位於視神經纖維層，呈條紋或火焰狀；深層出血則呈圓形，大量出血甚至可穿破內界膜。

黃斑部容易出現囊樣水腫，水腫間隙可位於外網狀層、內顆粒層及神經節細胞層，病程長者可出現廣泛地視網膜缺血，導致視網膜下纖維化，久之形成視網膜新生血管，進而造成新生血管性青光眼(neovascular glaucoma)，須定期測量眼壓與追蹤後續病情的變化。新生血管也容易出血，因而引起玻璃體積血，造成牽扯性或孔源性視網膜剝離。

中央視網膜靜脈阻塞(CRVO)也可能因侵犯到視神經造成視神經新生血管(neovascularization of the disc)。

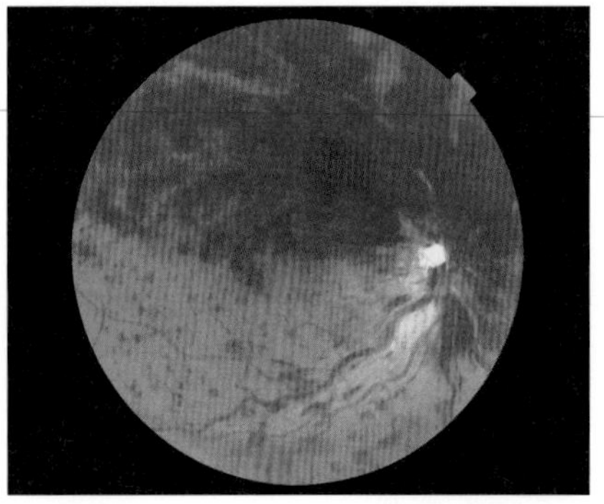

圖8-7　中心視網膜靜脈阻塞

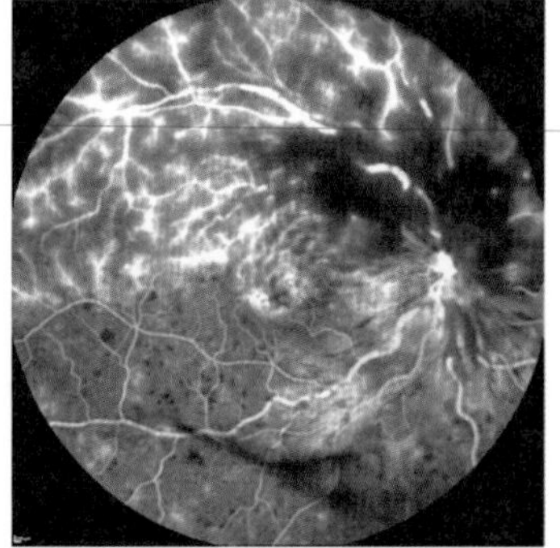

圖8-8　中心網膜靜脈阻塞眼底之螢光血管攝影檢查(Fluorescein Angiography Image, FAG)

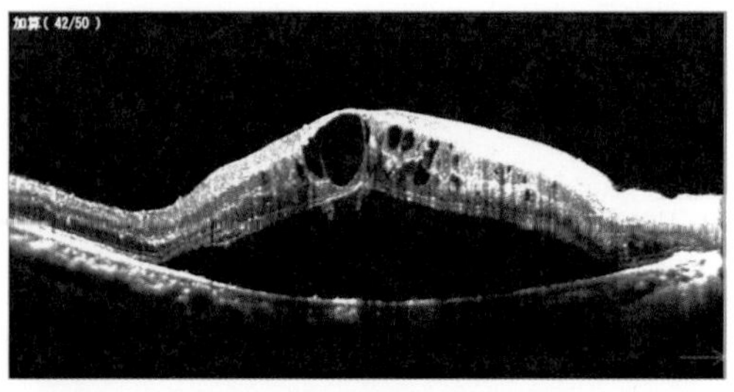

圖8-9　中心網膜靜脈阻塞眼底之光學同調斷層掃描檢查(Optical coherence tomography, OCT)

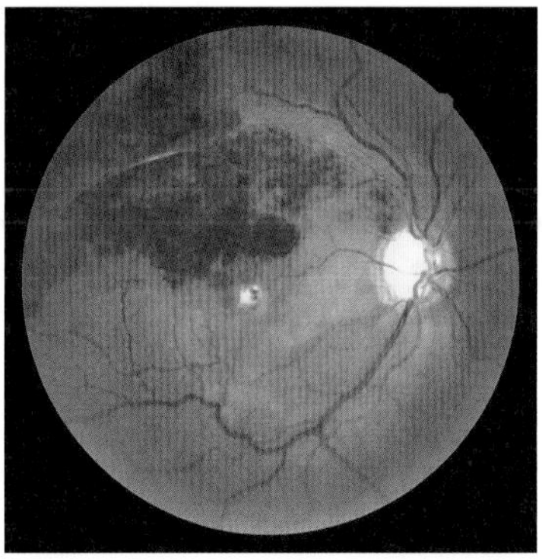

圖8-10 分支視網膜靜脈阻塞

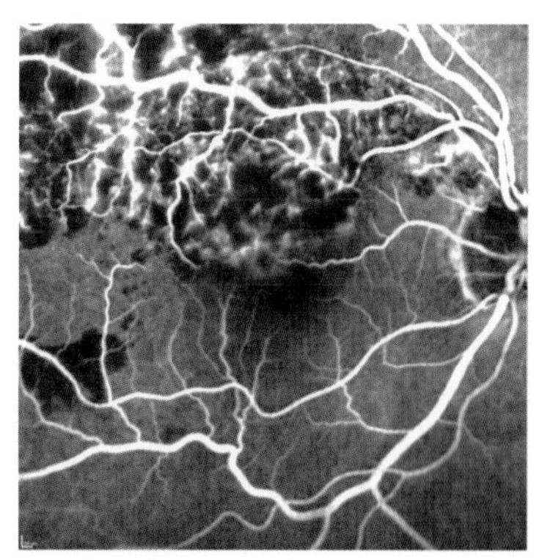

圖8-11 網膜分支靜脈阻塞眼底之螢光血管攝影檢查(Fluorescein Angiography Image, FAG)

（四）視網膜靜脈周圍炎

視網膜靜脈周圍炎(retinal periphlebitis)又稱青年復發性視網膜出血或特發性視網膜血管炎，簡稱伊爾斯病(Eales disease)。多發生於20~40歲的男性，以反覆玻璃體積血為特徵，屬變性反應性疾病，病因不明。

病程開始時血管壁及周圍有多形核白血球浸潤，進入慢性期後血管壁及周圍可見大量單核球浸潤，血管壁層間水腫及管壁增厚；視網膜淺層有出血，晚期可有血管壁玻璃樣變性、增厚，常有管腔閉塞。有的呈纖維組織條索狀，出現新生血管及纖維膜狀組織，局部可有牽扯性視網膜剝離。

四、色視覺缺陷

色盲(achromatopsia)患者視網膜外觀有可能正常，視網膜中的三種不同錐狀細胞，其中任何一種或二種、甚至三種錐細胞功能變差抑或失去功能，便會產生不同的色盲。

三色視者(trichromats)有三種錐狀細胞，若對某些顏色辨別能力較差，則稱為異常三色視者(anomalous trichromats)或色弱。若三種錐狀細胞中只缺乏一種者，稱為雙色視者(dichromats)，其能用兩種原色匹配出種種光譜色；若缺乏兩種錐狀細胞則為單色視者(monochromat)。

色盲的分述如下：

(1) 局部色盲：紅色盲(protanopia)對紅光沒有感覺；綠色盲(deuteranopia)辨認不出綠色；藍色盲(tritanopia)則無法分辨黃色及藍色。皆屬不完全色盲的局部色盲。

(2) 全色盲：真正全色盲的人很少，僅能看見黑、白或灰色。

(3) 先天性色盲：色覺異常者以先天性的原因居高。先天性色盲出生後就無法辨別某些甚至所有顏色，屬於性聯遺傳隱性疾病，隨X性染色體遺傳給下一代，在男生(XY)身上較容易顯現。大部分先天色覺缺損為異常三色視者；錐細胞失養症常導致紅綠色覺異常。

(4) 後天性色盲：由於視覺系統的疾病導致其辨別顏色的能力減退，可見於黃斑部小窩、某些營養不良（特別是維生素A缺乏症）、核性白內障和青光眼等，常導致藍黃色覺異常。

最常見的色盲型式為紅綠色盲，其程度的差異很大；第二常見的是藍黃色盲；最嚴重的為全色盲，患者完全沒有區別顏色的能力，且通常伴隨其他眼部問題，如弱視、眼球震顫症、光敏感反應及極度的視力不良。

眼疾致色覺異常的假說為Köllner's law，即內層視網膜或神經纖維、視覺路徑、視覺皮質受損，容易導致紅綠色盲；外層視網膜或神經纖維受損則容易導致藍黃色盲。

五、眼球內腫瘤

眼球內腫瘤(intraocular tumors)有良性和惡性之分，原發良性眼球內腫瘤以網膜血管瘤(retinal angioma)與星狀細胞缺陷瘤(astrocytic hamartomas)較常見，原發眼球內結構惡性腫瘤以視網膜母細胞瘤(retinoblastoma)最常見。

視網膜母細胞瘤是兒童最常見的原發性眼內惡性腫瘤，發生率為每一百萬約3~4例，無種族、性別差異，雙眼者占18~40%，90%發生於3歲以前，但多數在出生時未被發現，大約80%在3歲或4歲左右才被診斷出來。父母攜帶突變基因而遺傳者約40%，60%的患者與遺傳無關，腫瘤乃因視網膜母細胞突變而形成，遺傳基因發生變異的位置已被證實是在第13對染色體上。

遺傳型與雙眼均受侵犯的患者很容易次發性癌症，以骨肉瘤（骨癌）最多，其次則為肺癌及乳癌。臨床上分眼內期、青光眼期、眼外蔓延期和轉移期。對可疑視網膜母細胞瘤兒童應做超音波、電腦斷層(CT)等影像學檢查以協助診斷，電腦斷層檢查常顯示眼內或眶內實質性病變及鈣化等的改變。

8-3 青光眼與視神經疾病

一、青光眼

青光眼(glaucoma)是由很多不同的病因所造成的疾病，其共同的特徵為當眼壓超過眼球內視網膜視神經所能承受的限度，會造成眼睛解剖學上視神經的萎縮或凹陷，更進一步引起視覺功能上視野的缺損或縮小。

臨床表現以眼壓升高、視神經盤的凹陷性萎縮及視野的缺損和縮小為特徵（圖8-12、8-13）。眼壓越高，青光眼惡化越快，且通常日夜眼壓的變動差較正常人大。

視神經盤的凹陷性萎縮主要是以眼底鏡直接觀察或是光學同調斷層掃描(optical coherence tomography, OCT)檢查視神經盤，而隅角鏡(gonioscope)搭配裂隙燈可直接觀察病患前房隅角；至於眼壓的測量應注意若有做過近視雷射手術者、戴著軟式隱形眼鏡者或角膜水腫時，常會被低估眼壓，而角膜厚度較厚者則是常被高估。視野檢查則常受到瞳孔縮小(miosis)或眼瞼下垂(ptosis)的干擾，若技術員操作經驗不足，往往會造成檢測結果失真。

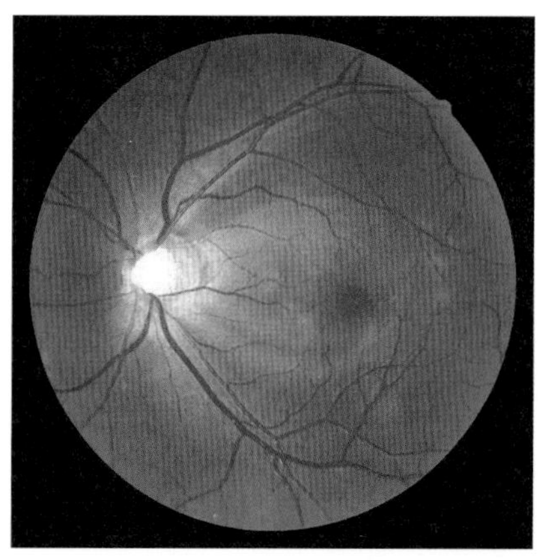

圖8-12 青光眼視神經盤的凹陷性萎縮

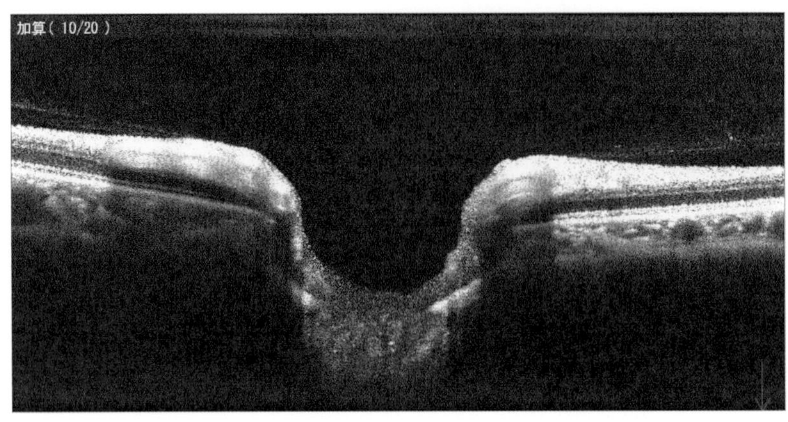

圖8-13　視神經盤凹陷性萎縮之斷層掃描檢查

青光眼臨床上種類繁多，若依病因學來分類，可分為原發性(primary)、先天性(congenital)、續發性(secondary)及絕對性(absolute)四大類。

(一) 常見分類

1. 原發性青光眼(primary glaucoma)

原發性青光眼是青光眼的主要類型，目前其真正原因仍不是很清楚，臨床上可用隅角鏡(gonioscope)檢查前房隅角。其分為隅角閉鎖性青光眼(angle-closure glaucoma)和隅角開放性青光眼(open-angle glaucoma)；也可依眼壓檢測值分成正常眼壓性青光眼和高眼壓性青光眼、高眼壓症。

(1) 原發性隅角閉鎖性青光眼(primary angle-closure glaucoma, PACG)：本病症是由於前房隅角被周邊虹膜組織機械性阻塞，導致眼房水流出受阻而引起眼壓急性升高的一類青光眼，故稱為急性青光眼（圖8-14）。對某些手術後之急性青光眼，有時需考慮將房水局部抽出以減低眼壓。此疾病多發生在40歲以上，患病高峰在55~75歲之間；女性發病率大約比男性高3~4倍。患者常見的症狀包括瞳孔放大，視力突然模糊、劇烈的眼睛疼痛及頭痛、彩虹狀的光暈、噁心和嘔吐等，可考慮周邊雷射虹膜切開術治療以防止眼壓急遽上升。遠視者因眼軸較正常人來得短，前房隅角相對較窄，故罹患隅角閉鎖型青光眼的機率較高。危險因子如年齡、種族（黑人及東方人）、糖尿病、使用類固醇、眼外傷及家族史等。

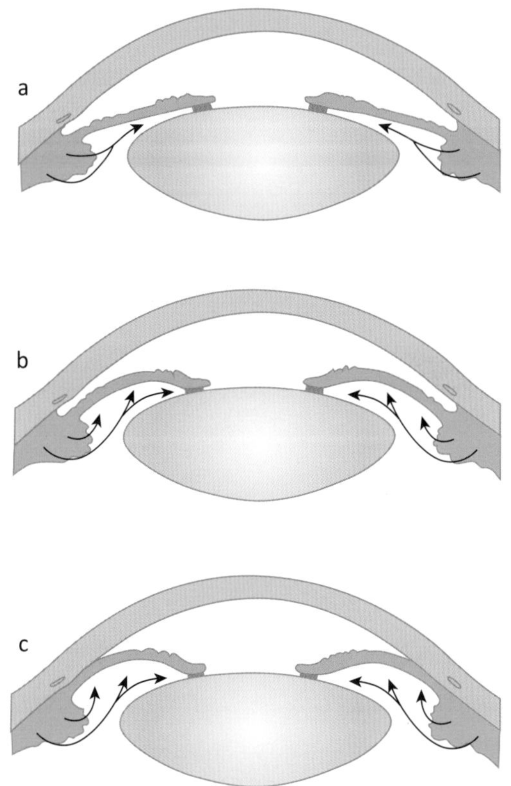

圖8-14　隅角閉鎖的機制：a.相對性的瞳孔阻礙；b.虹膜膨脹；c.虹膜角膜接觸

(2) 原發性隅角開放性青光眼(primary open-angle glaucoma, POAG)：此型患者的眼壓和隅角閉鎖者不同，只會稍微升高，故常為雙側緩慢逐漸的視力喪失，也不會有頭痛嘔吐的現象。患病的高峰在40歲以後，男性略多於女性，有明顯的家族傾向。患者常見的症狀包括眼壓升高、隅角開放及視野缺損；常見相關危險因素有年紀，種族（黑人），近視眼患者，視網膜疾病如中心視網膜阻塞、視網膜裂孔及色素性視網膜炎等，糖尿病等內分泌疾病、心血管疾病和血液系統疾病等，有家族遺傳病史者或使用類固醇者。

(3) 正常眼壓性青光眼(normal tension glaucoma)：或稱為低眼壓性青光眼(low tension glaucoma)，發病較隅角開放性青光眼晚，常在60歲以後發病，無明顯性別差異。臨床表現為眼壓等於或低於21 mmHg，晝夜眼壓波動在正常範圍或超過上限，前房角無異常改變，同時排除引起視野改變的神經系統疾病。患者眼底有病理性視盤、視網膜神經纖維層和視野缺損等青光眼病變。其治療與隅角開放性青光眼相同。

(4) 高眼壓症(ocular hypertension)：高眼壓症是眼壓雖然大於或等於21 mmHg，但前房角開放、視盤及視網膜神經纖維層形態正常，也沒有視野缺損等青光眼徵候，眼壓的升高不能用其他眼病或全身性疾患解釋者。眼壓增高不能作為診斷青光眼的必要條件，但這類人仍須評估變成真正青光眼的風險，最好定期檢查眼壓及追蹤視神經的變化，若合併視神經盤出血，則青光眼的風險增加。

2. 先天性青光眼(congenital glaucoma)

先天性青光眼並不多見，其又稱發育性青光眼(developmental glaucoma)，常雙眼發病(70%)且男孩較多(65%)，目前多認為是多基因遺傳，常須手術治療。

可分為原發性嬰幼兒型青光眼、青少年型青光眼和伴有其他先天異常的青光眼三類。

(1) 原發性嬰幼兒型青光眼(infantile glaucoma)：若是3歲以前的發病者，會以怕光、溢淚和眼瞼痙攣為最主要的表現，患兒常常啼哭、煩躁不安且不願睜開眼睛。3歲以後發病者眼前節變化不大，患兒常常沒有症狀，在高眼壓的作用下主要表現為所謂牛眼(buphthalmos)的眼後部延長、近視性屈光不正及視盤凹陷擴大。

(2) 青少年型青光眼(juvenile glaucoma)：一般無特別症狀，多數直到有明顯視功能損害如視野缺損時才注意到，其表現與原發性隅角開放性青光眼相同。

(3) 伴隨先天異常的發育性青光眼：與先天性青光眼的區別是除房角發育缺陷以外，還伴隨其他眼部和全身的異常。較常見的是斯特奇－韋伯(Sturge-Weber)徵候群、馬凡(Marfan)氏症候群、神經纖維瘤病(neurofibromatosis)、Peters abnormity、Lowe氏徵候群及Aniridia徵候群。

3. 續發性青光眼(secondary glaucoma)

續發性青光眼是有其他病因所引發之青光眼，臨床上種類非常多，常見的病因為色素性青光眼(pigmentary glaucoma)、剝落徵候群(exfoliation syndrome)、水晶體病變性青光眼、發炎性反應引起之青光眼、虹膜角膜內皮徵候群、外傷(trauma)、腫瘤、手術後(postoperative)、新生血管性青光眼、上鞏膜靜脈壓升高(raised episcleral venous pressure)及類固醇誘發性青光眼等，以下分別敘述之。

(1) 青光眼睫狀體炎危象(glaucomatocyclitic crisis)：是反覆發作的眼前節輕度發炎，伴隨明顯眼壓升高，發病常見於青壯年，多為單眼。

(2) 虹膜角膜內皮徵候群(iridocorneal-endothelial syndrome, ICE)：是發生於青壯年的單眼原發性角膜內皮病變，會導致前房隅角異常、虹膜變形、角膜水腫、角膜後典型的斑點狀銀色反光痕跡及眼壓升高，女性多見。

(3) 傅氏角膜內皮失養症(Fuchs endothelial dystrophy)：伴有淺前房者，逐漸增厚的角膜引起前房隅角關閉，進而引起續發性隅角閉鎖性青光眼。

(4) 睫狀體阻塞性青光眼(ciliary block glaucoma)：又稱為惡性青光眼(malignant glauooma)，表現為前房中央區及周邊明顯變淺甚至消失，以及眼壓升高。

(5) 類固醇誘發性青光眼(steroid-induced glaucoma)：是眼或皮膚局部或全身應用類固醇(steroid)後引起的隅角開放性青光眼。臨床表現與原發性隅角開放性青光眼相似，多數情況下眼壓在使用類固醇後的數週、數月甚至數年後升高，少數情況在局部或全身大量用藥後，眼壓在數天甚至數小時後升高。

(6) 水晶體病變性青光眼(phacogenic glaucoma)：導因於水晶體之脫位(dislocation)、膨脹(intumescence)或白內障晶體溶解(phacolytic)所續發之青光眼。

(7) 新生血管性青光眼(neovascular glaucoma)：是一些視網膜疾病引起的合併症，常見於大範圍視網膜缺血疾病，如糖尿病性視網膜病變、視網膜靜脈阻塞等，因長期缺血、缺氧產生新生血管，導致前房隅角角度閉合。可考慮雷射治療，但目前各種治療效果均不理想。

(8) 發炎性反應引起之青光眼(glaucoma due to inflammatory reaction)：為眼睛之發炎如角膜炎、鞏膜炎、虹膜睫狀體炎、脈絡膜炎及視網膜炎等，無論是急性、亞急性或慢性發炎都可引起續發性青光眼，其中以虹膜睫狀體炎引起的續發性青光眼最為常見。

(9) 眼內各種腫瘤引起之續發性青光眼(glaucoma secondary to the ocular tumors)：眼內各種腫瘤皆能引起續發性青光眼，其中以惡性黑色素瘤(malignant melanoma)為最常見；而視網膜母細胞瘤(retinoblastoma)則是兒童最常見之引起續發性青光眼的腫瘤。

4. 絕對性青光眼(absolute glaucoma)

任何無法控制的青光眼於其末期引起眼球變硬、無視覺功能且經常疼痛的情況稱之。

（二）青光眼的治療

控制眼壓為目前青光眼主要的治療方法，大致分為藥物、雷射及手術，其中80%以藥物為主。藥物治療首先要考慮青光眼之類型，其次需注意患者之內科病史，如氣喘、心跳過緩、心臟衰竭等，另外用藥之方便性與療效需要相配合。

一般慢性青光眼之治療均以點用藥物控制眼壓為主，藥物之作用機轉可分為四大類：(1)抑制房水產生；(2)促進房水排出；(3)減少玻璃體體積；(4)縮瞳劑、散瞳劑、睫狀肌麻痺劑和其他降眼壓劑，以下分述之。

1. 抑制房水產生

(1) 乙型受體阻斷劑(β-blocker)：如泰嗎洛爾(Timolol)。雖為點眼用，但全身性影響仍可能產生，故有氣喘(asthma)、慢性阻塞性肺炎(COPD)、心臟傳導阻礙、心房阻斷、心衰竭(CHF)、心跳過低和阻塞性氣道等疾病的患者均不宜使用，對於嚴重氣喘或呼吸道疾病患者有可能致死。β_1的阻斷可能產生心跳降低和低血壓，因此對於心跳太低或充血性心衰竭的病人是禁忌。β_2的阻斷可能產生支氣管痙攣，對有氣喘或慢性肺部阻塞的病人可能會致命。

(2) 碳酸酐酶抑制劑(carbonic anhydrase inhibitor, CAI)：如Acetazolamide (Diamox)。本來只有口服用藥，但因全身性副作用強，如手腳發麻、腎結石與血尿等較常見；低血鉀症、無顆粒性白血球降低、瞻妄、幻想症等偶而可見，故不易接受為長期使用，轉變成點眼藥水(Trusopt)後免去口服之全身副作用，且沒有β-阻斷劑之禁忌。

2. 促進房水排出

(1) 擬副交感神經製劑(parasympathomimetic agent)：為臨床最早使用之青光眼藥物，但點用後眼部副作用大，如縮瞳、近視加深趨向(myopic shift)、景深變暗，目前仍使用者為縮瞳劑毛地黃(Pilocarpine)。

(2) 副腎腺素(adrenaline)：如腎上腺素(Epinephrine)。

(3) 腎上腺受器促進劑(alpha-adrenergic agonist)：主要作用為抑制房水產生，同時促進房水自葡萄膜鞏膜途徑(uveoscleral drainage)排出。對β_2無影響，因此對心肺機能之影響較少，如Brimonidine。

(4) 擬攝護腺素(prostaglandine analogues)：主要作用為促進房水由上脈絡膜腔(suprachoroidal space)排出，利用增加葡萄膜、鞏膜外流來降低眼壓，對房水之產生並無影響。每日只要點用一次即可，且使用濃度極低（如Latanoprost 0.005%），主要副作用為易導致結膜充血、睫毛變長。

3. 減少玻璃體體積

高滲透壓藥劑可使血液滲透壓上升而將液體由玻璃體中吸出，造成其收縮而變小，且可減少房水的生成，有助於治療急性隅角閉鎖性青光眼。可分為口服（如Glycerol）與靜脈注射（如Mannitol）兩種劑型。

4. 縮瞳劑、散瞳劑、睫狀肌麻痺劑

(1) 縮瞳劑：瞳孔收縮是治療原發性隅角閉鎖性青光眼及扁平虹膜引起隅角狹窄的基本原理。

(2) 散瞳劑：瞳孔擴張則對處理因虹膜後粘連引起瞳孔阻塞而續發的隅角閉鎖非常重要。

(3) 睫狀肌麻痺劑：當隅角閉鎖是續發於晶狀體向前移位時，睫狀肌麻痺劑用於放鬆睫狀肌，且因而拉緊小帶構造以試圖將晶狀體向後方拉回。

二、視神經疾病

視神經屬中樞神經系統的一部分，是指視盤至視交叉的一段視覺神經。視神經全長約35~55 mm，分為球內段、眶內段、管內段及顱內段四部分。其任何部位的損害，均可表現為視力減退、視野改變和不同程度的視功能損害，最終可引起視神經萎縮。

視神經疾病(disorders of the optic nerve)的病因分類複雜，常見包括特發性視神經炎、脫髓鞘疾病、病毒或全身性感染、營養或代謝性、遺傳性、血管性、放射性、中毒或外傷等。

（一）視神經炎

視神經炎(optic neuritis)可發生在視神經的球內段或球後部分，即視盤炎(papillitis)和球後視神經炎(retrobulbar neuritis)。

視盤炎是視神經盤血管擴張充血，血管周圍及視神經盤表面有大量淋巴球浸潤，表面有滲出物及發炎細胞，晚期視盤表面會形成結締組織。球後視神經炎多見於視神經中軸的發炎，主要是侵犯視盤黃斑纖維束。

視神經功能異常的徵候包括視力減退、相對傳入性瞳孔缺陷(relative afferent pupillary defect)、對比敏感度(contrast sensitivity)下降、辨色力異常(dyschromatopsia)、光亮敏感度減弱(diminished light brightness sensitivity)及視野缺損等。

(二)視盤水腫

視盤水腫是由於視神經外面的3層鞘膜分別與顱內的3層鞘膜相連續，顱內的壓力可經腦脊髓液傳至視神經處引起視盤水腫，例如高腦壓患者、急性高血壓患者或甲醇中毒者。

視盤的腫脹可使外層視網膜側向移位，有時可併發局部視網膜下滲出，這些變化的結果造成臨床上所見到的視盤邊界模糊以及生理盲點的擴大。光學顯微鏡下可見視盤水腫發生於視盤邊緣，腫脹的神經纖維可突入玻璃體內，視盤周圍的視網膜感覺層從視盤邊緣移位，可見視網膜感覺層與色素上皮間的蛋白性滲出聚積圍繞著視盤邊緣。

視乳頭水腫(papilledema)與視神經炎外觀有時不易區別，其視野檢查最大差別在於視乳頭水腫之生理盲點增大，而視神經炎有中心盲點。

(三)缺血性視神經病變

缺血性視神經病變(ischemic optic neuropathy)係由於視神經的營養血管發生循環障礙，臨床上分前部和後部缺血性視神經病變兩種。病理組織學變化是根據其侵襲部位不同，可分別見到位於視神經篩板前或篩板後部的視神經纖維壞死、神經纖維腫脹、破碎，纖維和髓鞘消失。

視盤表面有神經膠質增生，被結締組織代替，並有泡沫狀組織細胞聚集。

(四)視神經萎縮

視神經萎縮(optic atrophy)為視神經纖維變性、壞死，髓鞘脫失而導致視神經傳導功能喪失，是末期視神經疾病的特徵，可分成原發性和次發性。

1. 原發性視神經萎縮

在視交叉前的病灶可造成單側視神經萎縮，而侵犯視交叉及其後的視徑則會造成雙側萎縮。徵候為視盤蒼白，此是由於視盤部位膠細胞增生，微血管減少或消失所導致。

2. 次發性視神經萎縮

是之前有缺血性視神經病變、視神經乳頭腫大或視乳頭炎等而引起，其徵候依病因而不同。

3. 雷伯氏遺傳性視神經病變(Leber's hereditary optic neuropathy, LHON)

是一種罕見的遺傳性視神經病變，特徵為雙眼持續及進行性的視神經發炎。多發病於20~30歲的年輕男性，吸菸是重要的誘導因子。此病是因遺傳自母親的粒線體DNA基因突變所造成，是一種視網膜神經節細胞(retinal ganglion cell)退化的疾病，影響範圍主要為視乳突黃斑部纖維束(papillomacular bundle)。常見症狀為視力模糊及雙眼中心性視野缺損。

（五）急性外傷性視神經病變

急性外傷性視神經病變(traumatic optic neuropathy)常發生在頭部挫傷，特別是前額部位；因衝擊的震波傳遞到視神經孔而傷害到視神經。起初視神經及眼底外觀可能正常，眼窩骨也可能沒有骨折的現象，唯一客觀發現是有相對傳入性瞳孔缺陷(relative afferent pupillary defect, RAPD)。目前用類固醇或手術治療的效果均不佳。

8-4 眼外傷

因各種機械性、物理性或化學性因素所引起的眼球、眼附屬器結構和功能損害稱為眼外傷(ocular trauma)。目前臨床上常依據致傷原因分為機械性眼外傷(mechanical eye injury)和非機械性眼外傷兩種。

機械性是指眼部受暴力衝擊、利器或高速運動物體所引起的損傷，如角鞏膜穿刺傷(corneal scleral perforation)；非機械性主要指受化學物質或微波、紫外線等物理因素所引起的損傷，如生石灰灼傷。

一、機械性眼外傷

1. 鈍挫傷(blunt trauma)

受鈍性物體打擊後所發生的不同程度的損傷。

2. 眼球穿刺傷(eyeball perforation)

銳利器械或高速飛行的異物碎片擊穿眼球壁所導致，其中以金屬碎片、刀、剪刺傷者多見。感染性眼內炎是眼球穿刺傷的嚴重合併症，常因外源性致病菌進入前房或玻璃體感染所導致。

3. 眼部異物傷害(foreign bodies injury)

依據異物性質可分為金屬與非金屬異物，金屬異物又可分為磁性與非磁性異物兩種，非金屬異物多見於玻璃、碎石、動植物毛刺等。

二、非機械性眼外傷

(一)化學性燒傷

化學性眼外傷以酸(acid)、鹼(alkali)化學性灼傷(chemical burns)為主(圖8-15)。酸可使組織蛋白凝固變性，有助於防止致傷物向深部組織滲透，故其損傷相對較輕；鹼性物質因可與組織中脂類物質發生皂化反應，促使鹼性物質很快滲透至深部組織，故其後果較嚴重。

對於眼球灼傷者，應爭分奪秒地用大量清水沖洗，將結膜囊內殘留化學物質盡速徹底清除。

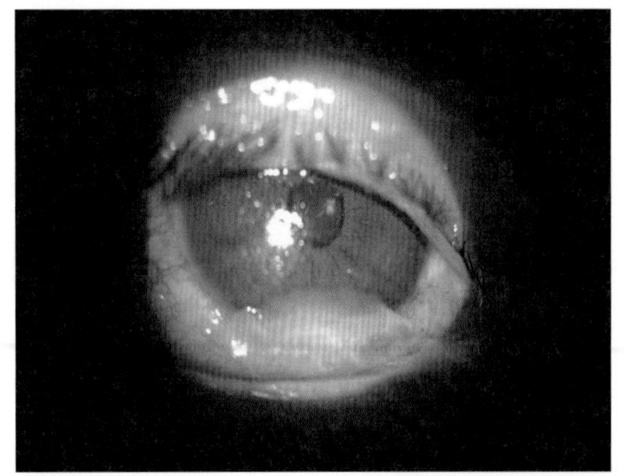
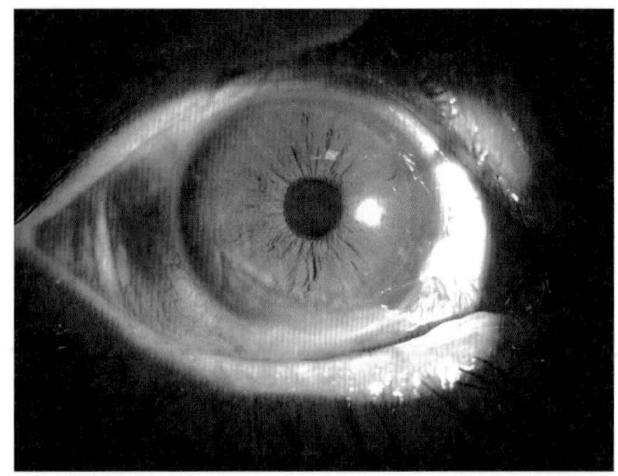

圖8-15　強鹼燒傷(左)及處理後(右)

（二）物理性外傷

1. 熱燒傷(thermal burns)

高溫液體所導致。輕度者，眼瞼與結膜充血水腫、角膜輕度混濁；重度者，眼瞼、結膜、角膜和鞏膜深度燒傷，組織變性壞死，癒合後常出現瞼緣位置異常、瞼閉合不全、角膜白斑、瞼球粘連甚至眼球萎縮等後遺症。

2. 輻射性燒傷(radiation burns)

因紅外線、紫外線、X光線、γ線、微波等各種射線所引起的眼部損傷。其中因接觸電焊引起者，常稱為光角膜炎(photokeratitis)。

（三）物理性眼損傷

物理性眼損傷(physical eye damage)因大氣壓變化、加速度、噪音汙染等外界環境因素突然變化所導致。氣壓突然降低可導致傷眼視力下降、視野縮小、結膜或視網膜出血；加速度甚至可引起中心視力喪失；噪音可導致光敏感度下降、視野縮小、辨色力降低。

（四）非意外性傷害

非意外性傷害(non-accidental injury)或稱搖晃嬰兒徵候群(shaken baby syndrome)，表示對小孩可能有虐待行為。眼部表現多變，主要以視網膜出血為最常見，尤其是後極部區域，其他還包括眼球周邊瘀青及結膜下出血、視覺反應變差及輸入性瞳孔光反應缺損等。

8-5 屈光異常與斜弱視

若平行光線經過眼的屈光系統折射後不能準確的對焦在視網膜上，即稱為非正視眼或屈光不正，屈光異常未矯正是造成全球中度或重度視覺障礙的主要原因。視力檢查主要為視網膜黃斑部中心小窩的視功能檢測，1.0 (20/20)的視力表示受試者可在6 m (20 feet)的距離處分辨出1分角(1 minute of arc)的視角。非正視眼主要包括近視(myopia)、遠視(hyperopia)和散光(astigmatism)三種，高度數的屈光不正亦是造成弱視的主要原因。

一、近視

近視(myopia)是指從無限遠來的平行光線，通過視力調節完全放鬆的眼球屈光系統後，折射成一焦點在視網膜前。即近視眼的視力調節遠點在眼前的某個有限距離點上，而且其近點較正視眼者為近。近視程度越高其遠點距離就越短小，且因遠點在眼前有限距離，故其所需之調節力較正視眼者為小（圖8-16）。

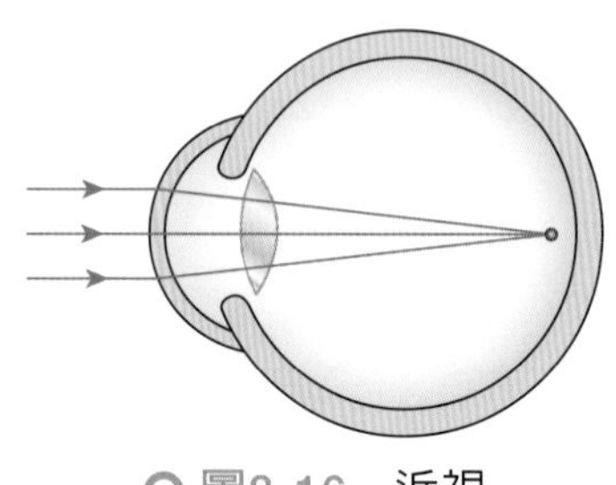

圖8-16　近視

（一）近視的原因及分類

近視發生形成的原因非常複雜，可能因素包括遺傳基因、環境因素、行為因素、早產、發育不全、身體疾病和眼病等。一般而言，生理性的近視受環境影響比較大，而病理性的高度近視受遺傳性影響較大。

近視的原因也可歸納為先天因素與後天因素，先天因素包括遺傳、子宮內因素；後天因素有營養、近距離作業、睡眠、全身疾病等。從先天因素看，眼軸過長為最常見因素；從後天因素看，過度近距離工作為主因。

歸納起來大致可分為下列三大項：

1. 生理解剖學上的成因

眼球前後徑過長所導致者稱為軸性近視，眼軸每增長1.0 mm，會增加-2.50 D ~ -3.00 D之近視。高度近視的眼軸長大多超過25 mm，甚至28 mm以上也不少見。

2. 光學上的成因

光學作用的成因包括曲率(curvature)、屈折率(index)及屈光力(power)。

曲率如角膜、水晶體之彎曲度加大，使眼球全屈光力增強；屈折率如眼角膜、水晶體、房水、玻璃體之屈折率過強；屈光力如水晶體含有過強的屈光度數，可導致屈光性近視(refractive myopia)或稱晶狀體性近視(lenticular myopia)。

3. 病理學上的成因

病理因素所致之近視稱為病理性近視(pathological myopia)，又稱續發性近視(secondary myopia)，分述如下：

(1) 圓錐角膜(keratoconus)：除了引起不規則散光，因眼球前後徑延長（錐形角膜屈光體）而同時併發近視。

(2) 糖尿病性近視(diabetic myopia)：當血糖濃度增高時，常伴有輕度或中等度近視度數增加，也有因晶狀體水分代謝平衡失調而膨脹或糖尿病性白內障之晶狀體核屈光力增強所致。

(3) 創傷性近視：通常在眼球創傷後的短期時間內形成，並能持續數天到數年。成因可能與調節性痙攣、睫狀體腫脹或眼眶內腫脹、晶體懸韌帶切斷或弛緩、晶狀體脫臼、房水減少、眼軸拉長等有關。

(4) 高張性近視(hypertonic myopia)：是視力調節的不完全放鬆或睫狀肌痙攣所導致。

(5) 神經支配性近視(innervational myopia)：指不正常之神經支配引起之近視。

(6) 夜間性近視(night myopia)：發生在低照明如黃昏、夜間或黎明的近視。

(7) 嬰兒發熱性近視：例如在痲疹(measles)或猩紅熱(scarlet fever)。

(8) 精神性近視(psychogenic myopia)：源自於精神性的一種高張性近視，通常伴隨著其他精神異常或疾病，如歇斯底里性近視(hysterical myopia)是發生在歇斯底里症中的精神性近視。

(9) 藥物引發暫時性近視(transitory myopia)：例如服磺胺藥後1~2天內引起苯磺胺性近視(sulfanilamide myopia)，近視度數約-5.00 D ~ -10.00 D之間，持續數小時到數星期。其機轉可能是藥物引發的過敏反應，造成睫狀體及水晶體之腫脹而度數飆高，且水晶體虹膜隔膜常向前移動而造成前房變淺，容易引起前房隅角阻塞併發急性青光眼。

(10) 長期營養不良、缺乏礦物質及維生素易導致鞏膜彈性減弱及眼軸延長造成近視。其他如唐氏症、馬凡氏症候群、史蒂克勒症(Stickler syndrome)等先天遺傳疾病亦常導致高度近視。

（二）近視的徵候及眼底所見

1. 近視的徵候

近視的主要症狀是看遠的地方視覺不清，病患亦常會有瞇眼或歪頭的情形。近視的徵候可分為自覺與他覺徵候。

(1) 自覺徵候

A. 眼睛疲勞、頭痛：近視眼看近方時，因調節需求較正視為小，而引致輻輳不全，調節與輻輳機轉失去平衡而引起。特別是高度近視患者作近距離之閱讀，此時內直肌無法提供足夠之輻輳，造成肌源性眼睛疲勞。

B. 飛蚊症：高度近視容易發生，起因於病理性玻璃體混濁。

C. 夜盲：為高度近視之合併症。

(2) 他覺徵候

A. 瞼裂縮小、眼球突出：此因眼軸增長之故。

B. 外斜視：因調視與集視不能保持平衡，看近方時僅用單眼，於是另一眼成外斜位或外斜視。

C. 瞳孔縮小、前房變深、閃輝視覺。

2. 近視常見的眼底變化

(1) 方格狀眼底(tessellated fundus)：又稱虎紋狀眼底(tigroid fundus)，是一種非病理性的眼底改變，因網膜色素層之色素喪失致脈絡膜血管可透見，脈絡膜血管之間呈現暗色多角形格子狀的外觀。

(2) 近視圓錐(myopic conus)：形成原因是脈絡膜與視網膜的退化萎縮，通常在視盤的顳側，又稱近視弧形斑(myopic crescent)。視神經盤呈現傾斜(tilt)狀態，視神經盤顳側會有新月形的視網膜色素上皮變薄或消失，而使其下方的鞏膜呈現明顯的新月形白色斑。

(3) 後葡萄腫(posterior staphyloma)：發生在眼球赤道部後的一種鞏膜葡萄腫，尤其是後極區，是薄弱或變薄鞏膜的一種腫脹或突起物。

(4) 視網膜黃斑部變性：黃斑部可能出現萎縮性黃白色斑，視神經也可能會出現後天性視神經小凹(optic disc pit)。

(5) 網膜周邊部呈囊狀變性(cystic degeneration)：出現網膜裂孔，玻璃液滲入網膜下，結果發生視網膜剝離。視網膜剝離的自覺性症狀包括視野中部分視力喪失和有前驅症狀的閃耀光或色彩感。

(6) 近視性玻璃狀體病變(myopic vitreopathy)：為出現在軸性近視眼中一種玻璃狀體狀態，以液化和可見性纖維聚集為特徵。近視性玻璃狀體病變會造成玻璃狀體－視網膜介面的不穩定性，進而有較高機率的視網膜裂孔和視網膜剝離。

（三）近視的預後和治療

1. 近視的預後

近視大多於25歲前後停止進行。若近視起始的時間愈早者，惡化的機會愈大，因其進行速度與年齡一併增加，故預後不良。於幼童期即已出現-2.00 D或-3.00 D之近視，則往後可能增強至-12.00 D或-14.00 D，以及至晚年尚無停止進行之跡象。近視程度在中等度以下(≦ -6.00 D)者，除非發生視網膜剝離等病理變化，其預後大多數良好。若近視程度在中等度以上(≧ -6.00 D)者，若有明顯的眼底變化，矯正視力不良，則為惡性近視(malignant myopia)，預後堪慮。近視在老年期會呈輕度減低，大約有71.5%的人在年老時平均度數減輕約-1.07 D。

高度近視者常見的合併症包括隅角開放性青光眼、黃斑部病變、周邊視網膜退化或裂孔甚至剝離、白內障、後鞏膜葡萄腫及外斜視等。近視型黃斑部出血不一定可以找到相關的脈絡膜新生血管，後葡萄腫(posterior staphyloma)與近視型黃斑部中央小凹剝離(foveal detachment)的形成有關。高度近視併發的白內障以核硬化型或後囊型白內障較多，患青光眼的機率也會增高，又因患者眼軸較長，亦常合併視網膜的併發症，例如黃斑部裂孔(macular hole)、黃斑部變性及出血、黃斑部視網膜劈裂(retinoschisis)、周邊視網膜變性及裂孔性剝離等，且近視型黃斑部裂孔較原發型黃斑部裂孔更易形成視網膜剝離。

2. 近視的治療

近視治療的優先順序，應是藥物治療，其次為普通眼鏡或隱形眼鏡，之後才是屈光治療法或屈光手術。

(1) 藥物治療：目前主要為睫狀肌麻痺劑(cycloplegics)和散瞳劑(mydriatics)。長效睫狀肌麻痺劑的藥效可持續1~2天，散瞳劑則屬於較短效的瞳孔放大，藥效持續約4~6小時。睫狀肌麻痺劑和散瞳劑共同的副作用便是瞳孔放大及畏光。

A. 睫狀肌麻痺劑(cycloplegics)：屬於副交感神經抑制劑(antagonist)，可麻痺睫狀肌和虹膜括約肌，目前臨床上較常使用長效型的阿托品(Atropine)眼藥水，其濃度愈高，抑制近視度數增加的效果愈佳，但少數人偶爾有眼皮紅腫、口乾舌燥、面部潮紅、發燒、心搏過速、靜止不能及過度興奮行為的副作用。

B. 散瞳劑(mydriatics)：屬於交感神經的促進劑(agonist)，可刺激虹膜擴張肌散大瞳孔。

(2) 配戴眼鏡：近視的鏡片矯正應配戴合適的凹透鏡（圖8-17）。

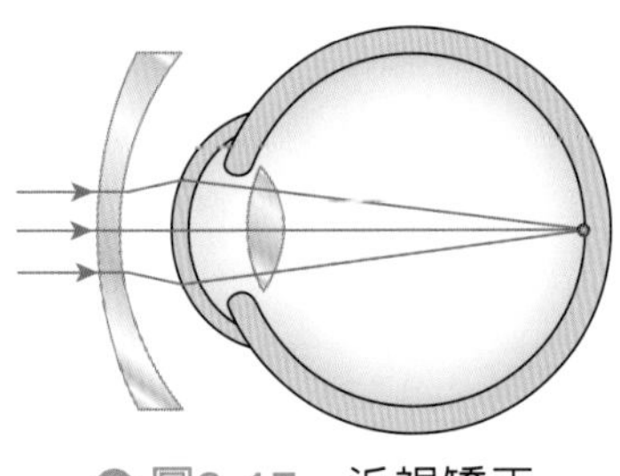

圖8-17　近視矯正

二、遠視

遠視(hyperopia)是在調節放鬆的狀態下，視網膜共軛焦點位置在眼球之後的一種屈光狀態，其輕重程度可用矯正到正視眼所需凸透鏡的屈光度來代表（圖8-18、8-19）。

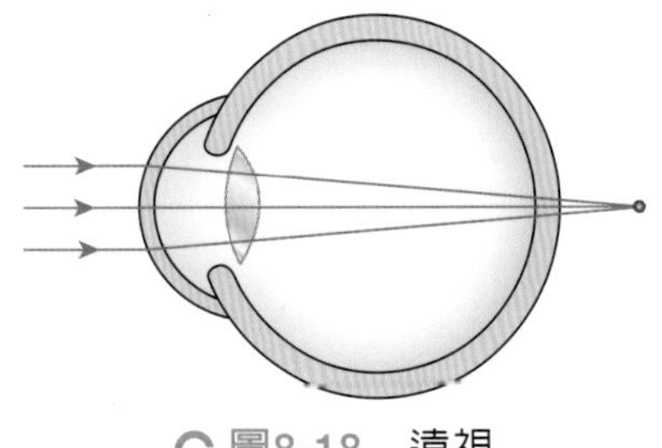

圖8-18　遠視

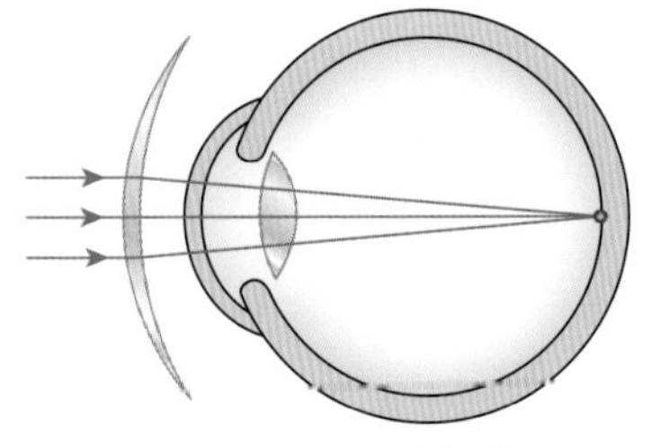

圖8-19　遠視矯正

（一）遠視的原因及分類

遠視依其形成的原因可分類為下述四種：

1. 軸性遠視(axial hyperopia)

是眼球的眼軸偏短或減少所引致。新生兒約有八成以上為遠視眼，大部分的遠視亦屬於軸性遠視。

2. 彎曲性遠視(curvature hyperopia)

眼睛中屈光表面的曲率半徑異常增大所引起，特別是指角膜表面的曲率半徑。

3. 屈光指數性遠視(index hyperopia)

或稱屈折率性遠視，是因一個或數個眼球光介質的屈光指數差異而產生的一種遠視。

4. 屈光性遠視(refractive hyperopia)

或稱折射性遠視，其形成是與眼睛的屈光組成元件的狀態有關。晶狀體性遠視(lenticular hyperopia)是由於水晶體的平均屈光能力低於正常值所導致的一種遠視，見於晶狀體脫位、外傷或晶狀體摘除手術後。若水晶體向後方玻璃體內移位，會使眼球前段之屈光力減低而造成遠視。

（二）遠視的徵候及眼底所見

1. 遠視的徵候

遠視眼的視力，由其遠視屈光度的高低和眼球調節力的強弱來決定。輕度遠視可能沒有症狀，高度遠視的視力有時很難矯正到1.0，可能是視網膜發育不全的緣故。

遠視眼由於長期處於調節緊張狀態，容易發生視力疲勞症狀。視力疲勞症狀是指近距離工作稍久後出現目標模糊、眼部乾澀、眼瞼沉重、有疲勞感以及眼部疼痛與頭痛，嚴重時甚至噁心、嘔吐，有時併發慢性結膜炎、瞼緣炎或麥粒腫反覆發作。

遠視眼眼軸、眼球、角膜均較正視眼短小，只有水晶體未依比例縮小，前房因此變淺，容易引發隅角閉鎖性青光眼。遠視眼常合併先天異常，如小眼球、葡萄膜缺損、眼球震盪等。先天性白內障患者常出現高度遠視及視力障礙，也容易併發青光眼。

兩眼視力不等時，遠視程度較重的一眼常引發單眼弱視及內斜視。屈光不正引起的弱視目前一般採用適當的配鏡－遮閉(occlusion)療法（遮住視力較好的一眼）及禁制(penalization)療法（視力較好的一眼點高濃度阿托品眼藥水）等方法治療。

2. 遠視的眼底所見

(1) 高度遠視：眼底檢查可能有閃緞狀視網膜(shot silk retina)，又稱閃緞狀眼底(shot silk fundus)，也可見視神經乳頭邊緣模糊，此為假性視神經炎；視盤無高起，但邊緣模糊不清且生理陷凹消失。

(2) 假性視神經炎：其與早期視乳頭水腫的區別，在於假性視神經炎有正常血管徑的靜脈搏動而無視網膜水腫或出血。神經炎在乳頭部分之發炎常是單側，造成視力減退和中心性盲點。假性視神經炎無視力、視野等機能障礙，且其像固定不變。

3. 老視與遠視之區別

許多病患常把老視和遠視搞混淆，其實這兩者完全是不同的。老視又稱為老花眼，是隨著年齡增加而發生眼睛調節力減弱的一種老化生理現象，在看近距離時需要老花眼鏡才能看清楚。

老視也被定義為視力調節的近點大於20 cm以上的人，是因隨著年齡增長，水晶體的彈性變弱，導致眼睛失去調焦的能力，無法看清近物的現象。正視眼的老視一般約在40歲左右開始，隨著年齡增加，睫狀肌收縮力逐漸衰弱，加上水晶體核逐漸增大變硬及晶體囊彈性減弱，水晶體可塑性降低而不能充分變形，調節力逐漸減退，近點逐漸後退變遠。

（三）遠視的治療

遠視為先天性者多屬停止狀態，且不隨年齡之增長而進行，同時遠視眼的最好治療辦法就是驗光及配戴合適的眼鏡或手術治療。如果視力正常又無症狀發生，則矯正是不需要的，若有視力疲勞症狀、集視過度或視力已受影響，則應配戴合適的凸透鏡片矯正。

遠視的矯止，一般而言越完全效果也越好，戴上眼鏡後以感覺舒適及視覺變好為標準，如果不能接受給定的度數也可斟酌情況彈性處理。

三、散光

散光(astigmatism)或稱為亂視，是因角膜或水晶體不規則彎曲，使從無限遠來的光線其水平及垂直影像聚焦於不同的位置，也就是光線在透過眼球的屈光系統之後，不能聚合成單一個點狀，而形成兩條不同焦距上的線狀影像。

（一）散光的原因及分類

1. 散光的原因

散光一般是由於眼球屈光體表面的彎曲度不均勻，光學中心偏離視軸或屈光率變異等原因引起。亂視眼無法如遠視眼用眼睛的調節作用，或如近視眼移動觀察目標與眼睛的距離來得到較清晰的物體影像。其形成的原因可歸納為：

(1) 光學因素：包括眼角膜前表面各子午線方向的曲率不相等和水晶體各楔狀面的屈光指數不相等所造成。

(2) 病理因素：包括先天性異常和後天性疾病，如角膜炎、角膜潰瘍、圓錐角膜、外傷或小水晶體症、圓錐狀水晶體症、晶狀體偏斜、不全脫臼等，造成角膜的前表面不平整或水晶體各楔狀面的折射率不相等。

2. 散光的分類

一般有下列5種方式：

(1) 依其規則性：分為規則性散光和不規則性散光。

(2) 依散光主經線之方向：分為順規性散光、逆規性散光和斜軸性散光。

(3) 依眼球的屈光異常情況：分為單純性散光、複合性散光和混合性散光。

(4) 依眼球的光學元件：分為角膜性散光和晶體性散光。

(5) 依其對稱性：分為對稱性散光和不對稱性散光。

（二）散光的屈光情況

散光通常是因為眼角膜的前表面呈橄欖球形狀所引起，任何光線都不能集結成單一個焦點而只能形成焦線。規則性散光是在一個正常橢圓形的屈光表面下所產生的散光，此橢圓形屈光表面的最大曲率和最小曲率的經線互相垂直，而散光度數就是這兩條主經線的曲率半徑的相差值。平行光線進入規則性散光眼後，形成相互垂直的兩條焦線，此兩條焦線的間隔稱為焦隔(focal interval)或斯圖姆氏間距(interval of Sturm)，也就是從前主焦點到後主焦點之間的距離。在兩條焦線之間的中間是圓形的最小迷亂圈。

（三）散光的徵候及臨床處置

1. 散光的徵候

散光的徵候差異相當大，輕度的通常沒有什麼感覺，視力也還好（用視力調節克服），頂多在閱讀或近距離工作告一段時間後會感到眼睛疲勞。視力模糊是患者最主要常見的症狀，其範圍從輕微的聚焦問題到嚴重的視力困擾。

稍重的散光患者，因為眼睛必須極力作視力調節，不論是看遠或看近均感到模糊不清、影像不等，並常訴說單眼複視及眼睛疲勞。

散光容易引起視力減退，遠離視網膜之焦線方向的視標，其顏色變淡、邊緣不清且不容易辨認，視力因而下降，較重的散光甚至會產生複視。

2. 散光的臨床處置

高度散光即使以適當的眼鏡矯正，仍難達到正常視力，此稱為散光性弱視。散光的發生率在男女性別沒有太大差異。

散光多半合併有遠視和近視，且遠視和近視的程度越高，發生散光的機率也越多。規則性散光可用普通眼鏡的圓柱鏡片或隱形眼鏡作光學矯正；不規則性散光則多半肇因於角膜病變，故其治療應先針對其成因性疾患，例如角膜血管翳引起之不規則性散光，須先將其清除後再作配鏡之考慮。

四、弱視

弱視是孩童在視力發展的關鍵期，因視覺影像不清晰可能造成眼睛與腦部視覺皮質的發育與聯繫不完全，也就是眼睛和大腦協同運作的問題而造成視力失調。眼睛本身沒有器質性病變，其所造成的影響是視力發育不良。另外可能的原因是發育期因疾病影響眼睛的對焦功能，例如受到先天性白內障、先天性眼瞼下垂的影響，或是斜視、兩眼屈光異常如不等視、高度散光等所造成。

（一）弱視的原因及分類

弱視的三個主要常見原因是斜視、屈光不正（不等視）和視覺剝奪（如介質不透明、眼瞼下垂）。

1. 斜視性弱視

此類患者以內斜視的弱視較常見且往往較嚴重，患者眼球肌肉不能協調運作，進而造成兩眼視線無法對焦在目標物上，大腦視覺中樞為克服斜視所造成的複視，會選擇性抑制斜視眼的視覺傳導，斜視眼黃斑部功能長期被抑制而形成弱視。

有斜視時若只用正位的眼睛固視，通常偏斜的眼睛視覺機能會下降；但如有自發交替性固視能力，則弱視較輕微，甚至不會有弱視現象。

2. 屈光參差（不等視）性弱視

雙眼屈光參差2.5 D以上。因兩眼視網膜成像不等造成融像困難，屈光不正較重的一眼被抑制而形成弱視，進而影響立體感的發育。

3. 屈光不正性弱視

遠視+3.0 D、近視-6.0 D、散光2.0 D以上的幼兒，在兒童期或學齡前未得到矯正者易發生屈光不正性弱視。

4. 視覺剝奪性弱視

因先天性白內障、上眼瞼下垂、角膜混濁等疾病，使得視覺發育過程中視網膜無法得到足夠的光刺激，視網膜黃斑部成像困難所造成的弱視。

器質性斜視、眼球震顫、先天性全色盲等易引發先天性弱視。

（二）弱視的治療

視力的發育在嬰兒時期大約只能達到20/200 ~ 20/400，1~3歲發育較快可達20/30，3~5歲逐漸達到20/20的正常視力。人類視神經的發育在6歲以後幾乎就百分之百完成，若視覺發展過程中大腦未受到適當的刺激，造成視力進展受阻撓便可能出現弱視的現象，故2~6歲間一般為弱視預防治療的黃金時期，兒童弱視篩檢的標準為裸視小於0.8。

斜視和兩眼不等視造成的弱視通常只有單眼，遮蓋正常眼去使用弱視眼是目前最有效的治療方法，且弱視眼的屈光異常必須要同時以眼鏡完全矯正。先依屈調需要戴眼鏡矯正之後，將視力較好的一眼遮蓋，強迫使用弱視的一眼以刺激其視神經發育。

阿托品禁制療法(Atropine penalization)點在正常的眼睛使其視力模糊，強迫使用弱視的另一眼也是一種變通的方式。但須特別注意的是，幼兒的視力尚在發育階段，在弱視眼治療期間，正常眼仍然會因遮蓋過久未使用而有變弱視的可能，因此，在弱視治療期間，雙眼視力的追蹤檢測是非常重要的。

高度屈光不正所造成的弱視以配戴眼鏡矯正治療為主，視覺剝奪性弱視之治療則必須先矯正造成視覺剝奪之原因。

五、斜視

剛出生之新生兒因為雙眼之內聚(convergence)相對較弱，故出生後早期眼位最常見為外斜視，通常在2~3個月後眼睛定位逐漸正常，立體感約在3~5個月時形成，視覺系統的發展在7~8歲之前影響最大。

斜視(strabismus)與複視、弱視有關，是當雙眼目視物體時，兩眼視軸無法準確對焦的情況，除了影響外觀之外，也會使患者產生複視和喪失立體感。

斜視病患要避免複視，大腦一般有兩個機制，一個是抑制(suppression)，一個是異常的視網膜對應(abnormal retinal correspondence)。

六個月內嬰幼兒時期發生的稱為先天性斜視，此也是造成弱視的主要原因之一；出生六個月以後才出現的斜視稱為後天性斜視。除了視力因素外，頭部創傷、腫瘤、高血壓、糖尿病、中風、重症肌無力以及接受化療等都是可能的成因。相較於成年人的後天性斜視，斜視的小孩因為視力發育還不成熟，容易產生抑制，所以比較不會有複視的現象。

（一）斜視的原因及分類

1. 內斜視(esotropia)

因雙邊眼球內聚而造成，可分為調節性內斜視和非調節性內斜視，調節性又可細分為屈光調節性、非屈光調節性及混合調節性。屈光調節性通常發生在高度遠視者，主要是+4.00 ~ +7.00 D；非調節性又可細分為聚合過度(convergence excess)及調節不足(hypoaccommodative)。

高度近視性內斜視大多屬於調節不足，主要是因為上直肌與外直肌這兩條眼外肌控制異常所致。嬰幼兒自發性內斜視常發生在正常小孩出生後的前六個月，斜視角度通常比較大（大於30Δ）且穩定。

2. 外斜視(exotropia)

因雙邊眼球分散而造成。先天性外斜視多為神經系統疾病，或是伴有其他視力問題的表徵。

3. 上下斜視

因雙眼無法垂直對焦而造成。

4. 旋轉斜視

因眼睛的視軸作順時針或逆時針旋轉偏斜者。

5. 隱性斜視

有些患者只在特殊情況下才會出現斜視的現象。

6. AV型斜視

是一種同時伴有垂直非共同性斜視的水平性斜視，即當向上和向下看時，水平斜度發生較明顯的變化，並以“A”和“V”字母形象命名的一類斜視現象。

內斜視或外斜視者向正上方或正下方注視時，斜度允許有一定的差異，例如內斜視向下注視時的斜度比向上注視時大，外斜視向上注視時斜度比向下視時大，但若上下差異太大便會形成此種AV型斜視。目前一般公定向上與向下看的斜視角度相差至少10個稜鏡度以上才能診斷為A型，而向上與向下看的斜視角度相差至少15個稜鏡度以上才能診斷為V型。兩字母開口方向表示分開強或集合弱，字母尖端方向表示集合強或分開弱，A型斜視常伴有上斜肌功能亢進(overaction)，V型斜視常伴有下斜肌功能亢進。

A型外斜視者向上看時外斜度數變小，向正下方看時外斜度數增大，常有上斜肌功能過強，內收眼位時眼球內陷；V型外斜視常見於兒童，患者向上看時外斜視較重，向下看時外斜視較輕，可能是上直肌機能不足(underaction)導致下斜肌過度作用所造成。A型內斜視者向上看時內斜度數增大，向下看時內斜度數減少，可能有上斜肌功能過強，內收眼位時眼球內陷；V型內斜視者向下看時內斜度數增大，向上看時內斜度數變小，常有下斜肌功能過強。

（二）斜視之治療

依斜視的類型及潛在病因而有所不同，如配戴眼鏡或進行斜視手術。兒童調節性內斜視應儘早戴上度數完全矯正(full correction)的遠視眼鏡，看近物時甚至還可加配雙焦(bifocals)眼鏡矯正，若併有斜視性弱視，則最好再加上遮閉療法(occlusion therapy)。

複視的病患可以用遮蓋單眼或稜鏡眼鏡治療，例如內斜病患配戴基底朝外的稜鏡鏡片。因AC/A值過高造成的調節性內斜視，可使用碘硫醇(0.125% Ecothiopate iodide)或毛果芸香鹼(4% Pilocarpine)來刺激睫狀肌收縮。

手術矯正主要是調整眼外肌，其方式包括截短相對眼外肌以增強其張力的眼肌切除手術(resection)、將眼外肌之固著點向後以減弱其張力的眼肌後縮手術(recession)和將內、外直肌附著點作垂直移位以調整眼球轉動的眼肌轉位手術(transposition)。

CHAPTER 09

身體系統性疾病之眼病變

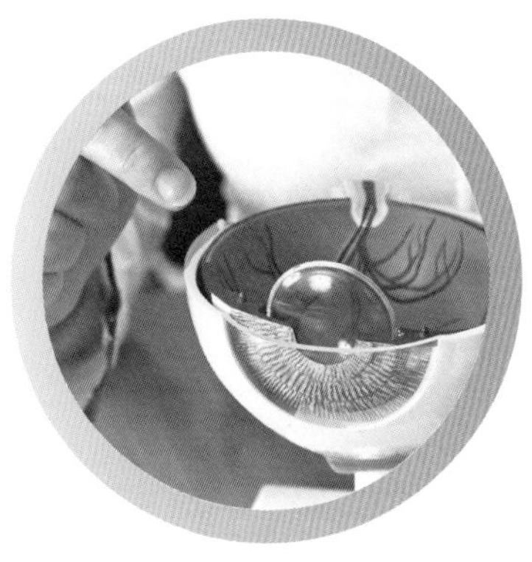

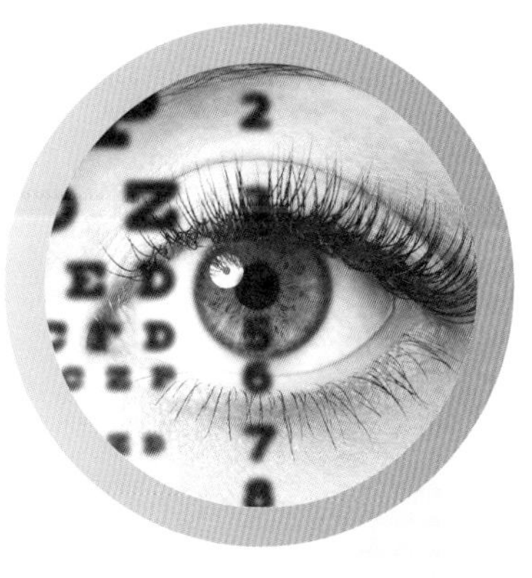

本章大綱

9-1　血管性疾病

9-2　代謝性疾病

9-3　內分泌疾病

9-4　維生素與眼睛疾病

9-5　肉芽腫性疾病

9-6　病毒性疾病與黴菌疾病

9-7　多重系統自體免疫性疾病

前言 FOREWORD

許多的全身性疾病均會侵犯到眼睛，眼睛的血管是全身血管中唯一可以被直接觀察到的，全身沒有一個地方的微細循環系統能像眼底一樣提供如此精確的資訊，故學習眼疾病時，應同時對全身性疾病的相關性有一基本的認識。較常見影響眼睛的身體疾病包括糖尿病(diabetes)、動脈粥樣硬化(atherosclerosis)、高血壓(hypertension)、類風濕性關節炎(rheumatoid arthritis)、全身性紅斑性狼瘡(SLE)、突眼性甲狀腺腫(Graves' disease)等。

9-1 血管性疾病

眼睛的血液供應主要來自內頸動脈(internal carotid artery)的第一分枝眼動脈(ophthalmic artcry)，少部分來自外頸動脈(external carotid artery)系統。

眼動脈在眼眶內的主要分支為中心視網膜動脈(central retinal artery)和後睫狀動脈(posterior ciliary artery)。網膜血管和脈絡膜血管共同供應眼球壁的血液循環，相當於全身性循環中的小動靜脈、終端動靜脈和微血管床。

血管性疾病(vascular disease)所造成的視網膜病變常見臨床表現為滲出、水腫、出血及血管的改變。

一、視網膜滲出

視網膜滲出(retinal exudate)分成軟性和硬性兩種。

1. 軟性滲出(soft exudate)：為視網膜內形態不一、邊界不清的灰白棉花或絨毛狀斑塊，實質是微血管前小動脈阻塞後，視神經纖維層的微小梗死，缺血缺氧引起神經纖維軸漿運輸阻滯而形成，若血管重新開放則可消退，多見於急性血壓增高、視網膜創傷等，例如中央或分支視網膜靜脈阻塞、高血壓視網膜病變。
2. 硬性滲出(hard exudatc)：是因視網膜微血管病變引起慢性水腫滲出，液體逐漸吸收後，在外網狀層遺留脂質和變性巨噬細胞等較難吸收物質所導致，呈邊界清晰的黃白色小點和斑塊，可融合成片，亦可呈環形或弧形排列。

二、視網膜水腫

視網膜水腫(retinal edema)分成細胞性和細胞外兩種。

1. 細胞性水腫：即視網膜中央動脈或其分支血流突然中斷，雙極細胞、神經節細胞及神經纖維發生急性缺血引起水腫，表現為視網膜相對應部位呈灰白混濁。
2. 細胞外水腫：為視網膜微血管內皮細胞受損害，血漿滲漏於視神經纖維層或細胞間隙中引起的水腫，表現為視網膜失去光澤、模糊。

三、視網膜出血

視網膜出血(retinal hemorrhage)依賴於出血部位的解剖學特徵而有不同表現，出血沿視神經纖維層分布呈火焰狀或線狀，內界膜下出血呈半月形，內顆粒層的深層微血管出血呈斑點狀，玻璃體積血則是由大量的視網膜前出血或視網膜新生血管出血所導致。

常見造成視網膜出血的全身性疾病包括：(1)血管壁疾病，如高血壓、糖尿病；(2)血液疾病，如血小板減少症、貧血、白血病等；(3)血液灌注壓力降低，如頸動脈－海綿狀竇瘻管、急性失血。

四、視網膜血管的改變

1. 微血管瘤(microaneurysm)：為視網膜微血管內呈梭形或囊狀膨出，位於內顆粒層，可伴有出血和滲出。
2. 視網膜新生血管(retinal neovascularization)：是因視網膜大面積微血管閉塞及慢性缺血所引起。新生血管可起自視盤表面及視網膜小靜脈，沿視網膜表面生長，在有玻璃體粘連部位可伸入玻璃體腔。由於新生血管易破裂，可引發玻璃體積血。
3. 常見眼睛的血管性疾病：高血壓性網膜病變、視網膜血管阻塞、動脈粥樣硬化和動脈硬化、慢性眼睛缺血、良性顱內壓升高、感染性心內膜炎。

（一）高血壓性網膜病變

高血壓性網膜病變(hypertensive retinopathy)依據Wagener及Keith於1939年的分類法分為四期，第I及第II期侷限於小動脈變細及類似銅線或銀線之光反射增加等變化，第III和第IV期的變化包括棉絮狀斑(cotton-wool spots)、硬性滲出物(hard exudates)、出血與廣泛的微細血管變化，第IV期還有視盤水腫之特色。患者視力減退主要與黃斑囊樣水腫有關，預後則主要取決於能否有效控制血壓。

原發性高血壓性網膜病變患者之血壓，尤其是舒張壓持續升高時，視網膜動脈可發生平滑肌肥厚、變性等病理變化。早期血管痙攣後漸進入動脈硬化及視網膜病變，甚至引起視盤水腫。

妊娠高血壓患者短時間內血壓急劇增高，可引起視網膜血管痙攣及通透性增高，視網膜發生廣泛出血和水腫，以致出現棉絮狀斑和視盤水腫。視網膜及視盤病變與血壓升高程度、持續時間呈正相關係，患者多有明顯的視力下降。視網膜病變程度輕時，在嚴密觀察下可繼續妊娠，併發嚴重的視網膜病變時則應考慮終止妊娠以保護孕婦視力。

其他各類高血壓性網膜病變，如嚴重的腎臟疾病引起的腎性高血壓性網膜病變、嗜鉻細胞瘤(pheochromocytoma)與子癇前症或子癇症(ecclampsia)等，所有此類病患皆應接受完整的內科檢查以確定高血壓的性質。

（二）視網膜血管阻塞

全身其他組織器官的疾病或眼部的部分疾病常常影響視網膜的血管，破壞視網膜血管屏障與自動調節功能，可引起血管本身和其他續發病變，如血管壁形態的改變、血管硬化、滲漏、水腫及新生血管。

視網膜血管阻塞(retinal vessel occlusion)的病因主要為血壓增高時視網膜動脈發生血管痙攣，若伴有動脈硬化更易引起完全或不全阻塞，或因視網膜動脈炎、中心動脈粥樣硬化致血栓形成；抑或是動脈粥樣硬化斑碎屑、心臟瓣膜贅生物、長骨骨折時脂肪栓塞等，隨血流達視網膜致視網膜動脈阻塞。

1. 視網膜動脈阻塞(retinal artery occlusion)

較少見，但常引起嚴重的視功能損害。動脈阻塞後視網膜表現為水腫混濁，通常發生於鞏膜篩板或後部，少數可發生於篩板前。

臨床上將視網膜動脈阻塞(retinal artery occlusion)分為中心視網膜動脈阻塞(central retinal artery occlusion, CRAO)和視網膜分支動脈阻塞(branch retinal artery occlusion, BRAO)。中心視網膜動脈阻塞會突然發生喪失視力之黑矇(amaurosis fugax)，瞳孔不同程度散大，直接對光反射消失，但間接對光反射存在，阻塞後首先出現視網膜水腫，由於視網膜缺血、缺氧，視細胞迅速死亡。內層視網膜出現細胞核皺縮，繼而視網膜動脈供應區出現變性、壞死，缺血性萎縮，以致視神經纖維層、神經節細胞層、內網狀層及內顆粒層的網膜內2/3均呈缺失狀。

眼底可見全視網膜除黃斑部外均呈灰白色水腫，失去光澤和透明性，尤以後極部更為明顯。黃斑部血液供應來自短後睫狀動脈及脈絡膜血管，因此呈櫻桃紅色。

其常見原因為血糖過高、巨細胞動脈炎、外傷骨折、口服避孕藥等。

2. 視網膜靜脈阻塞(retinal vein occlusion)

臨床上同樣將之分為中心視網膜靜脈阻塞(central retinal vein occlusion, CRVO)（圖9-1）與視網膜分支靜脈阻塞(branch retinal vein occlusion, BRVO)。中心視網膜靜脈阻塞是老年人失明的重要原因之一，特別是患有高血壓或青光眼者。

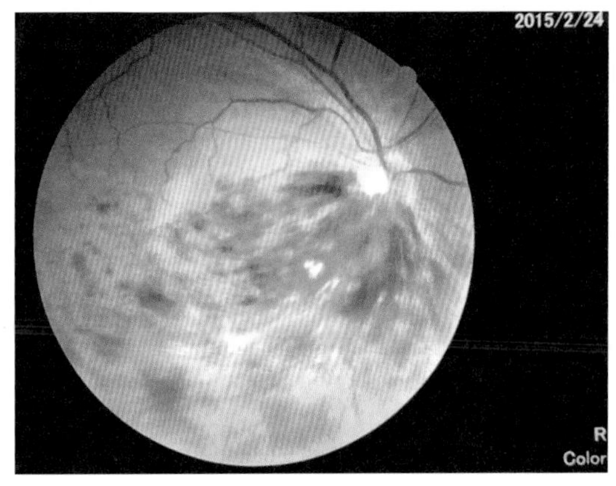

圖9-1 中心視網膜靜脈阻塞之眼底

網膜靜脈阻塞後視網膜立即出現明顯水腫，表層出血位於視神經纖維層呈條紋或火焰狀，深層出血則呈圓形，大量的出血甚至可穿破內界膜。視網膜水腫間隙多位於視網膜內層，黃斑部可出現囊樣水腫，水腫間隙可位於外網狀層、內顆粒層及神經節細胞層。

中心視網膜靜脈阻塞病程長者可出現廣泛的視網膜缺血，導致視網膜下纖維化。視網膜新生血管形成引起玻璃體積血，出現牽扯性或孔源性視網膜剝離。視網膜分支靜脈阻塞的發生率比中心視網膜靜脈阻塞更高，常發生在動脈靜脈交叉處，尤其好發於上顳側分支。此病病人似乎更常患有動脈性疾病，特別是高血壓，有時會合併產生黃斑部水腫。

（三）動脈粥樣硬化和動脈硬化

人體大的動脈因其血管內膜有斑狀脂肪浸潤伴有纖維化，故較常發生動脈粥樣硬化(atherosclerosis)，而動脈硬化(arteriosclerosis)則較常侵犯小的動脈；因此，視神經盤以外的網膜小動脈若受侵犯時，屬於動脈硬化，若侵犯到中心視網膜動脈則屬於動脈粥樣硬化。

1. 動脈粥樣硬化(atherosclerosis)

患者通常於十幾歲時會先有大血管的脂肪紋(lipid streaks)，至二十幾歲時逐漸演變成纖維斑塊(fibrous plaque)，大約再經十年後發生潰瘍、出血和栓塞，病變同時可能發生鈣化。

大血管中層的彈性和肌肉成分受破壞會引起血管膨大和破裂，若是較小的血管則通常會形成阻塞。

其臨床結果一般於發病後數十年才會表現出來，形成的因素包括高血脂症、高血壓及肥胖症等。

2. 動脈硬化(arteriosclerosis)

特徵是血管的光反射增強、局部變細與管徑變不規則，主要原因是小動脈的管壁被脂肪和膽固醇浸潤。動脈硬化程度達中度時，血管壁內之黃灰色脂肪產物混雜紅色的血液柱，形成典型的銅線(copper wire)外觀，更嚴重時，血液柱與血管壁之光反射變成類似銀線(silver wire)外觀。

（四）慢性眼睛缺血

慢性眼睛缺血(chronic ocular ischemia)常因頸動脈阻塞性疾病或頸動脈－海綿竇瘻管造成網膜動靜脈壓逐漸減小所致。

1. 頸動脈阻塞性疾病(carotid occlusive disease)

通常出現於中老年患者，乃雙側的頸動脈及其較小之分支，因高血壓、高血脂及吸菸等所導致血管受到侵犯而阻塞。眼球前部缺血時會有虹彩炎、瞳孔異常及眼壓改變，視網膜缺血時會有網膜出血、棉絮狀斑、微血管阻塞及視神經盤新生血管等症狀。

2. 頸動脈－海綿竇瘻管(carotid-cavernous fistula)

是源自頸動脈或其分支與海綿竇之間有瘻管交通而引起獨特的血管性徵候。患者容易有眼壓升高、結膜血管擴張、網膜血管擴張伴有出血及眼外肌麻痺(ophthalmoplegia)等症狀。

(五)良性顱內壓升高

良性顱內壓升高(benign intracranial hypertension)是指有顱內壓升高的現象，但無腦脊髓液其他方面的異常，而且患者之放射線檢查也都正常。病人會有頭痛、耳鳴、頭昏、視力模糊及複視的症狀。造成的病因不明，可能和靜脈竇引流障礙引起的腦脊髓液吸收減少有關。

(六)感染性心內膜炎

心瓣膜發炎變化常造成許多血管栓塞，侵犯至眼部血管會造成網膜和脈絡膜之梗塞形成，乃至感染性玻璃體炎。栓子可能源自心臟瓣膜的贅生物或是由血小板和纖維素原凝集而形成鈣化贅生物。

9-2 代謝性疾病

一、糖尿病視網膜病變

糖尿病是一種會影響全身，包括眼睛小血管的複雜代謝性疾病，常會造成身體許多組織如眼睛的廣泛性損傷、視網膜病變、白內障、眼外肌肉麻痺、視神經病變和屈光度突然變化等，罹病時間越久病變機率越高。其中眼睛最常見的併發症就是糖尿病視網膜病變(diabetic retinopathy)（圖9-2、9-3）。此病症是導致失明常見的原因之一，目前西方國家失明的病因幾乎有1/4是糖尿病所導致。

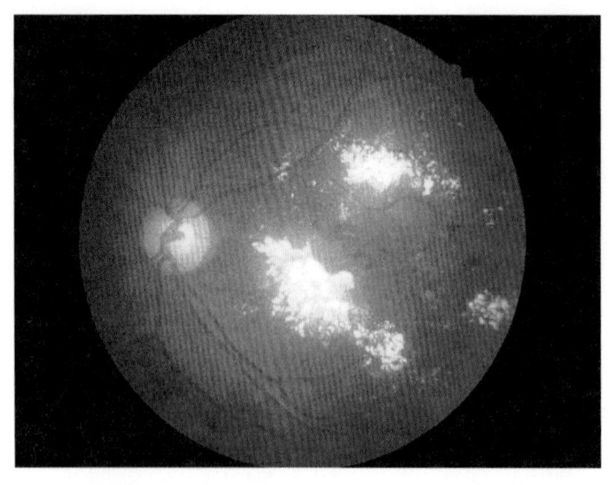
圖9-2 前增殖性糖尿病視網膜病變

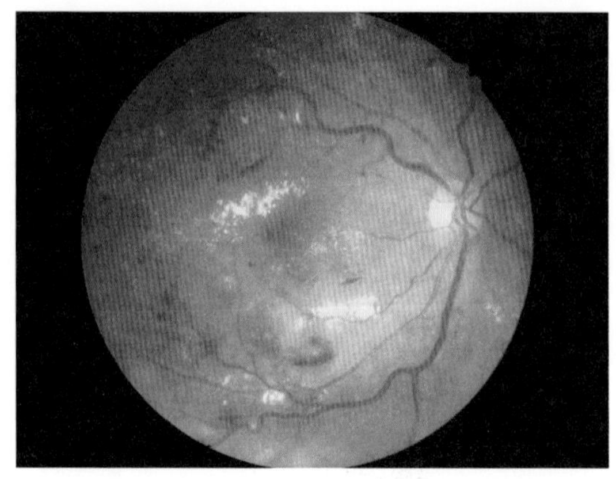
圖9-3 增殖性糖尿病視網膜病變

1. 糖尿病視網膜病變的主要原因

其成因為高血糖造成供應視網膜的微細血管產生病變，血液成分由受損的血管壁滲出。糖尿病一般分為兩型：

(1) 第1型糖尿病：患者在發病10年以上大約有50%罹患視網膜病變，發病20年以上則幾乎90%有視網膜病變，其中一半為增殖性視網膜病變。

(2) 第2型糖尿病：患者常發病多年後才被診斷出來，因此在確定診斷時已有21%有視網膜病變。

美國糖尿病協會(American Diabetes Association)建議第1型糖尿病病患應在被診斷出有糖尿病後的五年內進行視網膜檢查，而第2型糖尿病患應在診斷出有糖尿病後隨即進行完善的眼睛檢查。

2. 併發症

若黃斑部有滲出物、微血管瘤滲漏或出血，極容易併發黃斑部水腫影響中心視力，隨病程發展，微血管阻塞導致視網膜缺血和缺氧，引發新生血管沿著視網膜表面生長或延伸入玻璃體內，新生血管組織纖維收縮易造成視網膜牽引、裂孔及剝離，這些新生血管也較容易破裂，造成視網膜前和玻璃體的出血，甚至形成新生血管性青光眼。

3. 視網膜病變依照嚴重程度分類

(1) 非增殖性視網膜病變：可以細分為輕度、中度、重度和極重度。

A. 輕度及中度：一般只需定期追蹤。

B. 重度及極重度：在第1型糖尿病患者只需追蹤不必治療，但第2型糖尿患病者可接受全網膜雷射光凝固治療以預防眼底出血。如果經確認有視網膜病變，應定期接受眼底照相和螢光眼底血管攝影檢查。

(2) 增殖性視網膜病變：若合併高危險性特徵，應立即施行全網膜雷射光凝固治療，若玻璃體出血持續六個月以上沒有吸收，則需接受玻璃體切除手術。

高血壓、高血脂、吸菸和遺傳體質是糖尿病視網膜病變的危險因子，懷孕和腎功能喪失都會使視網膜病變惡化。視網膜病變的治療首重預防，要有良好的血糖、血脂肪和血壓控制，並應定期眼科篩檢追蹤。

二、代謝性白內障

因人體代謝障礙導致水晶體混濁，稱為代謝性白內障(metabolic cataract)，常見如下。

(一) 糖尿病性白內障

糖尿病性白內障(diabetic cataract)多見於第1型的青少年糖尿病患者，主因血糖增高，水晶體內葡萄糖亦異常增高，造成醣代謝障礙，葡萄糖轉化為山梨醇，山梨醇無法透過水晶體囊膜造成大量聚積，使水晶體內滲透壓增高而吸收水分，纖維腫脹變性導致混濁形成超常態的膨脹期白內障。

當血糖升高時，眼房水滲入水晶體使之變凸，易產生近視。而當血糖降低時，水晶體內水分滲出使其變扁平易產生遠視。

(二) 半乳糖性白內障

半乳糖性白內障(galactose cataract)為體染色體隱性遺傳病，多見板層狀白內障。患兒先天缺乏半乳糖－1－磷酸尿苷轉移醇和半乳糖激醇，使半乳糖不能轉化為葡萄糖，在體內聚積，被醛醣還原酶還原為滲透性很強的半乳糖醇。水晶體內的半乳糖醇吸水腫脹，使得囊膜破裂導致水晶體混濁。

治療方法為禁止乳糖或半乳糖飲食的攝取，可控制病情。

（三）手足搐搦性白內障

手足搐搦性白內障(tetany cataract)病因是由於血清鈣過低引起，又稱低鈣性白內障。多見於先天性甲狀旁腺功能不足，或手術中甲狀旁腺受損及摘除，抑或是營養障礙使血清鈣過低，低鈣致使水晶體囊膜滲透性改變、電解質失衡，代謝障礙導致白內障。

（四）併發性白內障

併發性白內障(complicated cataract)是因眼部發炎或退化性病變，使水晶體營養及代謝障礙而導致水晶體混濁，多見於葡萄膜炎、視網膜色素退化、視網膜剝離、青光眼、高度近視、低眼壓、眼內腫瘤等。

（五）藥物及中毒性白內障

藥物及中毒性白內障(medicine and toxic cataract)的病因為長期應用或接觸某些藥品、化學品，導致水晶體混濁稱之。常見致病藥物有糖皮質素、氯丙嗪、縮瞳劑、避孕藥等；常見致病化學品有三硝基甲苯、萘、汞、苯、芥子氣等。

9-3 內分泌疾病

內分泌障礙有數個重要的眼部表徵，其中最重要的是因甲狀腺障礙所引起的甲狀腺疾病(thyroid gland disorders)，其他還有副甲狀腺及腦下垂體等。

甲狀腺是人體的一種內分泌腺，位於氣管兩旁頸前基部三分之一處，能分泌甲狀腺素。甲狀腺素合成和分泌的主要原料為碘，人體內細胞靠甲狀腺素的刺激產生新陳代謝作用，分泌愈多細胞的新陳代謝便愈旺盛。當甲狀腺分泌的功能失常時就會出現甲狀腺疾病。

常見的甲狀腺疾病如下：

(1) 甲狀腺功能過高(hyperthyroidism)：甲狀腺功能過高即甲狀腺功能太過旺盛，不按身體的實際需要大量分泌甲狀腺素，造成細胞的新陳代謝過程過速的不正常生理現象。

(2) 甲狀腺功能過低(hypothyroidism)：是指甲狀腺功能不健全，甲狀腺素分泌不足所致。

(3) 簡單性甲狀腺腫(simple goiter)：俗稱大頸泡，患者整個甲狀腺是均勻地肥大，但功能正常（即甲狀腺素分泌正常）。

(4) 甲狀腺相關性免疫眼眶病(thyroid-related immune orbitopathy, TRIO)：又稱Grave氏病(Grave's disease)，是指甲狀腺功能異常並和免疫系統失調相關的眼眶發炎性疾病；若甲狀腺功能正常，但眼部出現症狀者則稱眼型格雷夫斯氏病(ophthalmic Graves' disease)。其組織病理學表現為淋巴球和漿細胞浸潤所組成的發炎細胞，主要限制在眼外肌的腹部，同時伴有肥大細胞和纖維母細胞的浸潤，最常見的是下直肌和內直肌。黏多醣存在可使眶內組織水腫、腫脹，引起眶壓增高、視力減退，嚴重者可發生神經萎縮；另外，其對視神經的壓迫是甲狀腺眼症造成眼睛失明的最主要原因。臨床主訴包括眼睛乾、眼睛不適；常見眼部症狀有兔眼(lagophthalmos)、眼瞼水腫(lid swelling)、眼瞼拉縮(lid retraction)或眼睛突出(exophthalmus)，時有眼外肌麻痺(ophthalmoplegia)、上輪部角膜結膜炎(superior limbic keratoconjunctivitis, SLK)和視網膜及視神經變化(retinal and optic nerve changes)等。

9-4 維生素與眼睛疾病

1. 維生素A (vitamin A)

在人體內有許多重要的作用，包括視覺維護、骨骼生長、生育機能、細胞分化、細胞增生及基因調節，還可以強化免疫系統預防感染。

缺乏維生素A的主要族群是兒童與孕婦，最大的危害是導致孩童失明與感染死亡，以及孕婦夜盲症和產婦死亡。一般人缺乏維生素A容易罹患夜盲症和乾眼症，淚腺上皮組織會角質化，淚水與黏液分泌減少，結膜因而乾澀、增厚、產生皺摺，伴隨引發角膜發炎和損傷，最終角膜與網膜都受破壞導致失明。

2. 維生素B (vitamin B)

是一群水溶性的有機化合物，主要作用是促進人體代謝碳水化合物、脂肪、蛋白質，製造紅血球及執行許多氧化還原作用，有助神經與肌肉的運作功能。其中維生素B_1、B_6和B_{12}有助於保護神經組織細胞，維生素B_2則具有抗氧化作用。

植物一般能合成維生素B_2，動物則不能合成，必須由食物獲得，如果缺乏則有可能造成生長停頓或局部損害，攝取充足的維生素B可以保持眼睛的健康。

3. 維生素C (vitamin C)

又稱L-抗壞血酸，是高等靈長類動物與其他少數生物的必須營養素，屬於水溶性維生素，主要存在於人類眼睛的房水和玻璃體中。

抗壞血酸在大多的生物體可藉由新陳代謝製造出來，但是人類是最顯著的例外，缺乏維生素C會造成壞血病，於許多部位皆可能造成出血，例如皮膚、黏膜、體腔、關節骨膜下方、眼窩、眼瞼、結膜下、前房、玻璃體腔及視網膜等。

9-5 肉芽腫性疾病

肉芽腫性感染疾病包括結核病、布魯氏菌病(brucellosis)、麻風病(leprosy)及弓漿蟲症(toxoplasmosis)。其病程緩慢且常有惡化及緩解期，眼睛常受侵犯，特別是葡萄膜炎。

1. 結核病(tuberculosis)

結核病是一種目前仍普遍存在於全世界，尤其是未開發及開發中國家的慢性傳染病，是由結核桿菌感染所造成。在初感染時大約95%的人會因自身的免疫力而未發病，只有5%的人經由血行或淋巴液之散播造成肺內或肺外結核，如結核性腦膜炎，而感染到眼部者更小於1%。

2. 麻風病(leprosy)

麻風病是由麻風分枝桿菌(*Mycobacterium leprae*)引起的一種慢性肉芽腫性傳染病，主要經由飛沫傳染但傳染力並不強。感染初期並不會出現症狀，潛伏期可達5~20年。

(1) 肉芽腫：該疾病會在神經系統、呼吸道、皮膚與眼部出現肉芽腫，這會導致病患失去痛覺感知的能力，造成四肢因反覆受傷而需部分截肢，也可能出現虛弱與視力變差的症狀。

(2) 眼部病變：因麻風分枝桿菌直接侵犯眼部組織或支配其附屬器官之神經而引起，若第7對腦神經麻痺將會導致兔眼(lagophthalmos)，若第3對或第5對腦神經受到侵犯，導致眨眼動作減退，會引起神經營養性角膜炎。其他臨床徵候還包括外側眉毛與睫毛脫落、結膜充血及表淺性角膜炎或伴有間質性角膜炎。間質性或曝露性角膜炎引起的角膜疤痕會造成視力模糊及失明。

9-6 病毒性疾病與黴菌疾病

一、病毒性疾病

病毒能在人體內寄生繁殖並能引起傳染病，主要表現為發熱、頭痛、全身不適等全身症狀及侵襲組織器官導致炎症損傷而引起的局部症狀。少數病毒如巨細胞病毒(cytomegalovirus, CMV)、德國麻疹病毒(rubella virus)等可通過胎盤造成胎兒先天性感染，引起死胎、流產、早產及先天性畸形；某些病毒感染與腫瘤的發生有關，如原發性肝癌與B型肝炎病毒感染有關，子宮頸癌與單純疱疹病毒感染有關。病毒性感染可以通過呼吸道、消化道、皮膚黏膜、眼及泌尿生殖器和胎盤傳播。

最常見的侵犯眼睛之病毒性疾病為流行性角膜結膜炎、濾泡性結膜炎和疱疹性角膜結膜炎等，較常見的眼部感染病毒則是單純疱疹病毒(herpes simplex virus, HSV)及水痘－帶狀疱疹病毒(varicella-zoster virus, HZV)，其他病毒還有小兒麻痺病毒(poliomyelitis)、德國麻疹(rubella)、麻疹(rubeola)、腮腺炎(mumps)和感染性單核球症(infectious mononucleosis)等。

二、黴菌疾病

黴菌通常透過鼻孔吸入或皮膚著生的方式感染，因此黴菌疾病往往開始於皮膚或肺部。長期服用抗生素者是感染黴菌病的高危險群，因為抗生素不僅殺死致病的菌種，也會殺死正常存在於人體內的細菌，進而改變口腔、腸胃道及陰道內的菌相平衡，造成黴菌過度生長。

愛滋病患者及接受化學藥物治療者等免疫系統較弱的個體，感染黴菌病的風險也較高，另外，糖尿病患者、年長者和嬰兒也是高風險群。

全身系統性或深部感染遍及血液、肺、腦脊髓液、耳、眼、尿道等，系統性感染可分病原性(pathogenic)及伺機感染性(opportunistic)兩種，眼部黴菌感染較常見的是念珠菌病(candidiasis)及白黴病(mucormycosis)。

9-7 多重系統自體免疫性疾病

一、全身性紅斑性狼瘡

全身性紅斑性狼瘡(systemic lupus erythematosus, SLE)是一種自體免疫疾病，免疫系統會侵犯自身細胞和組織，導致慢性多重器官發炎和組織損害，通常發生於年輕女性。

全身性紅斑性狼瘡可能影響各種器官，包括心臟、關節、皮膚、肺、血管、肝、腎臟以及神經系統，病患臉上常有蝴蝶樣斑和盤形疹、血管炎、微血管擴張、對光敏感，禿頭及口腔黏膜潰瘍等；眼部常見症狀則包含上鞏膜炎、鞏膜炎、乾性角膜結膜炎、白內障等，而葡萄膜炎較少見，若侵犯視網膜會有小動脈阻塞，外觀類似糖尿病視網膜病變之圖像。

目前西醫無特殊有效治療藥物，只能以高劑量類固醇控制。

二、皮肌炎

皮肌炎(dermatomyositis)屬自身免疫性結締組織疾病，是一種主要侵犯橫紋肌且以淋巴細胞浸潤為主的非化膿性炎症病變，有時平滑肌和心肌亦會受到波及，除肌肉外還會侵犯至皮膚，有時會出現獨特的皮膚表徵，可伴有多種皮膚損害或併發各種內臟損害。

病因還不是很清楚，常造成病人四肢近端肌肉無力或疼痛，甚至使得某些病人肢體癱瘓行動困難。

若侵犯到眼外肌，患者會有複視或斜視現象，眼底檢查有時會發現視網膜有滲出物、出血或視網膜脈絡膜炎等。

三、硬皮病

硬皮病(scleroderma)也稱系統性硬化症，是一種以局限性或瀰漫性皮膚增厚和纖維化為特徵的全身性自體免疫性疾病。病變特徵為皮膚纖維增生及血管洋蔥皮樣改變，最終導致皮膚硬化、血管缺血。

女性發病率為男性的3~4倍，除皮膚外，也會影響心、肺和消化道等內臟器官。病變可累及手指、手背、四肢、軀幹及面部，面部表現為具有特徵性的面具樣改變，缺乏表情、皺紋減少及眼瞼活動受限。

四、韋格納氏肉芽腫病

韋格納氏肉芽腫(Wegener's granulomatosis)又譯為華格納氏肉芽腫，也稱血管炎肉芽腫，是一種自體免疫性疾病，發生原因不明。

病理特徵為包括小動脈、靜脈及毛細血管，偶爾累及大動脈的惡性血管壁炎症，主要侵犯上、下呼吸道及腎臟，會影響鼻子、肺、腎臟以及其他器官。眼睛受侵犯的最高比例可至50%以上，其中約15%的患者為首發症狀，其臨床表現為眼球突出、視神經及眼外肌損傷、結膜炎、角膜潰瘍、表層鞏膜炎、虹膜炎、視網膜血管炎、視力障礙等。

五、類風濕性關節炎

類風濕性關節炎(rheumatoid arthritis, RA)是主要影響關節的慢性疾病，通常導致關節發熱、腫脹和疼痛，而疼痛和僵硬往往於休息後更惡化，受侵犯的部位多為對稱的周邊小關節之多發性關節炎，患者關節會有疼痛、腫脹以及壓痛，於清晨時常有關節僵硬之感覺，較常受侵犯之關節依序為掌指關節、腕關節以及近端指間關節，慢性發炎可能產生關節之變形，也可能導致紅血球細胞過低、肺部炎症和心臟炎症。

病因不明，但和基因、環境因素可能有關；作用機轉為自體的免疫系統攻擊關節，造成關節囊的發炎與增厚，通常也會影響到骨頭和軟骨。

關節外表現包括發燒、食慾不振、虛弱、疲勞、皮下結節、血管炎、鞏膜表層炎、鞏膜軟化、乾燥症候群、心包膜炎、心肌炎、肋膜炎、肺間質性纖維化、併發脾腫大以及中性球缺乏、骨質疏鬆症和肌炎等；眼部表現為乾燥症、鞏膜表層炎及鞏膜軟化症，亦會導致眼睛出現裂縫及滲漏。

六、修格連氏症候群

修格連氏症候群(Sjögren’s syndrome)一般俗稱乾燥症候群，是一種病因尚未完全明瞭的外分泌腺自體免疫疾病。外分泌腺受到淋巴球浸潤後長期引起發炎，導致乾口症、乾燥性角膜結膜炎與唾液腺腫大，少數病人會併發腺體外自體免疫症狀，可利用血漿自體抗體、Schirmer氏測試及小唾腺切片進行診斷。常發生於成年人，有眼部砂礫感及口乾之症狀。

乾眼症早期以眼睛乾澀、異物感及結膜紅腫為主，眼睛分泌物會變得較黏綢，淚腺腫大會造成眼睛向外突出等壓迫性症狀。晚期會因為淚水分泌過少引發角膜細胞受損，導致視力模糊甚至失明。乾眼症患者的角膜因睡眠時眼瞼未完全覆蓋，故常於角膜下方1/4處出現上皮絲狀物(epithelial filaments)或大斑點狀上皮性角膜炎。

本症候群依據是否合併其他自體免疫疾病，區分為原發性與續發性兩種。

1. 原發性修格連氏症候群(primary Sjögren's syndrome)

女性比男性多，無合併其他的自體免疫疾病，疾病進行緩慢且早期症狀不明顯也不具特異性，以乾口症、乾眼症、外分泌腺腫大、關節疼痛和關節炎等症狀開始。

疾病後期發病頻繁，乾燥症狀變明顯也更具特異性，甚至侵犯身體的內臟器官，尤其以肝、腎和肺臟居多。

2. 續發性修格連氏症候群(secondary Sjögren's syndrome)

病患常見的自體免疫疾病有全身性紅斑性狼瘡、類風濕性關節炎、多發性肌炎、結節性多發性動脈炎、進行性全身性硬皮症、原發性膽道硬化症等。

七、萊特氏病

萊特氏病(Reiter's disease)也稱做反應性關節炎(reactive arthritis)或反應性脊椎炎，其關節病變最大的特徵是常會有局部肌腱附著點的病變，因此往往造成腳後跟阿基氏腱疼痛。典型症狀是關節炎、尿道炎和結膜炎。

病因仍不是很清楚，通常發生在披衣菌屬、傷寒菌屬或志賀氏菌等腸內菌感染之後，此外約有60~80%之病人帶有人類白血球組織抗原B27(HLA B27)之基因，故也被歸類為血清陰性脊椎關節炎中的一種。若侵犯眼睛會造成結膜炎、虹彩炎、葡萄膜炎、外鞏膜炎或角膜潰瘍，約有3%的病人會導致視力受損。

八、貝西氏症

貝西氏症(Behcet's disease)又稱為白塞氏病、白塞症候群(Behcet's syndrome)，或直接稱為眼－口－生殖器症候群(ocular-oral-genital syndrome)，是一種病因不明、以細小血管炎為病理基礎的疾病，75%的病人會有眼部症狀。

以口腔潰瘍、生殖器潰瘍和眼葡萄膜炎的慢性、反覆性發作為其特徵，此外還有關節炎、中樞神經及血管病變、腸道散發性潰瘍等全身性疾病，即使接受多重免疫製劑藥物治療後，約25%的病人視覺預後仍不佳。

眼部病變主要為虹膜睫狀體炎和視網膜血管病變等阻塞性血管炎，尤其是壞死性網膜炎。經反覆性的葡萄膜炎和血管炎發作後，可引起嚴重的視網膜剝離和眼球萎縮，同時也可能因發炎性青光眼的發生而引起視神經萎縮，導致失明。

九、重症肌無力症

重症肌無力的特徵是隨意肌無力與易疲乏，目前被認為是自體免疫疾病所導致，患者會將自身乙醯膽鹼接受器視為外來物，進而產生抗體將之破壞，造成神經肌肉聯合處的接受器對乙醯膽鹼之接收減少，導致神經衝動的傳導產生障礙，使神經無法有效把訊號傳至肌肉。當大部份的傳導失敗時，便會產生肌肉收縮無力現象。

俗稱大力丸的乙醯膽鹼製劑，可抑制神經傳導物質乙醯膽鹼的分解，使神經末梢的乙醯膽鹼濃度上升增加肌肉接收的訊號，提升對肌肉的控制。在美國，每十萬人約有12~14例發病的年齡呈雙峰分佈，在20~30歲間以女性為主，而50~60歲間則以男性居多。隨著平均壽命的延長，發病的年齡和男性患者的數目也有增加的趨勢。臺灣的患者發病年齡較輕，臨床嚴重度也較輕。

主要臨床表現為肌肉無力，其中又以眼外肌無力最為常見，有半數以上的病人是以眼瞼下垂、複視或視力模糊為初發症狀，嚴重者會合併肢體、頸部、臉部，吞嚥甚至呼吸肌的無力，稱為全身性的肌無力症。

此症的特色是休息後肌肉力量會改善，在任何眼球運動障礙的鑑別診斷中都應該要考慮，冰敷眼瞼可以做為幫助診斷的工具。此症並不容易診斷，可以透過檢查特殊抗體的血液檢查或是神經傳導研究進行，包括Tensilon(Edrophonium)藥物測試、血漿乙醯膽鹼接受器抗體濃度及肌電圖。重症肌無力存在的相關抗體包括抗肌肉特異性激酶抗體(anti-muscle-specific kinase antibody)及抗乙醯膽鹼受體抗體(anti-acetylcholine receptors antibody)，可能同時存在抗促甲狀腺激素受體(anti-TSH-R)抗體。

此疾病為神經肌肉傳導的異常，與感覺或自主神經系統無關，故病人很少以感覺異常為主訴。任何以疼痛、麻木、針刺感或自主神經症狀為主而伴隨肌肉無力的病人，必須先考慮其他診斷的可能性。患者約有10%合併胸腺腫瘤(thymoma)，70%有良性胸腺增生，需要胸部掃描排除胸腺瘤。

蘭伯特－伊頓肌無力綜合徵(Lambert–Eaton myasthenic syndrome)是一種罕見的自體免疫疾病，表現為軀幹及近端肌肉無力、深肌腱反射降低、自主神經功能失調等神經肌肉傳導異常。症狀和重症肌無力症有些相似，但兩者抗體不同，肌電圖可提供兩者的區別。

十、後天免疫缺乏症候群

後天免疫缺乏症候群(acquired immunodeficiency syndrome, AIDS)是由人類免疫缺乏病毒(human immunodeficiency virus, HIV)感染造成，大多是因性行為，偶爾藉由血液或針頭傳染。

常見眼部併發的疾病包括巨大細胞病毒視網膜炎(CMV retinitis)、帶狀皰疹病毒眼症(herpes zoster ophthalmicus)、弓形蟲脈絡膜視網膜炎(toxoplasma chorioretinitis)、肺囊蟲及隱球菌脈絡膜炎、前葡萄膜炎、眼眶及眼球內B細胞淋巴瘤、眼眶蜂窩性組織炎、眼瞼及結膜卡波西(Kaposi)氏肉瘤、角膜炎或乾性角結膜炎等。

MEMO

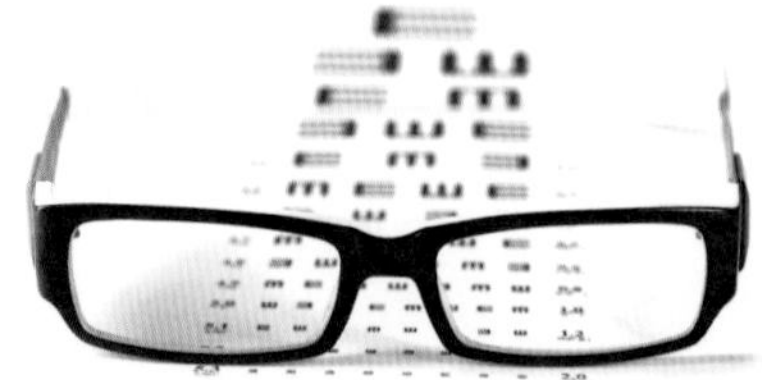

CHAPTER

10

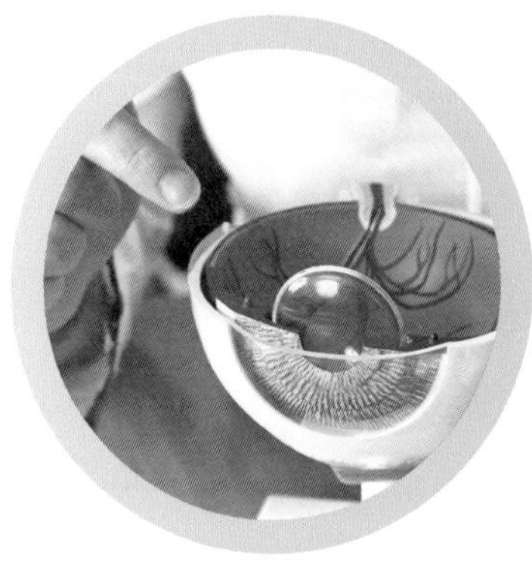

眼遺傳性疾病及退化疾病

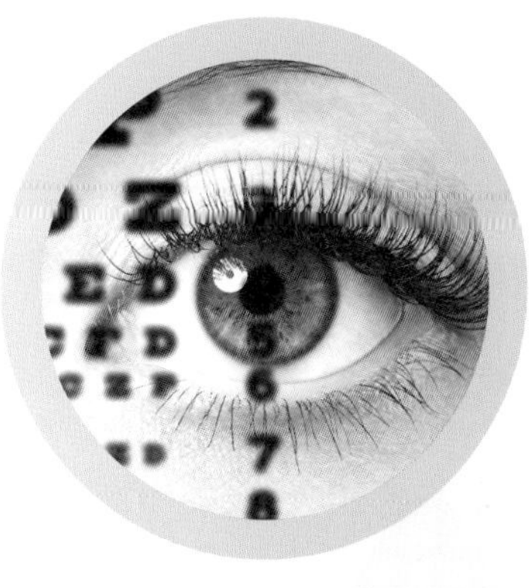

本章大綱

10-1 眼遺傳性疾病

一、色視覺缺陷

人類視網膜中有三種不同的錐狀細胞，其中任何一種或二種，甚至三種錐狀細胞功能變差或失去功能，便會產生不同的色盲(achromatopsia)。

色盲亦稱色覺辨認障礙，是指無法正確感知部分或全部顏色間區別的缺陷。若是對某些顏色的辨別能力較差，就叫做異常三色視者(anomalous trichromats)或色弱。

1. 色盲之型式

(1) 紅綠色盲：為最常見的色盲型式；病因為缺少感受相應顏色的椎狀細胞，占全球男性人口約8%，女性人口約0.5%。他們能看到多種顏色，但是會混淆識別某些顏色，尤其是紅色與綠色。紅綠色盲可再細分為：

A. 紅色盲(protanopia)：又稱甲型色盲、第一色盲。

B. 綠色盲(deuteranopia)：又稱乙型色盲、第二色盲。

C. 紅色弱(protanomaly)：又稱紅色覺變常、甲型色弱、第一色弱。

D. 綠色弱(deuteranomaly)：又稱乙型色弱，第二色弱。

(2) 藍黃色盲：患者難以辨認藍色和黃色，包括藍色盲（tritanopia，第三色盲）和藍色弱（tritanomaly，第三色弱）。

(3) 全色盲：是指眼球中椎狀細胞缺少或無作用，僅能依靠眼球中桿狀細胞來感受視覺影像光線的強弱，其視覺所見的景像只有黑、灰的色階分布，眼睛對於亮度非常敏感。

另外，全球約6%人口為異常三色視覺（色弱），約2%人口為二色視覺，極少數為單色視覺。

2. 色盲之類別

色盲可分為先天性和後天性兩種。

(1) 先天性色盲：兩眼均會受影響，且與遺傳有關；由於人類辨識顏色的遺傳基因來自X染色體，並遵循性聯遺傳規律，故影響的男性(XY)明顯高於女性(XX)。

(2) 後天性色盲：較常影響單側眼睛；發生的原因可能與視網膜黃斑部病變、視神經病變或腦部損傷有關，例如外傷、青光眼、維生素A缺乏等，也可由接觸特定化學物質而引起。

色盲隱形眼鏡是將鏡片光學中心4~7 mm區域染成波長為590~700 nm的紅色，相當於在眼前加上紅色鏡片，透過對部分短波光線進行遮蔽作用來改善紅綠色盲患者的色覺，刺激其大腦對紅、綠色產生感知。這種鏡片僅限於紅綠色盲和色弱患者，對全色盲患者無效，紅綠色盲患者戴色盲隱形眼鏡後能提高對某些假同色圖的分辨能力，使原來混淆的色相有深淺的變化，但並不能改善其對自然環境中的色彩分辨。

二、遺傳性視網膜病變

視網膜上廣佈著神經和血管，所以視網膜的病變絕大部分與此兩者有關。造成視網膜血管的病變原因有二，一是和全身性病變有關，如高血壓、動脈硬化、糖尿病、貧血症等引起，且其病變是漸漸退化而產生的；二是經血行性感染所致，通常是由血液傳來一些細菌、黴菌、濾過性病毒，甚至AIDS的病毒也可能傳染。

造成視網膜神經的病變多數是遺傳性因素(hereditary retinopathy)，也可能是高度近視或老年人老化現象所致。

色素性視網膜失養症又稱色素性視網膜炎(retinitis pigmentosa, RP)或夜盲症，是一類視功能進行性損害的遺傳性視網膜疾病，主要侵犯視網膜桿狀細胞(rod cells)的視紫質(rhodopsin)基因突變，盛行率約1:5,000。遺傳形式多變，可為單獨的、偶發的、體顯性、體隱性或性聯遺傳方式。

病徵以夜盲、視野縮小、眼底骨細胞樣色素沉著和感光受器功能不良為特徵。疾病早期周邊視野易缺損，晚期黃斑部受侵犯，視力會隨之變差，末期會導致嚴重的視力障礙甚至失明。

病患對暗適應檢查異常，故白天行動正常而夜間行動困難，外出時若配戴包覆式濾光眼鏡會有幫助。

診斷以散瞳作間接眼底鏡檢查，一般也常安排作視網膜電圖(electroretinogram, ERG)檢查。診斷要項有雙側侵犯、周邊視力喪失及漸進性桿狀感光接受器功能喪失，故RP臨床三要素有：視網膜小動脈變細、視網膜骨刺樣色素沉著(bone-spicule pigmentation)和視神經盤蒼白(pale disc)。

典型的臨床表現為20歲左右開始夜盲，症狀隨年紀增長而緩慢加重，最終會因視網膜中央凹或黃斑部病變而失去中心視力。常見的併發症有後囊下白內障、隅角開放性青光眼、近視、圓錐角膜及玻璃體後剝離等。若能在疾病早期每天服用維生素A則可延緩RP進展。

病理學變化為感光受器細胞喪失、感光細胞的外節退化性病變並逐漸波及內節，到了疾病晚期除了黃斑部剩餘少數錐狀細胞外，其餘視網膜的感光細胞皆大量消失，視網膜色素上皮細胞增生並移行，巨噬細胞吞噬釋出的色素，進入視網膜圍繞網膜血管生長，後期出現網膜血管壁增厚、變窄及微血管退行性變化，視神經可顯示瀰漫或扇形的萎縮及神經膠質的增生。

三、遺傳性結締組織疾病

結締組織疾病是以疏鬆結締組織黏液樣水腫及纖維蛋白樣變性為病理基礎的一組疾病，最早認為是膠原纖維發生纖維蛋白樣變性所致，故稱為瀰漫性膠原病或膠原血管病，後來發現病變不僅限於膠原纖維而改稱為結締組織病。

病因不十分清楚，一般認為與遺傳、免疫及病毒感染等有一定關係，是多因性的疾病。結締組織病包括全身性紅斑性狼瘡、硬皮病、皮肌炎、類風濕性關節炎、結節性多動脈炎、韋格納氏肉芽腫、巨細胞動脈炎及乾燥症候群等。

1. 馬凡氏症候群(Marfan's syndrome)

馬凡氏症候群為一種第15對染色體長臂上的纖維基因發生異常的體染色體顯性遺傳性結締組織疾病，患病特徵為身高明顯超出常人，四肢、手指和腳趾細長不勻稱，常會伴有心血管系統的異常，特別是心臟瓣膜異常和主動脈瘤。

病徵從輕微到嚴重都有，最嚴重的情況下可能同時影響其他器官，包括骨骼、關節、眼、肺、硬脊膜、硬顎等。人體全身上下都有彈性纖維，其中又以主動脈、韌帶以及眼睛的睫狀體懸韌帶(ciliary zonules)最多，所以產生最多臨床症狀的也以這些部位為主。

有80%病人在眼睛會出現症狀，常見雙側且對稱性之水晶體脫位或半脫位，脫位通常脫落位移到玻璃體中，半脫位通常向上偏移(dislocates superiorly)。較少見的眼部異常有嚴重的屈光異常、巨角膜(megalocornea)、圓錐角膜、白內障、葡萄膜裂開及續發性青光眼等。

2. 骨發生不全(osteogenesis imperfecta)

又稱為成骨不全症或脆骨症，是一種罕見的自體顯性遺傳疾病，男女比例大約相同。其特徵為多發性骨折、藍色鞏膜及較少見的耳聾。患者的骨骼強度耐受力變差、骨質脆弱，即使是輕微的碰撞也會造成嚴重的骨折，因此這類的病患被稱為「玻璃娃娃」或「玻璃骨」。

由於鞏膜先天較薄，使得下方葡萄膜的顏色透出成為藍色鞏膜，但病患通常無視覺功能障礙，只偶爾會出現其他異常，如圓錐角膜、巨角膜、角膜混濁或晶狀體混濁等。

四、遺傳性代謝疾病

代謝疾病又稱為新陳代謝失調症，大部分是遺傳性疾病，但有少部分是從飲食、毒素、感染等引起。遺傳性代謝疾病(hereditary metabolic disorders)一般稱為先天性代謝缺憾，大多是先天性缺少細胞代謝過程中重要的酶，較常見的主要有三個類別：(1)影響醣類代謝障礙的肝醣儲積症；(2)影響脂肪代謝障礙的脂肪酸氧化作用缺陷；(3)影響細胞內中央發電廠粒線體障礙的粒線體疾病。

與眼睛有關的遺傳性代謝疾病中，較常見的如威爾森氏病(Wilson’s disease)、胱胺酸症(cystinosis)、白化症(albinism)、半乳糖血症(galactosemia)等。

1. 威爾森氏病(Wilson’s disease)

威爾森氏病又稱為肝豆狀核變性(heaptolenticular degeneration)，屬於自體隱性遺傳疾病，特徵是銅的代謝異常導致基底核的變化、肝臟硬化以及本病特有的角膜周邊色素棕綠色環沉積，稱作Kayser-Fleischer ring。

威爾森氏病因過多的銅在肝、腦、角膜、心臟等處沉澱，造成全身性組織的毒性與破壞症狀。早期發病者是以肝臟的症狀為主，例如倦怠、腹痛、肝腫大和黃疸，抽血檢查可發現GOT和GPT輕微上升或者正常，隨著病情發展可能會演變成慢性肝炎、肝硬化甚至肝衰竭，少數患者會以猛爆性肝炎來表現，死亡率相當高。

2. 胱胺酸症(cystinosis)

是一種體染色體隱性遺傳的胺基酸代謝異常疾病，為溶小體貯積症的一種。主因於第17對染色體基因發生缺損，導致將胱胺酸攜出溶小體的運輸酶功能異常，胱胺酸堆積在溶小體上，進而造成器官病變，通常會導致侏儒症、腎病變和兒童腎衰竭。

胱胺酸結晶可見於結膜和角膜，微細顆粒則主要位於角膜基質外側1/3處。

3. 白化症(albinism)

是由於體內控制酪胺酸酶(tyrosinase)的基因異常所導致，人體酪胺酸酶能將酪胺酸(tyrosin)轉化為黑色素(melanin)，故其是一種黑色素生成過程有缺陷的先天性代謝疾病，屬於體染色體隱性遺傳，常發生於近親結婚的族群中，可能只表現在眼睛，也可能同時表現在眼睛、皮膚及毛髮。

白化症又可以酪胺酸酶(tyrosinase)分成陽性與陰性兩種亞型，陽性者體內仍有酪胺酸酶，只是活性降低，比起陰性者較不會有眼球震顫的現象。白化症依據臨床特徵可以分為三大類別：

(1) 眼白化症(ocular albinism)：僅有眼睛受到侵犯；眼睛色素減少或缺乏，視網膜中心窩被血管佔據且沒有中心窩凹陷，病患常有不同程度的視力低下及畏光等症狀。

(2) 眼皮膚白化症(oculocutaneous albinism)：由於體內黑色素缺乏，患者除了眼睛之外，皮膚與毛髮也明顯色素減少或缺乏。視網膜中心窩被血管佔據且無中心窩凹陷，普遍有黃斑部發育不良，導致出現視覺品質不佳的現象，且因虹膜及眼底脈絡膜血管更明顯，導致瞳孔和眼珠呈現紅色。臨床症狀主要為畏光、眼球震顫及黃斑部增生血管，常伴有遠視或散光和不同程度的視力低下等症狀。

(3) 白化症相關症候群：除上述表現外，患者還有其他免疫功能低下等罕見的特定異常。

黑色素的生成過程頗為複雜，往往會牽連其他器官系統的病變，例如視神經纖維走向的異常、出血傾向、免疫異常及脂肪病變的蠟樣脂質堆積等現象。由於缺乏黑色素的防護，患者的皮膚及眼睛極容易曬傷，日久可能導致皮膚癌或視神經傷害，增加皮膚基底細胞癌或鱗狀細胞癌的發生率。

4. 半乳糖血症(galactosemia)

半乳糖血症是一種醣類代謝異常的體染色體隱性遺傳疾病，主要原因是缺乏半乳糖分解酶，不能正常地將半乳糖代謝，產生包括腹部腫脹、肝腫大、黃疸、腹水、腎衰竭、白內障、腦損傷以及卵巢衰竭等半乳糖血症的典型症狀，血中與尿中半乳糖濃度升高。

白內障的特徵是水晶體皮質中有液泡(vacuoles)。新生兒患有半乳糖血症的致死率高達75%。

10-2 眼睛退化疾病

一、高度近視性黃斑部萎縮

近視性黃斑部萎縮(myopic macular degeneration)通常發生在高度近視的患者（圖10-1），所謂高度近視一般指的是近視度數大於600度，伴有眼軸延長、眼底視網膜和脈絡膜有萎縮等退行性病變特點的屈光不正（圖10-2）。脈絡膜萎縮通常是瀰漫性，界線清楚的分布，其上方常合併視網膜變薄，有時會合併發生視網膜裂孔而導致視網膜剝離。

高度近視的病因、發病機制及其治療、預防與一般近視不同，有染色體隱性遺傳的統計趨勢，發病比例亞洲人較歐美人士為高，表現為兒童學齡前出現近視且度數進行性增加，眼底視網膜脈絡膜病變逐年加重，從而產生許多嚴重的併發症。因此，高度近視又稱為病理性近視、惡性近視、變性近視、進行性近視和遺傳性近視等。

高度近視的併發症往往很嚴重且大部分會致盲，是成人常見的致盲原因之一。其主要併發症有後極部葡萄腫、玻璃體變性、視網膜劈裂(retinoschisis)、周邊視網膜萎縮變性、格子狀變性、裂孔及視網膜剝離、黃斑部漆裂樣紋路(lacquer cracks)、黃斑部變性萎縮和裂孔(macular hole)、脈絡膜新生血管、青光眼、核性白內障等。

近視性黃斑部萎縮主要表現為眼球後極部向後擴張呈後鞏膜葡萄腫、視神經和黃斑部及周圍視網膜脈絡膜變性萎縮，尤其是後極部外層感光細胞更為顯著。後葡萄腫(posterior staphyloma)與近視型黃斑部中央小凹剝離(foveal detachment)的形成有關。黃斑部的布魯赫氏(Bruch)膜會出現小的破裂，導致視網膜下的新生血管形成，出現出血、有機化、色素上皮變化，形成小的類似於黃斑盤狀變性，也就是眼底所見的傅氏(Fuch)斑。但近視型黃斑部出血不一定可以找到相關的脈絡膜新生血管。

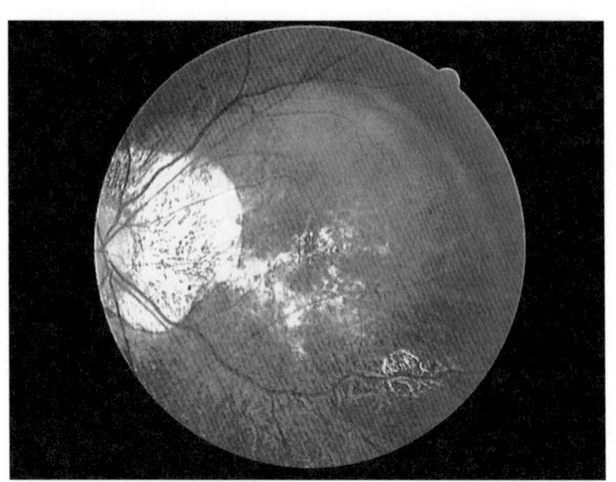

圖10-1　高度近視患者眼底之近視性黃斑部變性

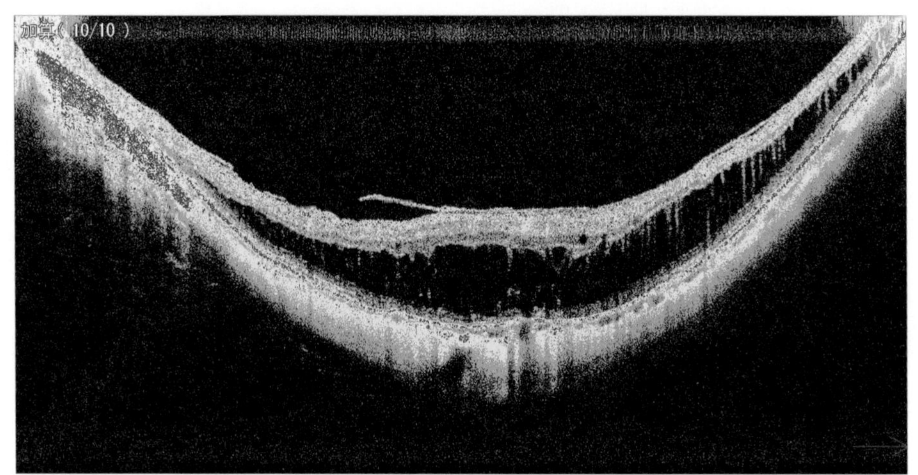

圖10-2　高度近視患者眼底之光學同調斷層掃描檢查(Optical coherence tomography, OCT)

由於黃斑部視網膜萎縮變性常合併有周邊部視網膜格子狀退化(peripheral retinal lattice degeneration)，同時併有玻璃體的變性、液化及後剝離形成，故容易形成視網膜裂孔(retinal breaks)，進而導致視網膜剝離(retinal detachment, RD)的發生機率增高。

二、老年性黃斑部病變

老年性黃斑部病變(age related macular degeneration, ARMD)又稱為年齡相關性黃斑部退化（圖10-3），是一種隨著年齡的增長逐漸出現網膜中央部位退化的疾病，抽菸是主要的危險因子。視覺上會漸次出現視物變形(metamorphopsia)、變大或變小，最終造成視力喪失。通常為兩側性發作，大多認為與視網膜色素上皮長時間吞噬從視細胞脫位的外節盤膜、消化排泄脂褐質，使之形成為黃斑部隱結(drusen)堆積有關。隱結會引起網膜色素上皮、布魯赫氏膜和脈絡膜微血管萎縮以及新生血管生長，臨床上依是否產生脈絡膜新生血管區分為乾性、濕性兩型。

(1) 乾性：又稱非滲出性(non-exudative)；年齡偏低，視力緩慢下降。黃斑區出現多數黃白色、大小不一、界限不清的隱結，還可見地圖狀色素上皮萎縮區和色素紊亂等。

(2) 濕性：又稱滲出性(exudative)；年齡偏高，除乾性者特徵外尚有由新生血管產生黃斑部水腫、出血等現象，造成視力嚴重減退。黃斑區可見暗紅色深層出血和鮮紅色淺層出血（圖10-4），後期出血會形成瘢痕，視力難以恢復。

目前常用來檢查黃斑部水腫的設備有彩色眼底攝影(color fotography)、視網膜螢光血管攝影(FAG)和光學同調斷層掃描(OCT)。

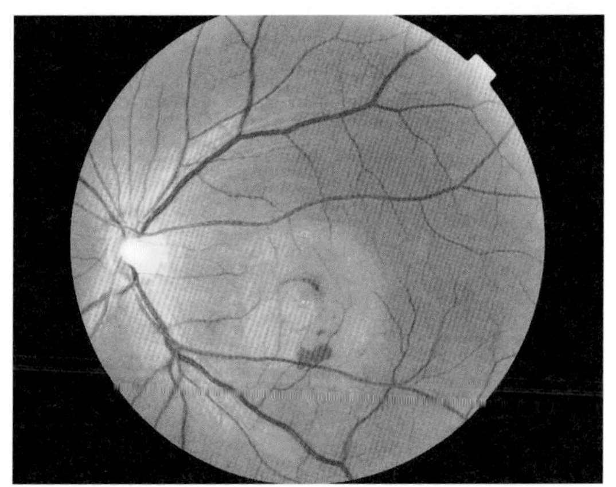

圖10-3 老年性黃斑部病變之眼底

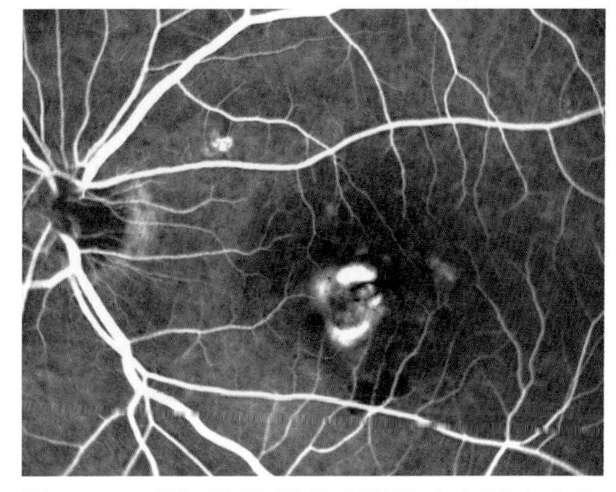

圖10-4 老年性黃斑部病變眼底之螢光血管攝影檢查(fluorescein angiography image, FAG)；可見黃斑部區之螢光劑滲漏

三、黃斑部視網膜上膜增生

黃斑部視網膜上膜增生(macular epiretinal membrane)是由於玻璃體與視網膜黃斑部交界處有視網膜膠質細胞增生，並經由玻璃體後剝離(PVD)時，所造成之視網膜內界膜破孔進入視網膜表面，形成增生膜。

一般依病症外觀密度及血管扭曲情形分為玻璃紙狀病變(cellophane maculopathy)和黃斑部皺褶(macular pucker)兩類：(1)玻璃紙狀病變：是因一層薄而透明像玻璃紙狀的視網膜膠質細胞增生所致，一般不需特別治療；(2)黃斑部皺褶：增生膜較厚及收縮，易引起中心視力模糊及視物變形，其可採用玻璃體切除手術治療，將增生膜自視網膜表面剝下而改善。

四、斯達格氏病

斯達格氏病(Stargardt's disease)又稱幼年型黃斑部失養症，屬體染色體隱性遺傳，多由近親婚配引起，常於10歲前後開始發病且多波及雙眼。

臨床表現為視力緩慢下降，眼底病變多局限於黃斑部。

(1) 早期：僅有色素上皮萎縮，眼底檢查未能發現異常，但視力開始下降，易被誤診為弱視。隨病情發展，黃斑部漸出現橫橢圓形萎縮區並出現細小黃白色點狀沉著物，外觀呈敲碎銅像(beaten-bronze)。螢光眼底血管攝影在疾病早期即可顯現黃斑部視網膜色素上皮呈橫橢圓形萎縮而透見螢光。

(2) 晚期：脈絡膜微血管萎縮，部分病例伴有周邊部多量黃色斑點，稱黃斑點症，是色素上皮細胞內大量脂褐質沉著所導致。

CHAPTER

11

隱形眼鏡常見併發症及造成低視力常見之疾病

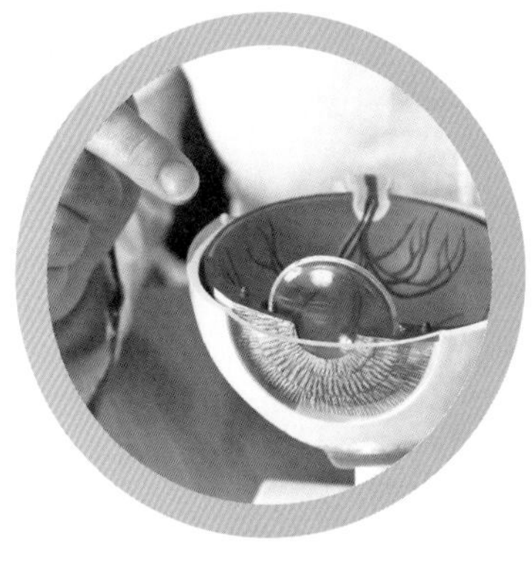

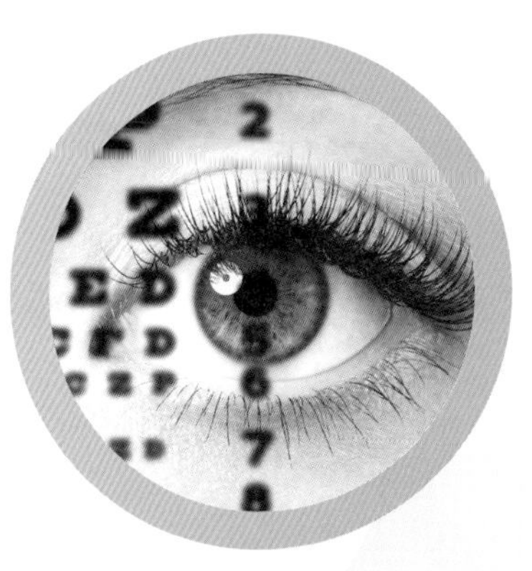

本章大綱

11-1 隱形眼鏡常見併發症

隱形眼鏡屬於醫療器材，而「醫療器材管理辦法」便是依據風險程度，將其分成三級：(1)第一等級：低風險性；(2)第二等級：中風險性；(3)第三等級：高風險性。隱形眼鏡保存盒屬第一等級；清潔液、保存液等產品則是第二等級，另僅作每日配戴之器材亦同屬第二等級；可延長配戴日期之器材為第三等級。

隱形眼鏡因直接接觸角膜及結膜，容易對這兩種細胞組織造成傷害，其原因包括細胞新陳代謝的改變、隱形眼鏡藥水的化學毒性、過敏反應、鏡片本身的機械傷害及感染等。

臨床上常見的併發症可分為結膜及角膜兩部分，但厲害的反應是兩者皆受侵犯。隱形眼鏡也會導致角膜內皮細胞的形態變不規則，推論原因可能與角膜缺氧造成代謝產物堆積有關；角膜的併發症主要為上皮層水腫(epithelial oedema)、血管化(vascularization)、無菌性浸潤(sterile infiltrates)、微生物性感染(microbial infection)和變形(warping)。

一、角膜上皮缺損

長期配戴隱形眼鏡會造成細微的角膜上皮損傷，主要是因為隱形眼鏡與角膜的摩擦、用手取戴隱形眼鏡、各種原因引起的角膜不充分濕潤或長時間曝露，引起角膜乾燥及隱形眼鏡上殘留的清洗藥劑所造成。若鏡片破損、鏡片拋光粗糙、鏡片過陡、鏡片偏位、鏡片下異物、鏡片後表面沉著物以及護理不當時，會容易對角膜造成機械性損傷，進而引起角膜上皮缺損(corneal epithelial defects)。

軟性隱形眼鏡配戴者出現的曝露性角膜炎，表現常為角膜下方一條像微笑般地弧形上皮缺損，特別是鏡片偏上位眨眼又不夠頻繁時；硬性隱形眼鏡配戴者出現的曝露性角膜炎，表現多在3點及9點鐘方向的位置，甚至涉及結膜，主因也是由於不完全眨眼或眨眼不頻繁所造成，加上鏡片突起的邊緣，使得角膜不能很好地與眼瞼接觸，從而導致3點與9點鐘位置的角膜不能被完全濕潤，另外，順規散光的角膜水平方向上曲率較平坦，鏡片於3點與9點鐘位置對角膜產生的壓力最大，隨著鏡片活動容易造成角膜上皮損害。

此外，隱形眼鏡護理液成分中的防腐劑和一些表面活性劑，若達到一定濃度時就可能對角膜上皮造成損傷，如防腐劑成分會與沉澱在鏡片上的蛋白結合，聚集濃度達到一定程度時，就會導致角膜化學毒性損傷。

二、角膜上皮缺氧

長期配戴隱形眼鏡容易造成角膜上皮缺氧(corneal epithelium hypoxia)，臨床症狀包括角膜上皮層水腫(epithelial oedema)、無菌性浸潤(sterile infiltrates)、角膜上皮點狀破損、角膜周邊血管入侵及新生血管（圖11-1）、角膜表皮變薄、角膜敏感性降低等。

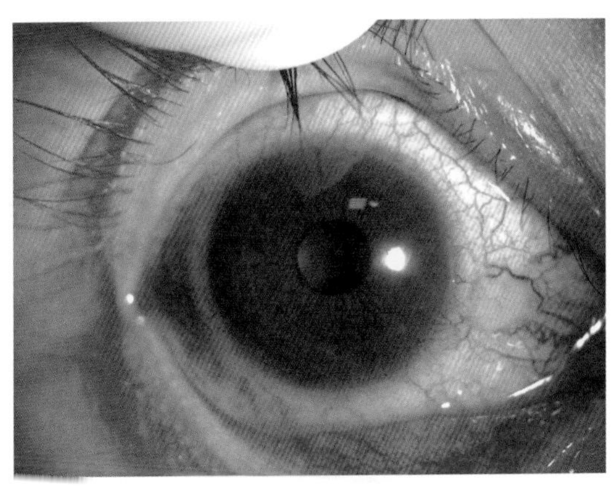

圖11-1　長期配戴隱形眼鏡所造成的角膜上皮缺氧形成周邊輪部新生血管

過度長時間配戴隱形眼鏡者（尤其是隔夜配戴）會造成急性角膜缺氧水腫，即使目前許多隱形眼鏡的透氧率極高，但在閉眼時淚液中的氧含量依然會降低，因此仍會造成角膜缺氧狀態下無氧代謝的增加，導致乳酸聚積產生水腫。

乳酸聚積亦可誘使新生血管生成，角膜基質水腫會使原來排列緻密的板層間隙變得疏鬆，基質膠原纖維出現崩潰，從而降低了角膜的物理屏障作用，為血管的伸入提供條件。至於慢性的角膜新生血管、角膜變薄、角膜敏感性降低等徵候，一般人比較沒有明顯的感覺。

三、角膜炎及角膜潰瘍

許多細菌（尤其是葡萄球菌）可在隱形眼鏡上滋生，導致細菌的毒素引發眼睛的免疫反應，從而造成角膜邊緣的發炎症狀，此稱為無菌性角膜炎。

淚液中具有抗菌與殺菌成分，但由於隱形眼鏡會使得淚液置換速度減緩、角膜缺氧變薄、角膜敏感度降低及角膜上皮受損等，所以細菌造成角膜發炎的機會增加，尤其是配戴隱形眼鏡過夜的角膜炎(keratitis)發生率是正常配戴的幾十倍。

隱形眼鏡對角膜的傷害，主要是角膜缺氧造成上皮細胞水腫且易剝落缺損，角膜上皮一旦被破壞，便容易導致角膜感染，進而造成角膜潰瘍甚至角膜穿孔，感染性角膜炎中的阿米巴原蟲感染率，亦隨著戴隱形眼鏡的流行而逐漸增高。

阿米巴原蟲存活在一般的土壤或是水中，於自來水也能生存，所以用一般自來水或自製鹽水清洗隱形眼鏡時，就有可能導致感染。角膜感染阿米巴原蟲的早期症狀是沿著三叉神經形成直線形角膜神經束膜炎(corneal perineuritis)，除了角膜極度疼痛外，其症狀不明顯故不易診斷；較晚期的症狀與細菌性角膜炎類似，可見角膜潰瘍和浸潤。藥物治療效果不佳，嚴重時需要角膜移植手術治療。

四、乾眼症

乾眼症(dry eye syndrome)是困擾現代人的文明病，它的成因雖多，但基本可分為下列兩大類：

1. 第一類：導因於淚液分泌量的不足；包括原發性和次發性兩種。
   (1) 原發性淚液分泌不足：原因不明。
   (2) 次發性淚液分泌不足：常見於類風濕性關節炎等風濕免疫性疾病所引發之乾燥症。
2. 第二類：因淚液的揮發量過高所引起；這部分的乾眼症病患包含了長期的眼瞼發炎、正常但較大表面積的眼裂、甲狀腺眼疾等。

乾眼症患者因淚液較少，角膜容易受傷，故較不適宜配戴隱形眼鏡。隱形眼鏡改變了淚膜(tear film)在角膜前的分布，使其完整性受到破壞，造成淚膜更容易產生裂解。而隱形眼鏡的配戴也增加了淚液的蒸發速率，尤其是軟式隱形眼鏡。蒸發速率的增加，主因還是由於淚膜變得不穩定，破裂的淚膜增加了蒸發面積，使得更多的淚液從鏡片表面蒸發。

因鏡片的厚度遠遠大於淚膜的厚度，隱形眼鏡會將原有的淚膜重新分成鏡前淚膜層和鏡後淚膜層。鏡前淚膜的形態和穩定性與鏡片材料類型及設計有關，高含水量的鏡片，鏡前淚膜相對較穩定；而鏡片厚度大的比超薄鏡片的鏡前淚膜穩定，且直徑大、邊緣設計良好的鏡片之鏡前淚膜也相對較穩定。

五、結膜炎

配戴隱形眼鏡之結膜主要反應為乳突狀結膜炎(papillary conjunctivitis)，產生的原因包括結膜與鏡片接觸、張閉眼時反覆磨擦刺激，或是對鏡片本身亦或消毒藥水的過敏反應。

通常軟式隱形眼鏡比硬式隱形眼鏡較早發生且發生率較高，而軟式隱形眼鏡中，長期配戴型又比日戴拋棄型發生的比率高。臨床症狀包括癢、分泌物增加、不適應隱形眼鏡、視力模糊、隱形眼鏡移位、結膜發紅等。有些高含水性的軟式隱形眼鏡會有吸水的特性，使得眼睛乾燥而加重結膜炎的症狀，故對於較乾澀的眼睛，應改配戴低含水性的軟式隱形眼鏡或硬式透氣的隱形眼鏡。

隱形眼鏡之清潔劑如果清洗不足，殘留的眼藥水或是汙漬會造成眼睛的過敏反應，引起過敏性結膜炎(allergic conjunctivitis)，尤其軟式隱形眼鏡會使眼淚的置換速度減低，並使得淚液中的蛋白質含量增高，更容易造成過敏原存留。而眼藥水中的保存劑，或是因眨眼時隱形眼鏡在角膜結膜上移動的摩擦，則是易造成上眼皮覆蓋處較嚴重的上輪部角膜結膜炎(superior limbus keratoconjunctivitis, SLK)。

11-2 造成低視力常見之疾病

低視力是指視力的低弱或視野的異常，乃是由於視覺系統的病變所引起者。這種視力的減退，無法藉由現代醫療方式例如眼科手術、藥物治療和普通的屈光矯正等，使其回復原有的視力情形；若透過盡可能的醫療方式治療後仍存在視覺功能損害，依據衛生福利部身心障礙鑑定及教育部資賦優異學生鑑定辦法頒訂視覺障礙或視覺功能缺損之鑑定標準，兩眼之優眼矯正視力低於0.3或視野小於20°者即可定義為低視力。

低視力尚存在利用剩餘視力做某項視覺活動的潛能，透過對低視力患者的殘餘視力有效利用，可提高其活動能力，改善生活品質。臺灣地區視覺障礙的主要疾病，大致上與世界衛生組織發布的全球報告相似，總體來說，屈光異常未矯正是造成中度或重度視覺障礙的主要原因，而白內障所造成的視盲是中低收入國家的主要原因。

目前低視力的復健方法，主要包括使用光學、非光學助視器等兩種方法。

造成低視力常見的疾病有屈光不正、白內障、青光眼、角膜相關疾病、黃斑部退化症、色素性視網膜病變、糖尿病視網膜病變、視網膜剝離、視神經萎縮、白化症(albinism)及先天性眼球震顫(congenital nystagmus)等。

一、屈光不正

造成低視力者的屈光不正(refraction error)大致來自以下幾種原因：

1. 角膜變性

高度近視者因眼結構異常、營養障礙亦有可能引起。

2. 水晶體功能退化

由於近視眼（尤其高度數者）的眼內血液循環障礙及組織變性等異常造成。

3. 黃斑部病變

近視性黃斑部萎縮通常發生在高度近視患者，因眼軸延長、鞏膜伸長所致的黃斑部視網膜、脈絡膜變性萎縮及後極部葡萄膜變性，後鞏膜明顯變薄甚至向後擴張呈後鞏膜葡萄腫，此與近視型黃斑部中央小凹剝離(foveal detachment)的形成有關。

4. 視網膜的變化

包括豹紋狀的眼底、格子狀變性(lattice degeneration)，同時併有玻璃體的變性、液化及後剝離形成，故容易形成視網膜裂孔(retinal breaks)，進而導致視網膜剝離(retinal detachment, RD)的發生機率增高。

5. 視神經盤變化

高度近視的視盤凹陷通常比一般人大。

二、白內障

白內障(cataract)是全球第一位致盲性眼病，任何造成影響視力的水晶體混濁即稱為白內障，其原因包括水晶體囊膜損傷使其滲透性增加，或水晶體代謝紊亂使其蛋白質變性等。手術治療為目前治療白內障之主要、也是最有效的方法。

白內障的常見分類，依據病因可分為先天性、發育性、老年性、外傷性、併發性、代謝性、藥物毒性及後發性（圖11-2）。先天性白內障是指出生後第一年內發生的水晶體部分或完全混濁；併發性白內障是指眼局部病變，造成水晶體局部上皮或內部新陳代謝異常。另依據水晶體的混濁形態，還可區分為點狀、冠狀、板層狀和全內障等；若依據水晶體混濁部位，可再分為核性、皮質性、囊性、聖誕樹型，以下分別敘述之。

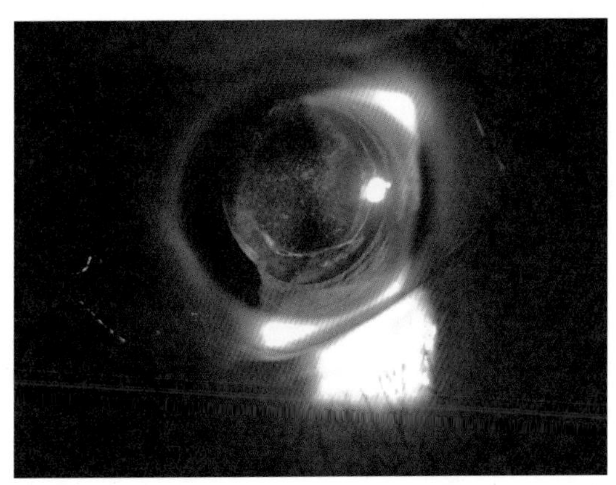

圖11-2　後發性白內障

1. 核性白內障：是最常見的老年性白內障類型；其混濁的區域在視軸區，剛開始呈黃色，嚴重時變深棕色（圖11-3）。因著年齡的增長，水晶體纖維不斷新生，使得水晶體核體積增大並出現硬化現象，致水晶體老化且彈性降低。其常伴隨近視屈光度增加而抵消部分老花度數，此稱為二次視力（視力第二春）。

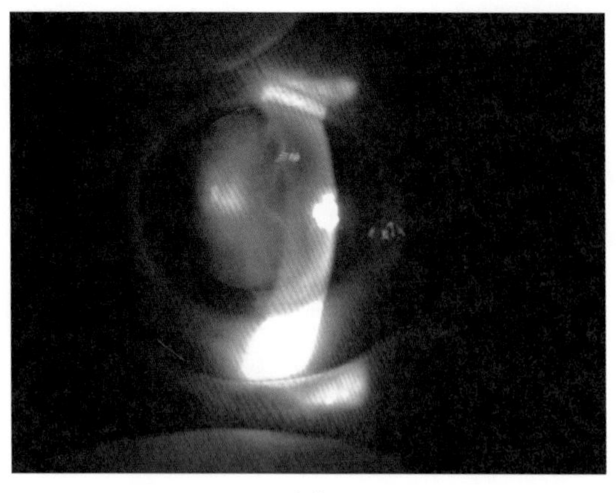

(a)

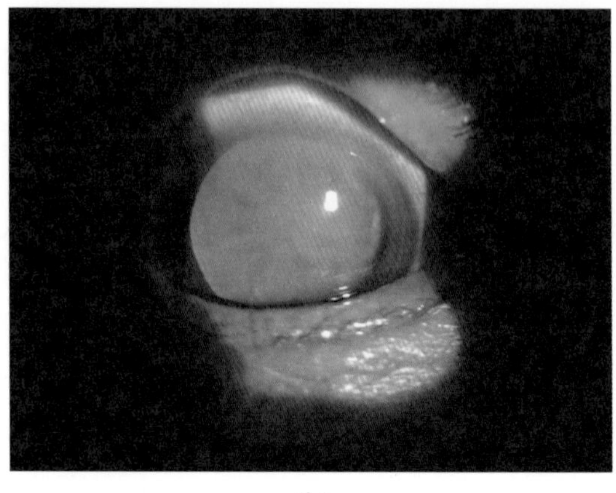

(b)

圖11-3　a.核性白內障　b.老年性核性白內障

2. 皮質性白內障：包含前、後與赤道的皮質。在皮質纖維之間因為水化而出現裂縫或空泡（圖11-4）。

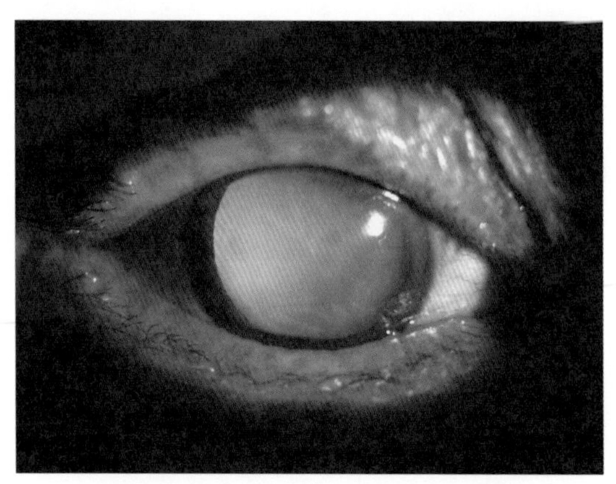

圖11-4　皮質性及核性白內障

3. 囊性白內障：有前囊下與後囊下的區分。
   (1) 前囊下白內障：位在水晶體前囊的後方，與上皮纖維異生有關。
   (2) 後囊下白內障：位在水晶體後囊的前方，外形像空泡，顆粒狀及斑塊狀。由於後囊的位置在節點附近，故對視力的影響比核性或皮質性白內障還大，尤其瞳孔縮小時更加明顯，像是陽光下或夜間會車時燈光照射，近視力也比遠視力易受影響。
4. 聖誕樹型白內障：較少見，在皮層深部及核部有單一或多個多色針狀的沉積物。

三、青光眼

青光眼(glaucoma)是當眼壓超過眼球內視網膜視神經所能承受的限度，造成視功能損害的一種眼病，是可治療及控制的一種視神經病變。臨床表現以眼壓升高、視神經盤的凹陷性萎縮及視野的缺損和縮小為特徵。多數的視神經萎縮及視野缺陷是不可逆的，故控制眼壓是極重要的治療。

1. 青光眼的危險因素

(1) 解剖因素：如前房淺、眼軸短、晶體較厚、角膜直徑短或房水排出障礙。

(2) 年齡與性別：各個年齡層皆可能發生，如隅角開放性多發生於30歲左右，無明顯性別差異。隅角閉鎖性多發生於45歲以上，且女性多於男性。

(3) 遺傳與種族因素：青光眼屬多基因遺傳，有家族史者發病率高於無家族史者達6倍。

(4) 屈光因素：屈光不正者（近視、遠視、老花）發病率較高。

(5) 生活習慣：如吸菸、酗酒、飲食起居不規律、喜怒無常等發病率較高。

(6) 其他疾病續發：例如白內障。

(7) 用藥不當：例如長期使用類固醇。

2. 臨床症狀及檢查

急性隅角閉鎖性青光眼發作時，由於眼壓急速上升，常會有眼睛疼痛及紅眼的症狀，也因角膜水腫而導致患者視力減低及看燈光會有光暈的情形。

臨床上常用來輔助青光眼診斷的儀器有眼壓計、視野計、眼底視神經盤照相、眼前房隅角檢查、視網膜神經纖維層光學同調斷層掃描(OCT)等。

3. 分類

青光眼依疾病嚴重程度可以分為：輕微傷害、中度傷害、重度傷害及末期疾病等。

(1) 輕微傷害：特徵是早期視野缺損及視神經盤輕微凹陷。

(2) 中度傷害：特徵是明顯的弓形視野缺損及視神經杯盤比擴大、神經視網膜環中度變細。

(3) 重度傷害：特徵是廣泛的視野缺損及視神經盤明顯凹陷、視神經杯盤比持續擴大。

(4) 末期疾病：特徵是視野缺損縮小到只剩中央10度範圍以內的殘餘視野，視神經杯盤比擴大到只剩很細的神經視網膜環。

但青光眼病患不管其嚴重程度為何，在最後失明前其中心視力都可能還是維持正常而不自覺。

四、角膜相關疾病

（一）角膜白斑

角膜白斑是任何傷害角膜組織的感染性角膜疾病或外傷所造成的角膜併發症。

角膜潰瘍癒合後會形成瘢痕，瘢痕的大小和厚薄按潰瘍的輕重而有所不同，薄者混濁淺在，稱角膜雲翳；稍厚者稱角膜斑翳；最厚而緻密者則為角膜白斑。

先天性角膜白斑為胎兒時發育異常所致，可單眼或雙眼發病。多發於角膜中央，常同時合併小眼球、虹膜缺損及前後粘連等。50%左右伴有青光眼和白內障發生。

角膜白斑嚴重會影響視力，目前只能通過角膜移植治療。

（二）角膜病變

常見的有大疱性角膜病變(bullous keratopathy)與帶狀角膜病變(band-shaped keratopathy)。

1. 大疱性角膜病變

是指角膜上皮層因角膜內皮細胞失去代償功能，不能維持角膜正常的脫水狀態而形成的水腫。最常見的病因是傅氏(Fuchs)角膜內皮細胞失養或角膜內皮細胞損傷；內皮細胞損傷的原因可能是眼內手術（如白內障摘除）或人工水晶體植入設計不良、位置不正。

2. 帶狀角膜病變

常發生於瞼裂部位的角膜暴露區，表現在角膜上皮層下及前彈力層的鈣質沉著白色斑，可侵犯到角膜基質層和出現新生血管。常為絕對期青光眼、葡萄膜炎和角膜炎後的併發症，也可發生在已萎縮的眼球上。

（三）角膜失養症

角膜失養症通常是雙眼，為一群不明原因且罕見的角膜遺傳性疾病，特徵為兩側性有異常物質沉積及伴有正常角膜結構改變，通常於10~20歲時開始發病。

可根據受波及角膜層次分為上皮性、基質性及後限膜性三大類。

1. 上皮性

也稱為地圖－點狀－指紋狀失養症，是最常見的前部角膜失養症。顯性遺傳，常為雙側且女性多見。患者會反覆出現上皮剝脫，有疼痛、畏光、流淚及視物模糊的症狀。

2. 基質性

常見的有顆粒狀、格子狀和斑塊狀等三種原始類型。

3. 後限膜性

屬角膜後部營養不良；雙眼的角膜內皮細胞數量會有明顯的減損。多為體染色體顯性遺傳，易發於50~60歲女性，且病程緩慢。

（四）圓錐角膜

圓錐角膜是一種先天性角膜發育異常，為體染色體隱性遺傳，多於青春期發病且進展緩慢。大多為雙側性發病，角膜中央部或旁中央部變薄並有錐狀向前突起，易併發於唐氏症(Down syndrome)、馬凡氏症候群(Marfan’s syndrome)及埃勒斯－當洛二氏症候群(Ehlers-Danlos syndrome)等眼疾。

組織病理學變化早期為鮑曼氏膜(Bowman’s membrane)斷裂伴有角膜上皮細胞水腫、變薄，德斯密氏膜(Descemet’s membrane)破裂，圓錐形尖端有不規則的表淺線狀結疤。隨著病情發展，基質層細胞數減少及變薄擴張，後彈力膜出現條紋及內皮層破裂，導致角膜基質層及上皮層嚴重水腫，角膜迅速變混濁，視力急劇下降。

五、黃斑部退化症

黃斑部退化症(macular degeneration)又稱黃斑部病變，會造成中心視力受損、視物變形、對比敏感度下降、視野改變、色覺異常及面部辨識困難，最終造成視力喪失。老年性黃斑部退化又稱為年齡相關性黃斑部退化，一般按照病程發展和預後的不同，通常將之分成非滲出性(non-exudative)及滲出性(exudative)二種：(1)非滲出性：又稱乾性(dry type)，較濕性常見，約占90%。臨床特徵是邊緣清晰的圖形色素上皮萎縮及脈絡膜微細血管喪失，視力惡化較緩慢；(2)滲出性：又稱濕性(wet type)，雖然少見，但卻會造成嚴重視力喪失、黃斑部易水腫、出血使視力極速惡化甚至全盲。

臨床特徵是玻璃膜疣隱結(drusen)、視網膜色素上皮剝離(detachment of retinal pigment epithelium)和脈絡膜新生血管(choroidal neovascularization, CNV)。疾病早期患者會有視力模糊、影像扭曲變形或雙眼影像不等大等情形，中期時黃斑部由於新生血管滲漏，形成色素上皮層或神經上皮層漿液和出血性脫離，視力急劇下降。晚期滲出和出血逐漸收併為瘢痕組織所替代。

患者常因中心視力受損造成行動不便，致使跌倒、骨折等意外風險增加外，工作及活動、獨立性都明顯受到威脅。近距離的視野盲點模糊範圍增加，對低照度及顏色強度敏感性下降，對近距離閱讀、工作皆有影響；而對比敏感度降低及視野缺損，也會對病患的生活有明顯的影響，例如夜間駕駛或辨識物件的困難等。

年齡50歲以上、抽菸、高度近視與白內障手術、心血管疾病、高血壓、家族病史與遺傳基因、眼睛曾受傷或發炎者為高危險群。

六、色素性視網膜病變

色素性視網膜病變(retinopathy pigmentosa)又稱夜盲症，是一種眼部遺傳性的退化性疾病，通常於青春期開始發病，大部分病例為視網膜桿狀細胞的視紫質(rhodopsin)基因突變所致，盛行率約1：5,000。

疾病早期周邊視野易缺損，晚期黃斑部受侵犯視力會隨之變差。眼部特點包括蒼白的視神經乳頭，變薄的視網膜血管層與黃斑部水腫等。

後極性白內障是常見的併發症，少數病例會併發青光眼。疾病末期會導致嚴重的視力障礙甚至失明。

病患對暗適應檢查異常，故白天行動正常而夜間行動困難，外出時若配戴包覆式濾光眼鏡會有幫助。

七、糖尿病視網膜病變

糖尿病視網膜病變(diabetic retinopathy)（圖11-5）依照嚴重程度可分成非增殖性和增殖性視網膜病變，非增殖性可以再細分為輕度、中度、重度和極重度。或者按照病程發展、預後和治療方式的不同將之分成非增殖性、前增殖性及增殖性三種。非增殖性糖尿病視網膜病變通常有微血管瘤與斑狀出血點；增殖性糖尿病視網膜病變約占5~10%，是較嚴重的糖尿病視網膜病變。如果經確認有視網膜病變，應定期接受眼底照相和螢光眼底血管攝影檢查。

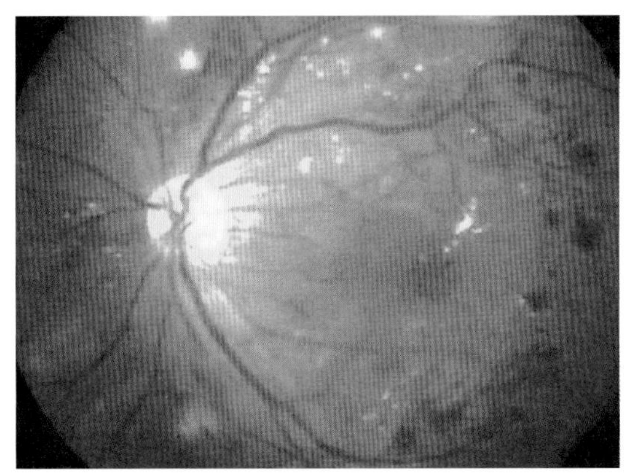

圖11-5　糖尿病視網膜病變

八、視網膜剝離

視網膜剝離(retinal detachment)可分為以下三類：

1. 裂孔性視網膜剝離

乃因玻璃體與周邊視網膜拉扯，或其他原因造成視網膜裂孔，液體由裂孔滲入視網膜下所致，通常會有閃光幻視及飛蚊症的現象。

2. 牽引性視網膜剝離

視網膜無裂孔但被牽引剝離，通常會有閃光幻視及飛蚊症的現象。

3. 滲出性視網膜剝離

無視網膜裂孔，是視網膜底下積液鼓起而剝離，視網膜呈平滑的凸面狀。

九、視神經萎縮

視神經萎縮(optic nerve atrophy)為視神經纖維變性、壞死，髓鞘脫失而導致視神經傳導功能喪失，是末期視神經疾病的徵候；患者的視力會逐漸減退，對光的敏感度及對比敏感度也會減弱，視野依萎縮部位不同而有不同的缺損。

可分成原發性和次發性，原發性視神經萎縮在視交叉前的病灶，會造成單側視神經萎縮，而侵犯視交叉及其後的視徑則會造成雙側萎縮；次發性視神經萎縮是之前有缺血性視神經病變、視神經乳頭腫大或視乳頭炎等而引起，其徵候依病因而不同。

十、白化症

眼皮膚白化症為體染色體隱性遺傳疾病，患者缺少於色素細胞(melanocytes)中製造出來的黑色素(melanin)，故皮膚與毛髮極白而眼珠呈紅色；會懼光、眼球震顫及黃斑部增生，常伴有遠視或散光，視力通常不好。

白化症(albinism)又可以酪胺酸酶(tyrosinase)的活性分成陽性與陰性兩種亞型，陽性者體內仍有酪胺酸酶只是活性降低，比起陰性者較不會有眼球震顫的現象。

由於黑色素的生成過程頗為複雜，往往會牽連其他器官系統的病變，例如視神經纖維走向的異常、出血傾向、免疫異常及脂肪病變的蠟樣脂質堆積等現象。

十一、先天性眼球震顫

眼球震顫是眼球重複性及非自主性地來回振動，分為生理性和病理性。

先天性眼球震顫(congenital nystagmus)又稱為嬰兒型眼球震顫，簡稱眼震，是一種眼球不自主的節律性或少數非節律性的往返運動，其特徵為兩眼球對稱性（振幅相同）及協同性（移動方向一致）的規律震動，多現於眼、耳和中樞神經系統疾病，如眼皮膚白化症(oculocutaneous albinism)，但也可能是正常的生理現象，或由實驗方法及某些臨床檢查所誘發；若自出生2~3個月之幼年時期即開始發生，多半會導致視力發育受損。震顫的波型、振幅、頻率常會隨著眼睛的視線方向、物體距離及用單眼或雙眼注視而改變，患者長大後一般會有眼睛容易疲勞、頭痛、流淚、視力模糊及近距離工作困難等的症狀，但不太會有視覺震動感(oscillopsia)。

一般震顫多發生在水平方向，其他如垂直、旋轉或合併型式也可能發生。震顫強度（振幅乘以頻率）可因注視物體或是焦慮而增加，也會因睡眠、隨著物體接近或是兩眼向內聚(convergence)而減少。在幼兒出生兩個月之內發生的先天性眼球震顫，大多為不明原因型或是神經異常型，不明原因型眼球震顫的震顫強度，會受到視線方向影響，因此往往具有特殊的斜頸現象；神經異常型眼球震顫則是因神經異常所導致的眼球震顫，此類嬰兒常有發育不良的現象，必須要接受詳細的神經檢查。

感覺剝奪性眼球震顫(sensory deprivation nystagmus)多為水平擺動，可由會聚而加重，主因是早年中心視覺損害所引起。一般而言，兩歲前有雙側中心視覺喪失的就極可能會出現此症狀。

眼球震顫可藉由屈光矯正或濾鏡片提升其視力值，也可調整光線進入眼球的入光量，以降低眼球震顫之頻率與幅度。隱形眼鏡亦有協助緩解震顫的頻率及幅度的功效，或是將閱讀材料放大、以閱讀規(typescope)協助定位，亦是非常有效的方法。

由於先天性眼球震顫發生的可能原因極多且複雜，到目前為止仍沒有任何治療藥物，只能矯正屈光或使用稜鏡幫助矯正斜頸現象。

參考文獻

Chern, K. C., & Wright, K. W. (1997). *Review of Ophthalmology: a question and answer book*. Baltimore: Williams & Wilkins.

Daniel, G., Vaughan, T. A., & Paul, R. E. (2000)・*一般眼科學*（江尚宜譯；14版）・合記。（原著出版於1996）

Hart, W. M. (1992). *ADLER'S Physiology of The Eye: Clinical Application* (9th ed.). St. Loui: Mosby.

Bowling, B. (2016). *Kanski's Clinical Ophthalmology* (8th.ed.).ELSEVIER.

Levin, L. A., Kaufman, P. L., & Alm, A. (Eds.). (2011). *Adler's Physiology of the Eye* (11th ed.). Saunders.

Marmor, M. F., Kellner, U., Lai, T. Y., Melles, R. B., & Mieler, W. F. (2016). *Basic and Clinical Science Course*. American academy of ophthalmology.

Efron, N. (2016). *Contact lens practice* (3rd.ed.). Elsevier Health Sciences.

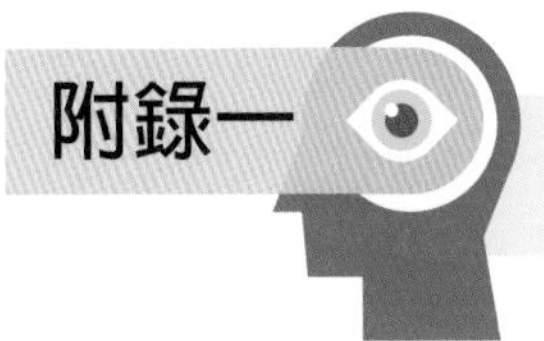

附錄一 驗光人員法

中華民國105年01月06日總統華總一義字第10400154071號令制定公布
中華民國109年01月15日總統華總一義字第10900003821號令修正公布

第一章 總 則

第1條　中華民國國民經驗光師考試及格，並依本法領有驗光師證書者，得充驗光師。

中華民國國民經驗光生考試及格，並依本法領有驗光生證書者，得充驗光生。

本法所稱之驗光人員，指前二項之驗光師及驗光生。

第2條　公立或立案之私立專科以上學校或符合教育部採認規定之國外專科以上學校驗光或視光系、科畢業，並經實習期滿成績及格，領有畢業證書者，得應驗光師考試。

公立或立案之私立高級醫事職業以上學校或符合教育部採認規定之國外高級醫事職業以上學校醫用光學技術、驗光、或視光系、科畢業，並經實習期滿成績及格，領有畢業證書者，得應驗光生考試。

第3條　本法所稱主管機關：在中央為衛生福利部；在直轄市為直轄市政府；在縣（市）為縣（市）政府。

第4條　請領驗光人員證書，應檢具申請書及資格證明文件，送請中央主管機關核發之。

第5條　非領有驗光人員證書者，不得使用驗光人員名稱。

第6條　曾受本法所定廢止驗光人員證書處分者，不得充驗光人員。

第二章 執 業

第7條　驗光人員應向執業所在地直轄市、縣（市）主管機關申請執業登記，領有執業執照，始得執業。驗光人員執業，應每六年接受一定時數之繼續教育，始得辦理執業執照更新。

第一項申請執業登記之資格、條件、應檢附文件、執業執照發給、換發、補發與前項執業執照更新、繼續教育之課程內容、積分、實施方式、完成繼續教育之認定及其他應遵行事項之辦法，由中央主管機關定之。

第8條　有下列情形之一者，不得發給執業執照；已領照者，撤銷或廢止之：

一、經撤銷或廢止驗光人員證書。

二、經廢止驗光人員執業執照未滿一年。

三、有客觀事實認不能執行業務，經直轄市、縣（市）主管機關邀請相關專科醫師、驗光人員及學者專家組成小組認定。

前項第三款原因消失後，仍得依本法規定申請執業執照。

第9條　驗光人員執業以一處為限，並應在所在地直轄市、縣（市）主管機關核准登記之醫療機構、驗光所、眼鏡公司（商號）或其他經中央主管機關認可之機構為之。但機構間之支援或經事先報准者，不在此限。

第10條　驗光人員停業或歇業時，應自事實發生之日起三十日內，報請原發執業執照機關備查。

前項停業之期間，以一年為限；逾一年者，應辦理歇業。

驗光人員變更執業處所或復業者，準用第七條關於執業之規定。

驗光人員死亡者，由原發執業執照機關註銷其執業執照。

第11條　驗光師或驗光生執業，應加入所在地驗光師公會或驗光生公會。

驗光師公會或驗光生公會不得拒絕具有入會資格者入會。

第12條　驗光師之業務範圍如下：

一、非侵入性之眼球屈光狀態測量及相關驗光，包含為一般隱形眼鏡配鏡所為之驗光；十五歲以下者應於眼科醫師指導下為之。但未滿六歲兒童之驗光，不得為之。

二、一般隱形眼鏡之配鏡。

三、低視力者輔助器具之教導使用。

四、其他依醫師開具之照會單或醫囑單所為之驗光。

驗光生之業務範圍如下：

一、 一般性近視、遠視、散光及老花之驗光，包含為一般隱形眼鏡配鏡所為之驗光；十五歲以下者應於眼科醫師指導下為之。但未滿六歲兒童之驗光，不得為之。

二、 一般隱形眼鏡之配鏡。

三、 其他依醫師開具之照會單或醫囑單所為之驗光。

驗光人員執行業務，發現視力不能矯正至正常者，應轉介至醫療機構診治。

第13條　驗光人員執行業務，應製作紀錄，簽名或蓋章及加註執行年、月、日，並應依當事人要求，提供驗光結果報告及簽名或蓋章。

第14條　驗光人員受衛生、司法或司法警察機關詢問時，不得為虛偽之陳述或報告。

第三章 開 業

第15條　驗光所之設立，應以驗光人員為申請人，向所在地直轄市、縣（市）主管機關申請核准登記，發給開業執照，始得為之。

前項申請設立驗光所之驗光師，以在第九條所定之機構執行業務二年以上者為限；申請設立驗光所之驗光生，以在第九條所定之機構執行業務五年以上者為限。

前項執行業務年資之採計，以領有驗光人員證書並依法向直轄市、縣（市）主管機關辦理執業登記者為限。但於本法公布施行前已執行業務者，其實際服務年資得併予採計。

驗光所之名稱使用、變更，應以所在地直轄市、縣（市）主管機關核准者為限。非驗光所，不得使用驗光所或類似之名稱。驗光所之名稱使用與變更、申請條件、程序及設置標準，由中央主管機關定之。

經中央主管機關依第九條規定認可之機構，設有驗光業務之單位或部門者，準用前項之規定。

第16條　驗光所應以其申請人為負責驗光人員，對該機構業務負督導責任。

第17條　驗光所之負責驗光人員因故不能執行業務時，應指定合於第十五條第二項規定資格者代理之。代理期間超過四十五日者，應由被代理者報請原發開業執照機關備查。

前項代理期間，最長不得逾一年。

第18條　驗光所停業或歇業時，應自事實發生之日起三十日內，報請原發開業執照機關備查。

前項停業期間，以一年為限；逾一年者，應辦理歇業。

驗光所登記事項如有變更，應於事實發生之日起三十日內，報請原發開業執照機關核准變更登記。

驗光所遷移或復業者，準用關於設立之規定。

第19條　驗光所應將其開業執照及收費標準，揭示於明顯處。

第20條　驗光所執行業務之紀錄及醫師開具之照會單或醫囑單，應妥為保管，並至少保存三年。

第21條　驗光所收取驗光費用之標準，由直轄市、縣（市）主管機關核定之。

驗光所收取費用，應開給載明收費項目及金額之收據。

驗光所不得違反收費標準，超額或擅立項目收費。

第22條　驗光所之廣告，其內容以下列事項為限：

一、驗光所之名稱、開業執照字號、地址、電話及交通路線。

二、驗光人員之姓名及證書字號。

三、其他經中央主管機關公告容許登載或宣播事項。

非驗光所，不得為驗光廣告。

第23條　驗光所不得以不正當方法，招攬業務。

驗光所之驗光人員及其他人員，不得利用業務上之機會，獲取不正當利益。

第24條　驗光人員及其執業機構之人員，對於因業務而知悉或持有他人秘密，不得無故洩漏。

第25條　驗光所應依法令規定或依主管機關之通知，提出報告；並接受主管機關對其人員、設備、衛生、安全、收費情形、作業等之檢查及資料蒐集。

第四章　公 會

第26條　驗光師公會由人民團體主管機關主管。但其目的事業，應受主管機關之指導、監督。

第27條　驗光師公會分直轄市及縣（市）公會，並得設驗光師公會全國聯合會。

第28條　驗光師公會之區域，依現有之行政區域；在同一區域內，同級之公會以一個為限。

第29條　直轄市、縣（市）驗光師公會，由該轄區域內驗光師二十一人以上發起組織之；其未滿二十一人者，得加入鄰近區域之公會或共同組織之。

第30條　驗光師公會全國聯合會之設立，應由三分之一以上之直轄市、縣（市）驗光師公會完成組織後，始得發起組織。

第31條　驗光師公會置理事、監事，均於召開會員（會員代表）大會時，由會員（會員代表）選舉之，並分別成立理事會、監事會，其名額如下：

一、縣（市）驗光師公會之理事不得超過二十一人。

二、直轄市驗光師公會之理事不得超過二十七人。

三、驗光師公會全國聯合會之理事不得超過三十五人。

四、各級驗光師公會之理事名額不得超過全體會員（會員代表）人數二分之一。

五、各級驗光師公會之監事名額不得超過各該公會理事名額三分之一。

各級驗光師公會得置候補理事、候補監事，其名額不得超過各該公會理事、監事名額三分之一。

理事、監事名額在三人以上時，得分別互選常務理事及常務監事；其名額不得超過理事或監事總額三分之一，並應由理事就常務理事中選舉一人為理事長；其不置常務理事者，就理事中互選之。常務監事在三人以上時，應互選一人為監事會召集人。

第32條　理事、監事任期均為三年，其連選連任者不得超過二分之一；理事長之連任，以一次為限。

第33條　驗光師公會全國聯合會理事、監事之當選，不以直轄市、縣（市）驗光師公會選派參加之會員代表為限。

直轄市、縣（市）驗光師公會選派參加驗光師公會全國聯合會之會員代表，不以其理事、監事為限。

第34條　驗光師公會每年召開會員（會員代表）大會一次，必要時得召集臨時大會。

驗光師公會會員人數超過三百人以上時，得依章程之規定就會員分布狀況劃定區域，按其會員人數比率選出代表，召開會員代表大會，行使會員大會之職權。

第35條　驗光師公會應訂立章程，造具會員名冊及選任職員簡歷名冊，送請所在地人民團體主管機關立案，並分送中央及所在地主管機關備查。

第36條　各級驗光師公會之章程應載明下列事項：

一、名稱、區域及會所所在地。

二、宗旨、組織及任務。

三、會員之入會或出會。

四、會員應納之會費及繳納期限。

五、會員代表之產生及其任期。

六、理事、監事名額、權限、任期及其選任、解任。

七、會員（會員代表）大會及理事會、監事會會議之規定。

八、會員應遵守之專業倫理規範與公約。

九、經費及會計。

十、章程之修改。

十一、其他依法令規定應載明或處理會務之必要事項。

第37條　直轄市、縣（市）驗光師公會對驗光師公會全國聯合會之章程及決議，有遵守義務。

第38條　驗光師公會有違反法令、章程者，人民團體主管機關得為下列處分：

一、警告。

二、撤銷其決議。

三、撤免其理事、監事。

四、限期整理。

前項第一款、第二款處分，亦得由主管機關為之。

第39條　驗光師公會會員有違反法令或章程之行為者，公會得依章程、理事會、監事會或會員（會員代表）大會之決議處分。

第40條　驗光生公會，其組織準用本章驗光師公會之規定。

第五章　罰則

第41條　驗光人員將其證照租借他人使用者，廢止其驗光人員證書。

第42條　驗光所容留未具驗光人員資格人員，擅自執行驗光人員業務者，廢止其開業執照。

第43條　不具驗光人員資格，擅自執行驗光業務者，處新臺幣三萬元以上十五萬元以下罰鍰。但有下列情形之一者，不罰：

一、於中央主管機關認可之機構，在醫師、驗光師指導下實習之相關醫學、驗光或視光系、科學生或自取得學位日起五年內之畢業生。

二、視力表量測或護理人員於醫師指示下為之。

第44條　有下列各款情事之一者，處新臺幣三萬元以上十五萬元以下罰鍰：

一、違反第五條規定，未領有驗光人員證書，使用驗光人員名稱。

二、違反第十五條第五項規定，非驗光所，使用驗光所或類似名稱。

三、違反第二十二條第二項規定，非驗光所，為驗光廣告。

四、違反第二十四條規定，驗光人員或其執業機構之人員無故洩漏因業務知悉或持有之他人秘密。

第45條　驗光人員有下列各款情事之一者，處新臺幣二萬元以上十萬元以下罰鍰；其情節重大者，並處一個月以上一年以下停業處分或廢止其執業執照：

一、違反第十二條第一項第一款但書或第二項第一款但書規定，為未滿六歲之兒童驗光。

二、違反第十二條第三項規定，未將當事人轉介至醫療機構。

三、違反第十四條規定，為虛偽之陳述或報告。

第46條　驗光所有下列各款情事之一者，處新臺幣二萬元以上十萬元以下罰鍰：

一、違反第十五條第一項規定，驗光人員設立驗光所，未向主管機關申請開業。

二、違反第十八條第四項規定，遷移或復業，未辦理開業登記。

三、違反第二十一條第二項規定，收取驗光費用，未開給收費明細表及收據。

四、違反第二十一條第三項規定，違反收費標準，超額或擅立項目收費。

五、廣告內容違反第二十二條第一項規定。

六、違反第二十三條規定，以不正當方法招攬業務，或驗光所人員利用業務上之機會獲取不正當利益。

有前項第三款或第四款或第六款情形之一者，除依前項規定處罰外，並令其限期改善或將超收部分退還當事人；屆期未改善或退還者，處一個月以上一年以下停業處分或廢止其開業執照。

違反第二十三條第二項規定者，除依第一項規定處罰外，對其行為人亦處以第一項之罰鍰。

第47條　驗光人員有下列各款情事之一者，處新臺幣一萬元以上五萬元以下罰鍰，並令其限期改善；屆期未改善者，處一個月以上一年以下停業處分：

一、違反第七條第一項規定，未辦理執業登記而執行業務。

二、違反第七條第二項規定，執業執照到期未辦理更新仍繼續執行業務。

三、無第九條但書規定情形，而在登記執業地點以外之其他地點執行業務。

四、違反第十條第一項規定，未於停業或歇業事實發生之日起三十日內，報請原發執業執照機關備查。

五、違反第十條第三項規定，變更執業處所或復業，未辦理執業登記。

六、違反第十一條第一項規定，執業時未加入所在地公會。

驗光師公會或驗光生公會違反第十一條第二項規定者，由人民團體主管機關處新臺幣一萬元以上五萬元以下罰鍰，並令其限期改善；屆期未改善者，按次處罰。

第48條　驗光所有下列各款情事之一者，處新臺幣一萬元以上五萬元以下罰鍰，並令其限期改善；屆期未改善者，處一個月以上一年以下停業處分：

一、違反第十五條第四項規定，使用或變更驗光所名稱未經所在地直轄市、縣（市）主管機關核准。

二、違反第十五條第六項所定之驗光所設置標準。

三、違反第十六條規定，負責驗光人員對驗光所業務未負督導責任。

四、違反第十七條第一項規定，負責驗光人員因故不能執行業務，未指定符合資格者代理或代理期間超過四十五日未報請主管機關備查。

五、違反第十八條第一項、第三項規定，未於停業、歇業或登記事項變更事實發生之日起三十日內，報請原發開業執照機關備查或核准。

六、違反第十九條規定，未將開業執照、收費標準，揭示於明顯處。

七、違反第二十五條規定，未提出報告、拒絕檢查或資料蒐集。

第49條　有下列各款情事之一者，處新臺幣一萬元以上五萬元以下罰鍰：

一、驗光人員違反第十三條規定，執行業務，未製作紀錄、未依當事人要求提供驗光結果報告、或未依規定於紀錄、驗光結果報告簽名或蓋章，並加註執行年、月、日。

二、驗光所違反第二十條規定，對執行業務之紀錄、醫師開具之照會單或醫囑單，未妥為保管或保存未滿三年。

第50條　驗光人員受停業處分仍執行業務者，廢止其執業執照；受廢止執業執照處分仍執行業務者，得廢止其驗光人員證書。

第51條　驗光所受停業處分而未停業者，廢止其開業執照；受廢止開業執照處分，仍繼續開業者，得廢止其負責驗光人員之驗光人員證書。

第52條　驗光所受停業處分或廢止開業執照者，應同時對其負責驗光人員予以停業處分或廢止其執業執照。

驗光所之負責驗光人員受停業處分或廢止其執業執照時，應同時對該驗光所予以停業處分或廢止其開業執照。

第53條　本法所定之罰鍰，於驗光所，處罰其負責驗光人員。

第54條　本法所定之罰鍰、停業或廢止執業執照或開業執照，除本法另有規定外，由直轄市或縣（市）主管機關處罰之；廢止驗光師證書，由中央主管機關為之。

第六章　附 則

第55條　外國人得依中華民國法律，應驗光人員考試。

前項考試及格，領有驗光人員證書之外國人，在中華民國執行業務，應依法經申請許可後，始得為之，並應遵守中華民國關於驗光人員之相關法令、專業倫理規範及驗光師公會或驗光生公會章程。

第56條　本法公布施行前曾在醫療機構或眼鏡行從事驗光業務滿三年，並具專科以上學校畢業資格，經中央主管機關審查合格者，得應驗光師特種考試。

具下列資格之一，經中央主管機關審查合格者，得應驗光生特種考試：

一、本法公布施行前，曾在醫療機構或眼鏡行從事驗光業務滿三年，並具高中、高職以上學校畢業資格。

二、本法公布施行前，曾在醫療機構或眼鏡行從事驗光業務滿六年以上，並參加經中央主管機關指定相關團體辦理之繼續教育達一百六十小時以上。

前二項特種考試，以本法公布施行後五年內舉辦五次為限。

符合第一項、第二項規定且曾應驗光師、驗光生特種考試者，於本法公布施行之日前已登記經營驗光業務之公司（商號）或醫療機構從事驗光業務，自本法公布施行起十年內免依第四十三條處罰。

前項公司（商號），於十年期滿之翌日起，由登記機關廢止其公司（商業）登記之全部或部分登記事項，不得繼續經營驗光業務。

第57條　中央或直轄市、縣（市）主管機關依本法核發證書或執照時，得收取證書費或執照費；其收費標準，由中央主管機關定之。

第58條　本法施行細則，由中央主管機關定之。

第59條　本法自公布日施行。

驗光人員法施行細則

中華民國105年10月06日衛生福利部衛部醫字第1051666521號令訂定發布
中華民國107年01月25日衛生福利部衛部醫字第1071660391號令修正發布

第1條　本細則依驗光人員法（以下簡稱本法）第五十八條規定訂定之。

第2條　依本法第四條規定請領驗光人員證書者，應填具申請書，檢附考試院頒發之驗光人員考試及格證書，並繳納證書費，送請中央主管機關核發。

第3條　驗光人員證書滅失或遺失者，應填具申請書，並繳納證書費，向中央主管機關申請補發。

驗光人員證書毀損者，應填具申請書，並繳納證書費，連同原證書，向中央主管機關申請換發。

第4條　本法第九條所稱眼鏡公司（商號），指公司（商號）登記為眼鏡批發業或眼鏡零售業者。

前項眼鏡公司（商號），應於機構內設立驗光所，始得執行驗光業務。但本法第五十六條第四項另有規定者，從其規定。

第5條　驗光人員停業、歇業，依本法第十條第一項規定報請備查時，應填具申請書，並檢附執業執照及有關文件，送由原發給執業執照機關依下列規定辦理：

一、停業：登記其停業日期及理由後，發還其執業執照。

二、歇業：註銷其執業登記，並收回執業執照。

第6條　本法第十二條第一項第一款及第二項第一款所定驗光人員為六歲以上十五歲以下者驗光，應於眼科醫師指導下，依下列方式之一為之：

一、由驗光人員與眼科醫師訂定契約合作。

二、由驗光人員參加中央主管機關委託專業法人、團體或機構辦理之特定課程訓練，取得完成訓練證明；發現有特定狀況時，應出具轉介單，至眼科醫師處檢查。

驗光人員對於六歲以上十五歲以下者第一次驗光及配鏡，應於醫師確診為非假性近視，始得為之。

驗光人員執行業務，發現視力不能矯正者，依本法第十二條第三項規定轉介至醫療機構診治時，應填具轉介單。

第7條　本法第十二條第一項第二款及第二項第二款所稱一般隱形眼鏡，指非用於治療或診斷之隱形眼鏡。

第8條　本法第十二條第一項第三款所稱低視力者，指依身心障礙者鑑定作業辦法第五條附表二身心障礙類別、鑑定向度、程度分級與基準，其視覺功能之障礙程度達1以上者。

本法第十二條第一項第三款所稱低視力者輔助器具，指以驗光輔助視覺功能之各式光學器具。

第9條　依本法第十五條第一項規定申請設立驗光所，應填具申請書，檢附下列書件，並繳納開業執照費，向所在地直轄市、縣（市）主管機關申請核准登記：

一、驗光人員證書正本及其影本一份；正本驗畢後發還。

二、國民身分證正本及其影本一份；正本驗畢後發還。

三、驗光所平面配置圖及建築物合法使用證明文件。

四、依本法第十五條第二項所定驗光人員執行業務證明文件。

五、其他依規定應檢具之文件。

直轄市、縣（市）主管機關對於前項之申請，應派員履勘後，核與規定相符者，始得發給開業執照。

第10條　本法第十五條第一項所定驗光所核准登記事項如下：

一、名稱、地址及開業執照字號。

二、負責驗光人員之姓名、出生年月日、國民身分證統一編號、住址及證書字號。

三、執行業務之項目。

四、其他依規定應行登記事項。

第11條　本法第十五條第六項所定驗光所名稱之使用、變更，其名稱應標明驗光所，且不得使用下列名稱：

一、單獨使用外文之名稱。

二、在同一直轄市、縣（市）區域內，他人已登記使用之名稱。

三、使用在同一直轄市、縣（市）區域內，與被撤銷或廢止開業執照未滿一年或受停業處分驗光所相同或類似之名稱。

四、使用疾病之名稱。

五、使用妨害公共秩序、善良風俗之名稱。

六、使用易使人誤會其與政府機關、公益團體有關之名稱。

七、其他經中央主管機關規定不得使用之名稱。

第12條　驗光所開業執照滅失或遺失者，應填具申請書，並繳納開業執照費，向原發給開業執照機關申請補發。

驗光所開業執照毀損者，應填具申請書，並繳納補發執照費，連同原開業執照，向原發給開業執照機關申請核發。

第13條　驗光所停業、歇業或其登記事項變更，依本法第十八條第一項規定報請備查或依同條第三項規定辦理核准變更登記時，應填具申請書，並檢附開業執照及有關文件，送由原發給開業執照機關依下列規定辦理：

一、停業：於其開業執照註明停業日期及理由後發還。

二、歇業：註銷其開業登記，並收回開業執照。

三、登記事項變更：辦理變更登記。

前項第三款登記事項變更，如需換發開業執照，申請人應依規定繳納換發執照費。

第14條　驗光所停業、歇業或受停業、撤銷或廢止開業執照處分者，其所屬驗光人員，應依本法第十條第一項或第三項規定辦理停業、歇業或變更執業處所。

第15條　眼鏡公司（商號）內設立驗光所者，該驗光所得與眼鏡公司（商號）共用招牌。

驗光所歇業或受撤銷、廢止開業執照處分者，應將其招牌拆除。

第16條　主管機關人員執行本法第二十五條規定之檢查及資料蒐集時，應出示有關執行職務之證明文件或顯示足資辨別之標誌。

第17條　本法第四十三條所稱驗光業務，指本法第十二條第一項及第二項各款之業務。

第18條　本法第五十六條第一項及第二項所稱醫療機構，指依醫療法所設立之醫院診所；所稱眼鏡行，指公司或商號登記為眼鏡批發業、眼鏡零售業或驗光配鏡服務業者。

第19條　本法第五十六條第一項所稱從事驗光業務，指從事本法第十二條第一項各款之一之驗光業務；所稱具專科以上學校畢業資格，指在公立或立案之私立專科以上學校或符合教育部採認規定之國外專科以上學校畢業領有畢業證書者。

本法第五十六條第二項所稱從事驗光業務，指從事本法第十二條第二項各款之一之驗光業務；所稱具高中、高職以上學校畢業資格，指在公立、立案之私立或國外普通型高級中等學校、技術型高級中等學校或綜合型高級中等學校以上學校畢業領有畢業證書者。

第20條　本法第五十六條第四項規定之公司（商號），由符合同條第一項、第二項規定，且曾應驗光師、驗光生特種考試者執行驗光業務，不以設立驗光所為限。

第21條　本細則自發布日施行。

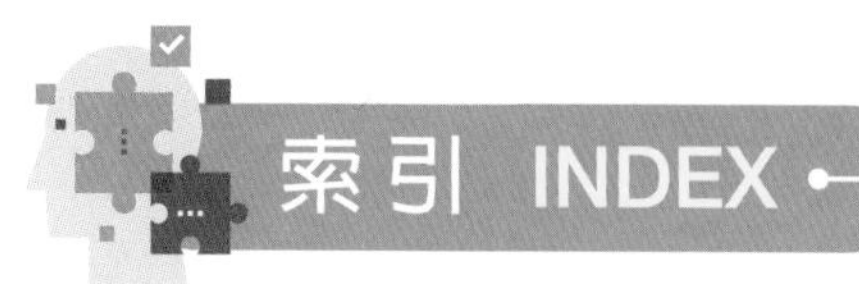

索引 INDEX

B

D

E

F

I

J

K

L

M

P

S

T

U

V

W

MEMO

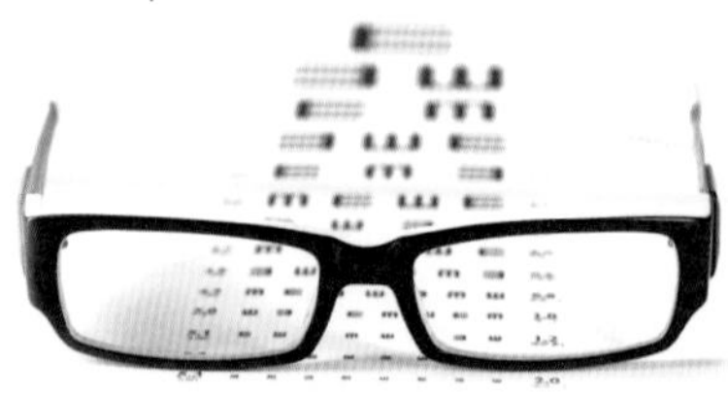

MEMO

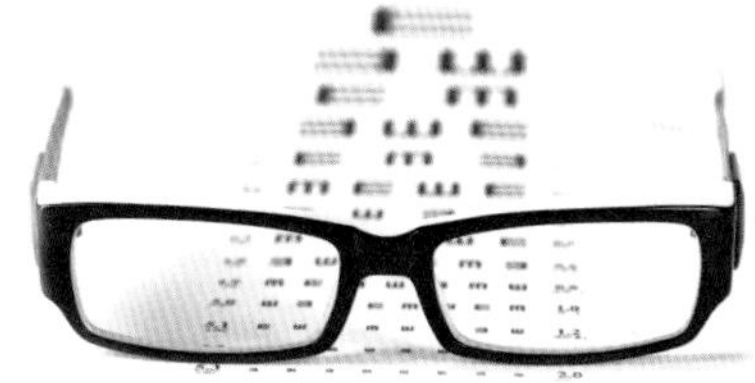

國家圖書館出版品預行編目資料

眼睛解剖生理及常見疾病概論／蘇俊峰編著. -- 第三版. -- 新北市：新文京開發出版股份有限公司, 2021.06
面；　公分
ISBN 978-986-430-737-1（平裝）

1.眼科 2.眼部疾病

416.7　　110009301

眼睛解剖生理及常見疾病概論（第三版）　（書號：**B408e3**）

編著者　蘇俊峰
出版者　新文京開發出版股份有限公司
地　址　新北市中和區中山路二段 362 號 9 樓
電　話　(02) 2244-8188（代表號）
FAX　(02) 2244-8189
郵　撥　1958730-2
初　版　西元 2016 年 09 月 30 日
第二版　西元 2017 年 09 月 05 日
第三版　西元 2021 年 07 月 10 日

　建議售價：520 元

法律顧問：蕭雄淋律師
ISBN 978-986-430-737-1

New Wun Ching Developmental Publishing Co., Ltd.
New Age · New Choice · The Best Selected Educational Publications — NEW WCDP

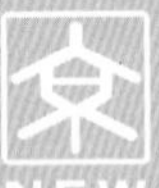

新文京開發出版股份有限公司

新世紀．新視野．新文京一精選教科書．考試用書．專業參考書